BestMedDiss

Mit „BestMedDiss" zeichnet Springer die besten Dissertationen im Fachbereich Medizin aus, die an renommierten Universitäten Deutschlands, Österreichs und der Schweiz entstanden sind.

Die mit Bestnote ausgezeichneten Arbeiten wurden durch Gutachter zur Veröffentlichung empfohlen und behandeln aktuelle Themen aus der Medizin.

Die Reihe wendet sich an Praktiker und Wissenschaftler gleichermaßen und soll insbesondere auch Nachwuchswissenschaftlern Orientierung geben.

Lisbeth Jerich

Wellnessfaktor psychische Gesundheit

Gesundheitsförderung durch Ressourcenaktivierung

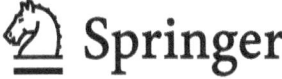

Dr. Lisbeth Jerich
Laßnitzhöhe, Österreich

Zugl.: Dissertation, Sigmund Freud Privatuniversität Wien, 2015

BestMedDiss
ISBN 978-3-658-12927-9   ISBN 978-3-658-12928-6 (eBook)
DOI 10.1007/978-3-658-12928-6

Die Deutsche Nationalbibliothek verzeichnet diese Publikation in der Deutschen Nationalbibliografie; detaillierte bibliografische Daten sind im Internet über http://dnb.d-nb.de abrufbar.

Springer
© Springer Fachmedien Wiesbaden 2016
Das Werk einschließlich aller seiner Teile ist urheberrechtlich geschützt. Jede Verwertung, die nicht ausdrücklich vom Urheberrechtsgesetz zugelassen ist, bedarf der vorherigen Zustimmung des Verlags. Das gilt insbesondere für Vervielfältigungen, Bearbeitungen, Übersetzungen, Mikroverfilmungen und die Einspeicherung und Verarbeitung in elektronischen Systemen.
Die Wiedergabe von Gebrauchsnamen, Handelsnamen, Warenbezeichnungen usw. in diesem Werk berechtigt auch ohne besondere Kennzeichnung nicht zu der Annahme, dass solche Namen im Sinne der Warenzeichen- und Markenschutz-Gesetzgebung als frei zu betrachten wären und daher von jedermann benutzt werden dürften.
Der Verlag, die Autoren und die Herausgeber gehen davon aus, dass die Angaben und Informationen in diesem Werk zum Zeitpunkt der Veröffentlichung vollständig und korrekt sind. Weder der Verlag noch die Autoren oder die Herausgeber übernehmen, ausdrücklich oder implizit, Gewähr für den Inhalt des Werkes, etwaige Fehler oder Äußerungen.

Gedruckt auf säurefreiem und chlorfrei gebleichtem Papier

Springer ist Teil von Springer Nature
Die eingetragene Gesellschaft ist Springer Fachmedien Wiesbaden GmbH

Ich widme dieses Schriftstück
meinem geliebten Sohn Frederick
und trage die Hoffnung in mir,
dass er seinen Weg
zu einem glücklichen, gelingenden Leben
finden wird.

„Wenn Sie mich fragen würden,
was das höchste Ziel in meinem Leben ist,
was über allen Zielen steht,
dann würde ich sagen,
das ist Wohlbefinden.
Nachhaltiges Wohlbefinden
beginnt im Kopf,
genauer gesagt im Geist.
Und wenn man im Geist nicht anfängt,
blockiert der resolute Geist
alle Bemühungen."

(Dr. Zarmina Penner)

Inhaltsverzeichnis

Abbildungsverzeichnis XIII
Tabellenverzeichnis XV

1 Einleitung 1

2 Einführung 7

3 Vorschau 33

4 Disziplinäre Anbindung 41

5 Forschungsstand 49
   5.1 Das Paradigma der Salutogenese – Gesundheit neu betrachtet 49
      5.1.1 Gesundheit als Zustand oder Prozess? 49
      5.1.2 Gesundheit als Homöostase oder Heterostase? 50
      5.1.3 Gesundheit als Dichotomie, Kontinuum oder Orthogonalität? 52
      5.1.4 Weitere Aspekte von Gesundheit 55
      5.1.5 Gesundheitsförderung versus Krankheitsprävention 62
   5.2 Das Paradigma der Salutogenese – psychische Gesundheit neu betrachtet 68
      5.2.1 Psychische Gesundheit und Wohlbefinden 68
      5.2.2 Dimensionen des Wohlbefindens 69
      5.2.3 Eng verwandte Konzepte 73
   5.3 Moderne gesundheitswissenschaftliche Wellness-Konzepte 86
      5.3.1 Wellness-Modelle im amerikanischen Raum 86
      5.3.2 Wellness-Modelle im europäischen Raum 95

6 Forschungslücke 99

7 Forschungsfrage 105

8 Methodik ... 109

- 8.1 Weisheit ... 130
- 8.2 Mut ... 131
- 8.3 Menschlichkeit ... 132
- 8.4 Gerechtigkeit ... 132
- 8.5 Mäßigung ... 133
- 8.6 Transzendenz ... 133

9 Untersuchung ... 139

- 9.1 Primordiale Interventionen zur ganzheitlichen Gesundheitsförderung ... 140
  - 9.1.1 Primordiale Interventionen zur Förderung der Selbstpräsenz-Erfahrung ... 140
  - 9.1.2 Primordiale Interventionen zur Förderung der Metakognitiven Selbstkontrolle ... 151
  - 9.1.3 Primordiale Interventionen zur Förderung der Selbsterzeugung von Realität ... 152
  - 9.1.4. Primordiale Interventionen zur Förderung der Identifikation mit Bewusstseinsinhalten ... 156
  - 9.1.5 Primordiale Interventionen zur Förderung der Selbst-Einbindung in die Umwelt ... 158
- 9.2 High-Level Wellness-Workshops ... 161
  - 9.2.1 High-Level Wellness-Workshop: YAHOOO – Wieder Begeisterung empfinden! ... 167
  - 9.2.2 High-Level Wellness-Workshop: ENJOY – Die ‚Kleine Schule des Genießens'! ... 174
  - 9.2.3 High-Level Wellness-Workshop: THANK YOU – Dankbarkeit! ... 185
  - 9.2.4 High-Level Wellness-Workshop: REACH – Vergebung ... 191
  - 9.2.5 High-Level Wellness-Workshop: HO'OPONOPONO – Auf dem Weg zu mehr Selbstliebe ... 197
  - 9.2.6 High-Level Wellness-Workshop: LOUGH LOUD – Haben Sie bitte Spaß! ... 212
  - 9.2.7 High-Level Wellness-Workshop: HOPE – Hoffnung. Das Beste erwarten ... 216

9.2.8 High-Level Wellness-Workshop: PERSONAL PROJECTS – setzen Sie sich Lebensziele 224
9.2.9 High-Level Wellness-Workshop: YES I CAN! – Ich schaffe es!..239
9.2.10 High-Level Wellness-Workshop: PERSONAL RELATIONS – Nähe herstellen und wertschätzen können 248
9.3 Multimodale High-level Wellness-Workshops 255
    9.3.1 High-Level Wellness-Workshop: HIGHLIGHTS...............259
    9.3.2 High-Level Wellness-Workshop „HIGH FIVE – Die fünf unverzichtbaren Stärken!" 262
    9.3.3 High-Level Wellness-Workshop: Projekt ICH. Strategien für ein besseres Leben....................263
    9.3.4 High-Level Wellness-Workshop: I LOVE MY LIFE (Begeisterung und Dankbarkeit) 263
    9.3.5 High-Level Wellness-Workshop: BEST POSSIBLE SELF – Selbstoptimierung in sechs Schritten 263
    9.3.6 High-Level Wellness-Workshop „WELL-BEING" – Strategien zu mehr Wohlbefinden....................265
    9.3.7 High-Level Wellness-Workshop: SOC – Sense of Coherence 266

10 Einschränkung der Gültigkeit 273

11 Disziplinäre Rückbindung 277

12 Resümee 287

13 Ausblick, Nachwort 291

Literaturverzeichnis 295

Abbildungsverzeichnis

Abbildung 1: Kontinuum von der Prävention zu REAL wellness 21

Abbildung 2: Die Vermittlungsfunktion des Lebensstils zwischen individuellem Gesundheitszustand und sozio-ökonomischem Status 23

Abbildung 3: Das Modell der psychischen Gesundheit und deren diagnostischen Leitlinien 29

Abbildung 4: Gesundheit und Krankheit als bipolares Konzept 54

Abbildung 5: Gesundheit und Krankheit als orthogonales Konzept 55

Abbildung 6: Begriffliche Unterscheidung zwischen pathogenen bzw. salutogenen Faktoren, Gefährdungsfaktoren und Optimierungsfaktoren gemäß ihrer Bedeutung für die drei Personengruppen unterschiedlicher Gesundheit 56

Abbildung 7: Strukturmodell des Wohlbefindens 61

Abbildung 8: Drei Erklärungsansätze für Lebensglück und Zufriedenheit 75

Abbildung 9: Komponenten der individuellen Lebensqualität 79

Abbildung 10: Das Spektrum der psychischen Gesundheit 80

Abbildung 11: Das Rastergitter der Gesundheit 88

Abbildung 12: High-Level Wellness Symbol 89

Abbildung 13: Das Wellness-Kontinuum 91

Abbildung 14: Das konsistenztheoretische Modell des psychischen Geschehens 115

Abbildung 15: Das fünf-Säulen-Modell der Identität 117

Abbildung 16: Funktionale Rolle bedürfnisbefriedigender Erfahrungen im Therapieprozess für Verlauf und Ergebnis einer Psychotherapie 119

Abbildung 17: Ressourcenaktivierung als positiver Rückkoppelungsprozess 127

Abbildung 18: Wellnessfaktor psychische Gesundheit 136

Abbildung 19: Wellness-Kontinuum 162

Abbildung 20: High-Level Wellness Symbol 163

Abbildung 21: Steigerung des körperlich-seelischen Wohlbefindens 163

Abbildung 22: Förderung des geistig-seelischen Wohlbefindens 164

Abbildung 23: Das Pyramiden-Modell der Vergebung 192

Abbildung 24: Zwei Komponenten der Selbstwirksamkeit 244

Abbildung 25: Ressourcenorientierte Basisstrategien – Struktur des Vorgehens 274

Tabellenverzeichnis

Tabelle 1:	Achsen des DSM-IV	22
Tabelle 2:	Bereiche der Gesundheitskompetenz nach Kickbusch (2006)	63
Tabelle 3:	Aspekte, die Flourishing beschreiben	81
Tabelle 4:	Wohlbefinden: Eine europäische Erlebens- und Handlungskonzeption	82
Tabelle 5:	Operationale Definition von Flourishing	83
Tabelle 6:	Operationalisierung des „general flourishing"	84
Tabelle 7:	Operationalisierung des „general flourishing"	84
Tabelle 8:	Theorie des authentischen Glücks versus Theorie des Wohlbefindens	86
Tabelle 9:	Menschliche Tugenden und Stärken	129
Tabelle 10:	Modalitäten der Achtsamkeit	141
Tabelle 11:	Gefühle sind die Signallampen für unsere Bedürfnisse	201

1 Einleitung

Vor nunmehr fünf Jahren verfasste die Autorin eine Dissertation zum Thema *Burnout. Ausdruck der Entfremdung* (Leykam Verlag, 2007). Entgegen der Mainstreamforschung definierte sie das Burnout-Konstrukt nicht als Folge von Arbeitsstress, sondern als Ausdruck der Entfremdung – der Entfremdung von der Arbeit, von den Mitmenschen und letztlich von sich selbst. Der Begriff der Entfremdung ist zentraler Kritikpunkt am Kapitalismus. Bereits Karl Marx hat in seiner klassischen Entfremdungstheorie die Gefahren der Entfremdung kapitalistischer Gesellschaften erkannt. Dabei hat er zwischen verschiedenen Entfremdungsbegriffen differenziert, die sich einmal auf die psychologische und einmal auf die soziologische Ebene beziehen. Nach Marx sind beide Aspekte der Entfremdung wechselseitig aufeinander bezogen, da auch Gesellschaft und Individuum dialektisch aufeinander bezogen sind. Auch den Studien der Autorin liegt die Annahme Karl Marx's zugrunde, dass Gesellschaft und Individuum in ständiger Wechselwirkung zueinander stehen, sodass letztendlich Entfremdungsprozesse auf soziologischer Ebene zu Entfremdungszuständen auf psychologischer Ebene führen. Sie ging der Frage nach, wie sich die tiefgreifenden Veränderungen der vergangenen dreißig bis fünfzig Jahre im technologischen, wirtschaftlichen und sozialen Bereich in den mentalen Strukturen der Menschen niedergeschlagen haben. Vor dem Hintergrund des Postfordismus wurden die gesellschaftlichen, institutionellen, interpersonellen und individuellen Determinanten zusammengetragen, welche die psychische Gesundheit der Arbeitnehmer beeinträchtigen und den Burnout-Prozess in Gang setzen. Diese wurden sodann in einem ganzheitlichen Burnout-Modell dargestellt.

Als sozialtheoretische Determinante wurde der Verlust an Idealen angeführt. Waren es vor rund 30 Jahren in erster Linie idealistische Bestrebungen, die für die völlige Hingabe in eine bestimmte Arbeit verantwortlich waren, sind es heutzutage vor allem eigennützige Motive, wie das Streben nach Geld, Macht und Prestige. An die Stelle von Idealismus treten Apathie, Nihilismus und persönlicher Gewinn – Motive, die über kurz oder lang zu Entfremdungsgefühlen und schließlich zu Burnout führen. Nach Farber (1993) sind es in erster Linie narzisstische Verhaltensweisen, die heutzutage zu Burnout führen. Er spricht von einer neuen Form von Burnout, die durch das egoistische Streben „Alles haben zu wollen" entsteht.

Als Wirtschafts- und Sozialwissenschaftlerin habe ich den institutionellen Entstehungsbedingungen besonderes Augenmerk geschenkt. An dieser Stelle werden zwei Thesen vertreten:

Erstens: Die Entstehung von Burnout ist auf einen sich durch den Wertewandel verstärkenden Ziel- und (Werte-)Konflikt zwischen Organisation und Person (person-organisation misfit) zurückzuführen: Geänderte Wertorientierungen der Arbeitnehmer stehen der sogenannten „Shareholder Value-Orientierung" der Unternehmen gegenüber. Ein kurzfristig eingesetztes System von Werten, das auf das Überleben und den Profit ausgerichtet ist, widerspricht den Wertvorstellungen, welche die engagiertesten Arbeitnehmer von ihrer Arbeit haben. Menschen wollen ihre Professionalität unter Beweis stellen und mit ihrer Arbeit etwas bewirken. Bekommen sie jedoch nicht die dazu notwendigen Freiräume, verlieren sie das Interesse an der Arbeit und entfremden sich so von ihrer Tätigkeit. Arbeitnehmer leiden sowohl an dem Konflikt über die Gewichtung der Unternehmenswerte als auch an der Unaufrichtigkeit, mit der in Unternehmen mit Werten umgegangen wird.

Zweitens: Es wird die These aufgestellt, dass der Grundstein für die Entstehung eines Entfremdungsgefühls gegenüber der Arbeit oft bereits im Zuge einer fremdbestimmten Bildungs- und Berufswahl (person-vocation misfit) gelegt wird. Berufliche Entscheidungen werden häufig völlig losgelöst vom eigenen Willen getroffen und orientieren sich lediglich am familiären, wirtschaftlichen oder gesellschaftlichen Umfeld. Eine Berufswahl, die zu Wachstum und persönlicher Freiheit führt, besitzt oft keinen Marktwert und wird deshalb nicht unterstützt. In der postmodernen Welt von heute reicht es nicht mehr aus, sich die Frage zu stellen: Welchen Beruf will ich ausüben? Will man seine Arbeitszeit als Lebenszeit nutzen, muss man sich fragen, wie man sein will, wie man sein Leben führen möchte und auf welche Art und Weise die Arbeit Teil des Lebens sein soll. Was sind meine Fertigkeiten und Interessen? Aber auch und vor allem: Worin liegen meine leidenschaftlichen

Überzeugungen? Sich bei diesen Fragen von elterlichen, gesellschaftlichen und/oder marktwirtschaftlichen Vorstellungen leiten zu lassen, führt unweigerlich dazu, dass die Arbeit ein abgetrennter Teil der Persönlichkeit wird. Die derzeitige Krise in der Arbeitswelt ist daher in vielerlei Hinsicht ein großer Wertekonflikt. In beiden Fällen, also sowohl im Falle eines *organisation-person misfit*, als auch im Falle eines *person-vocation misfit* ist Burnout das Ergebnis einer Diskrepanz zwischen dem Wesen eines Menschen und dem, was er in seiner Arbeit tun muss. Maslach und Leiter (2001) sprechen von einem „Verschleiß von Werten, Würde, Geist und Willen", von einem „Verschleiß der Seele".

Der weltwirtschaftliche Wandel hat sich auch im interpersonellen Bereich von Unternehmen bemerkbar gemacht. Burnout ist nicht nur Ausdruck der Entfremdung von der Arbeit, sondern auch Ausdruck der Entfremdung von den Mitmenschen. Nährboden für die interpersonelle Entfremdung sind oft Fehler im Führungsverhalten und Defizite in der Arbeits- und Ablauforganisation. Allgemein kann festgehalten werden, dass das Arbeitsklima in Unternehmen heute häufig durch systematische Schikanen gekennzeichnet ist. Dieses Klima wird nicht zuletzt durch Gefühle der Verunsicherung, erhöhten Drucks und der Bedrohung genährt – Gefühle, die durch die flexible Gestaltung von Arbeitszeiten, den hohen Leistungsdruck, den drohenden Arbeitsplatzabbau, Reorganisationsmaßnahmen, flexible Arbeitsgruppengestaltung und das konkurrenzorientierte Klima forciert werden.

Die Resignation unter Österreichs Arbeitnehmern ist groß: Gemäß des Resignationsindex der Arbeiterkammer hat bereits jeder zehnte Arbeitnehmer beruflich völlig resigniert und damit jede Hoffnung auf Verbesserung der Arbeitsumstände aufgegeben. Laut einer Gallup-Studie im Jahr 2007 leisten unglaubliche 75 % der Arbeitnehmer im deutschsprachigen Raum konsequent „Dienst nach Vorschrift". Ganze 87 % fühlen sich in ihrem Unternehmen fremd, nicht einmal jeder Fünfte würde die Produkte oder Dienstleistungen seines Unternehmens empfehlen. Jeder Zweite hat innerlich gekündigt, also keinerlei emotionale Bindung an seinen Arbeitsplatz. In der Industriegesellschaft von heute wird die Bedeutung seelischer Gesundheit oft unter den Tisch gekehrt. Niemand spricht über seine Verunsicherung oder konsultiert deshalb fachärztliche Hilfe. Mehr als ein Viertel der Europäer leidet an psychischen Krankheiten. Gestörte Arbeits- und Lebensrhythmen infolge chronischer Überarbeitung führen nicht nur zu Entfremdungs-, Erschöpfungs- und Angstzuständen, sondern immer häufiger auch zum Tod durch Arbeit (Karoshi).

Sieht man sich die aktuellen Missstände in der Arbeitswelt an, die durch Arbeitsüberlastung, Mangel an Kontrolle, Mangel an Belohnung, Mangel an Gemeinschaft, Mangel an Fairness und Wertekonflikte gekennzeichnet sind, wird die Forderung nach einer Humanisierung des Arbeitslebens laut. Im Bereich der Interventionen hat die Autorin zahlreiche innovative Vorschläge zur Humanisierung des Arbeitslebens angeführt – Humanisierungsideen, die aller Wahrscheinlichkeit nach schön klingende Theorien bleiben und niemals in die Praxis umgesetzt werden. Diese Erfahrung hat sie jedenfalls als leitende Human Resources-Managerin in verschiedensten Branchen über zwölf Jahre lang immer wieder gemacht. In ihrer damaligen beruflichen Situation als Personalleiterin war sie zwar einerseits für das Wohlergehen und die Zufriedenheit zahlreicher Arbeitnehmer verantwortlich, konnte jedoch aufgrund der Tatsache, dass sie in dieser Funktion selber Angestellte und damit an die Weisungen des Top-Managements gebunden war, nicht jene Änderungen initiieren, die sie für angemessen gehalten hätte. Selbst mehrere Unternehmenswechsel konnten an dieser Tatsache nichts ändern.

Diese Erkenntnis war damals äußerst unzufriedenstellend, hat die Autorin aber zu ihrer sehr befriedigenden und erfüllenden Lebenssituation im Heute geführt. So sieht sie widrige Umstände ganz im Sinne Aaron Antonovsky's, dem Begründer der Salutogenese-Forschung, immer auch als Herausforderung und Chance des Wachstums. Sie suchte nach neuen Wegen und Möglichkeiten, um einen Beitrag zur Verbesserung der prekären Situation von Arbeitnehmern leisten zu können, und wandte sich schließlich dem Individuum zu. Um die biopsychosozialen Folgen des gesellschaftlichen Wandels, nämlich die Entfremdung des Menschen von sich selbst (Identitätsproblem), vom Mitmenschen (Beziehungsproblematik) und von der äußeren und inneren Natur unseres Leibes (Leib-Seele-Problem), in den Griff zu bekommen, wollte sie Antworten auf wichtige Fragen finden:

- Wie können unter diesen Sozialisationsbedingungen Identität, Kohärenzgefühl und persönliche Sinnfindung gefördert werden?

1 Einleitung

- Wie lassen sich Bindungsfähigkeit, Solidarität, Konfliktfähigkeit und Frieden gesellschaftlich fördern?

Um den gesellschaftlichen Wandel aktiv mitgestalten zu können, ist seelische Gesundheit, die Sinnorientierung, Erlebnisfähigkeit und Handlungskompetenz umfasst, unabdingbare Voraussetzung. Nur Menschen mit gefestigter Identität, Selbstvertrauen, sinnhafter Lebensgestaltung und sozialer Kompetenz kann es gelingen, der Apathie und Gleichgültigkeit individuelles und gesellschaftliches Engagement entgegenzusetzen.

Im Zuge ihrer Ausbildung zur Verhaltenstherapeutin eignete die Autorin sich ein immer profunderes Wissen über psychische Erkrankungen an. Antworten auf die oben genannten Fragen erhielt sie dadurch allerdings nicht. Als Psychotherapeutin saß sie nun zwar auf der richtigen Seite, um helfen zu können, allerdings versperrte ihr die allgemein vorherrschende, krankheitsorientierte Sicht den Blick auf gesundheitsförderliche Aspekte. Es wurde ihr sehr schnell klar, dass Menschen nicht allein aus der Pathologie verstanden werden können. Damit wird man ihnen nicht gerecht. Der pathologiezentrierte Denkansatz führt dazu, dass der Blick stark reduziert ist und der Aspekt der Gesundheit völlig vernachlässigt wird. Um Menschen dabei helfen zu können, die schwierigen Randbedingungen ihres (Arbeits-)Lebens erfolgreich bewältigen zu können, muss man *frühzeitig* intervenieren und protektive und gesundheitsförderliche Fähigkeiten und Fertigkeiten ausbilden, anstatt nur Symptome zu lindern.

Im Zuge ihrer Recherchen stieß sie schließlich auf das salutogenetische Paradigma von Aaron Antonovsky (1997). Das Konzept der Salutogenese spielt für die Herausbildung von Eigenschaften positiver Gesundheit eine zentrale Rolle. Mit Hilfe dieses Modells rückt die Auseinandersetzung mit den Ressourcen und Potenzialen des Menschen in das Zentrum des Interesses. Es wird der Blick auf die salutogen ausgerichteten Faktoren und Ressourcen gerichtet, die dem Individuum stets zur Verfügung stehen, um widrige Umstände und belastende Ereignisse erfolgreich bewältigen zu können. Stressoren, so einschneidend sie im Leben eines Menschen auch sein mögen, werden aus salutogenetischer Perspektive als Chance gesehen, da sie eine Neuorientierung anstoßen und Prozesse einleiten, die eine Entwicklung in Richtung Gesundheit erst ermöglichen. Stressoren, die uns unausweichlich im Leben begegnen, stellen uns vor Aufgaben, die herausfordernden und mobilisierenden Charakter haben. Eine gelungene Bewältigung bestärkt unser Selbstbewusstsein und fördert damit die Gesundheit. Für viele Patienten der Autorin war es beispielsweise ein heilsamer Neubeginn nach jahrelangem Mobbing bis hin zu Selbstzweifeln und Suizidabsichten, einen Arbeitsplatz- bzw. Berufswechsel vorzunehmen oder sich aus einer unglücklichen Beziehung/Ehe zu retten.

In ihrer wirtschafts- und sozialwissenschaftlichen Arbeit über Burnout hat sie die Aufmerksamkeit in erster Linie gesellschaftlichen und institutionellen Entstehungsbedingungen gewidmet. Individuelle Determinanten werden dabei nur am Rande erwähnt. In der hier vorliegenden Arbeit mit psychotherapiewissenschaftlicher Ausrichtung wendet sie sich der Frage zu, welche individuellen Ressourcen, das heißt, welche unterschiedlichen Fähigkeiten und Fertigkeiten auf den Ebenen unseres Denkens, Fühlens und Verhaltens zum Einsatz kommen müssen, um das Leben mit all seinen Höhen und Tiefen positiv bewältigen zu können. Dabei geht es weniger um die Frage, wie man Burnout vermeiden kann, als vielmehr darum, wie man Gesundheit positiv fördern kann, sodass Wohlbefinden, Glück, und Zufriedenheit resultieren. Die Therapie mit einer salutogeneseorientierten Ausrichtung versucht, Gesundheitsbewusstsein zu schaffen, einen gesundheitsaktiven Lebensstil zu entwickeln und eine Freude am Gesundsein und ein Genießen von Gesundheit zu fördern. „Vom Burnout zu einem blühenden, gelingenden Leben" könnte das Motto der wissenschaftlichen Entdeckungsreise lauten. Viel Spaß bei der Lektüre!

2 Einführung

Das europäische Krankheitswesen ist durchweg pathogenetisch ausgerichtet und erforscht seit mehr als 300 Jahren Krankheiten, deren Risikofaktoren und Symptome. Die Krankheitsentstehung wird dabei sehr einseitig, nämlich „von außen kommend", betrachtet. Damit wird der Patient in eine passive Rolle gedrängt und entmündigt. In seinem Glauben, dass alles Krankmachende von außen kommt, seien es Viren, Bakterien oder der ungerechte Chef, der untreue Partner etc., sucht er die Schuld für die eigenen Probleme und auch die Hilfe dafür im Außen – allzu oft durch die unterstützende Einnahme allopathischer Medikamente. Die dadurch erzeugte Abhängigkeit und Ohnmacht lässt keinen Raum für persönliche Entwicklung, schwächt und fördert letztendlich Krankheit.

- Geht die Medizin als Wissenschaft von der richtigen Maxime aus?
- Sind wir all den Belastungen wirklich nur passiv ausgesetzt?
- Gilt es, neben körperlichen Zuständen eines Patienten nicht auch dessen seelisch-geistige Verfassung zu berücksichtigen, die ihn als ganzen Menschen ausmacht?

Das Fundament einer Gesundheitsreform muss eine Bewusstseinsbildung in Bezug auf die Bedeutung der psychischen Gesundheit für das allgemeine Wohlbefinden sein. Psychisches Wohlbefinden trägt wesentlich zur Lebensqualität der Bevölkerung bei und ermöglicht ein als sinnvoll erfahrenes Leben. Die Förderung der psychischen Gesundheit muss auf die ganze Bevölkerung ausgerichtet sein und das psychische Wohlbefinden aller steigern. Psychische Gesundheit fördern heißt Lebensweisen stärken, die dem psychischen Wohlbefinden dienlich sind.

Die Bedeutung von psychischer Gesundheit für die Bevölkerungsgesundheit wird zunehmend anerkannt. Laut WHO (Europäische Ministerielle WHO-Konferenz, 2006) sind psychische Gesundheitsprobleme für rund 20 % der gesamten Krankheitslast in der Europäischen Union verantwortlich. Jede vierte Person ist mindestens einmal im Leben von psychischen Gesundheitsproblemen betroffen. Eine verbesserte psychische Gesundheit ist daher gegenwärtig die wohl größte Herausforderung im Bereich Public Health.

Alle Länder der EU müssen mit begrenzten Mitteln auskommen. Die Posten für psychische Gesundheit machen lediglich 5,4 % der Gesamtausgaben für Gesundheit aus. Die meisten Ressourcen fließen in die Akutversorgung. Aktivitäten der Psychiatrie konzentrieren sich ausschließlich auf die Behandlung und Einweisung von Menschen mit schweren und anhaltenden psychischen Erkrankungen. Viele irrige Vorstellungen, wie zum Beispiel:

- „Menschen mit psychischen Gesundheitsproblemen sind gewalttätig und gefährlich."
- „Menschen mit psychischen Gesundheitsproblemen sind arm und weniger intelligent."
- „Persönliche Schwäche ist die Ursache von psychischen Gesundheitsproblemen."
- „Psychische Erkrankungen können nicht behandelt werden."
(WHO Regionalbüro für Europa, 2006, S. 40p.),

führen zu Stigmatisierung und fördern diskriminierende Verhaltensweisen. Die mit psychischen Gesundheitsproblemen verbundene Stigmatisierung verhindert eine Politik zur frühzeitigen Prävention. Nur verschwindend kleine Beträge werden in die Gesundheitsförderung und Krankheitsprävention investiert.

Angesichts der humanen, sozialen und wirtschaftlichen Kosten psychischer Gesundheitsbeeinträchtigungen bedarf es nicht weniger als einem Paradigmenwechsel in der Gesundheitspolitik, mit höherer Priorität für Gesundheitsförderung. Demzufolge lautet die Kernstrategie des Bereichs der Öffentlichen Gesundheit, dass

> „nicht in erster Linie ein immer weiterer Ausbau der medizinischen Behandlung zu einer Absenkung der Krankheitslast in der Bevölkerung führt, sondern vielmehr die Beeinflussung der Gesundheitsdeterminanten, die nur durch Etablierung von „Gesundheit" als Handlungsziel in einer Vielzahl von Politikbereichen erreicht werden kann." (vgl. Hurrelmann, Razum, 2012, S. 676p.)

Der amerikanische Gesundheitswissenschaftler Breslow (1999) bezeichnet die hier angesprochene Interventionsstrategie der Gesundheitsförderung als

2 Einführung

„dritte Public-Health-Revolution". War die „erste Public-Health-Revolution" durch den erfolgreichen Kampf gegen Infektionskrankheiten gekennzeichnet und die zweite durch die Erkenntnis getragen, dass sich gesundheitsschädliche Risikofaktoren durch die Beeinflussung des individuellen gesundheitsrelevanten Verhaltens zurückdrängen lassen, so rückt das Handlungsziel der Förderung von Gesundheit durch eine Stärkung von Schutzfaktoren in der dritten Public-Health-Revolution in den Vordergrund (vgl. Hurrelmann, Razum, 2012, S. 677p.).

Der mehrdimensionale Interventionsansatz der Gesundheitsförderung setzt bei der Analyse und Stärkung der Gesundheitsressourcen und -potenziale gesunder Menschen in verschiedenen Lebenssituationen an und ist sowohl auf individuelle, soziale und umweltbezogene Faktoren gerichtet. Dabei kommt den individuellen und sozialen Ressourcen eine gleichgewichtige Bedeutung zu. Auf der individuellen Ebene sollen Individuen befähigt werden, durch selbstbestimmtes Handeln ihre Gesundheitschancen zu erhöhen. Ein höheres Maß an Selbstbestimmung wirkt sich positiv auf die Lebensqualität aus (vgl. Hurrelmann, Razum, 2012, S. 677pp.).

Nach Kickbush (2003) ist Gesundheit, wie auch Krankheit, zu einem Wirtschafts- und Dienstleistungsangebot geworden. Die Gesundheitsförderung müsse sich dieser Entwicklung stellen und sich als Profession erst bewähren. Kritisch stellt er dabei fest, dass sich die Gesundheitsförderung im zweiten Gesundheitsmarkt noch ungenügend etabliert hat:

> „Noch nicht ausgeschöpft sind die Potentiale der Gesundheitsförderung im privatwirtschaftlichen Sektor" (vgl. Kickbush, 2003, S. 189p.; in: Hurrelmann, Razum, 2012, S. 681p.)

Ein probates Mittel zur Senkung lebensstilbedingter Gesundheitskosten im privatwirtschaftlichen Sektor ist das Wellness-Konzept. Der Begriff „Wellness" ist in Europa mit zahlreichen Fehlwahrnehmungen verbunden. Eine nähere Auseinandersetzung mit den Ursprüngen dieses Terminus zeigt jedoch dessen sinngemäße Bedeutung und somit das Potenzial im Zusammenhang mit dieser wissenschaftlichen Arbeit.

Nach Miller (vgl. Miller, 2005, S. 84pp.) haben sowohl der Begriff als auch das Konzept „Wellness" eine lange und komplexe Vergangenheit hinter sich, mit Wurzeln verschiedenen Ursprungs: Zum einen lassen sich Anknüpfungspunkte zu religiösen und kulturellen Bewegungen des neunzehnten Jahrhunderts finden, zum anderen zu Promotionsstrategien in den 1950-iger Jahren zur Förderung eines aktiven, gesundheitsbewussten Lebensstils.

Entgegen dem laienhaften Verständnis, Wellness sei ein zusammengesetztes Modewort aus der Kombination der beiden Begriffe „well-being" (Wohlbefinden) und „fit-ness" (körperliche Leistungsfähigkeit), ist der Begriff Wellness in der Literatur erstmals 1654 als Zitat des schottischen Lords Wariston erfasst, der damit seine Dankbarkeit zum Ausdruck bringen wollte, dass seine Tochter nicht länger krank ist:

„I (...) blessed God... for my daughter´s wealnesse" (Oxford English Dictionary).

In diesem Sinne bezeichnet der Begriff „Wellness" einen aktiven Prozess guter Gesundheit und ist somit Synonym für ein positiv geprägtes Verständnis von Gesundheit – im Sinne der Weltgesundheitsorganisation und der Salutogenese-Forschung.

„REAL wellness is a positive approach to living designed to enhance quality of life." (Ardell, 2010, S. 5)

Historisch gesehen beruht der Wellnessgedanke auf dem politischen Boden des Liberalismus und der Selbstverantwortung für das Leben, die Gesundheit und das Glück.

Als Promotionsstrategie zur Förderung eines gesundheitsbewussten Lebensstils fungierte die Idee ‚Wellness' erstmals 1950 in den Vereinigten Staaten. Den Grundstein für die amerikanische Wellnessbewegung setzte Dr. Halbert Dunn mit seinem Werk „High Level Wellness". Ardell, Travis und Hettler bauten das Konzept in den 70er und 80er Jahren weiter aus. Motiviert waren diese Forschungsbemühungen durch die explosionsartig steigenden Krankheitskosten infolge des amerikanisch geprägten, wenig gesundheitsförderlichen Lebensstils. Konzeptionelles Ziel der Wellnesspropaganda war damals wie heute eine Verbesserung der gesundheitsbezogenen Lebensqualität.

Den Höhepunkt erfuhr die Wellnessbewegung in den 70iger Jahren, als eine informell organisierte Gruppe von Menschen sowohl den Begriff als auch das Konzept in den USA tatkräftig verbreitete. Wellness wurde als ein positives und ganzheitliches Gesundheitskonzept mit körperlichen, geistigen und spirituellen Dimensionen propagiert. Einige der Ideen des neunzehnten Jahrhunderts sind bis heute bestehen geblieben.

Als werbewirksames Marketinginstrument hat der Begriff in Europa wie in Amerika eine zunehmende Verwässerung erfahren und wurde unter anderem auch mit esoterischen Inhalten beladen. Im 19. Jahrhundert wurde der Begriff Wellness durch die sogenannte „Neugeistbewegung" (New Thought Movement), insbesondere inspiriert durch die philosophischen Lehren Phineas Parkhurst Quimby und der Transzendentalen Philosophie von Ralph Waldo Emersons, und der daraus hervorgegangenen Christlichen Wissenschaft nach Mary Baker Eddy mit Mystik und Spiritualität in Verbindung gebracht. Die Neugeist-Lehre bekennt sich zu metaphysischen Möglichkeiten des Heilens und damit zu Geheimlehren der Hermetik, der Feinstofflichkeit und damit auch zu der fernöstlichen Karma-Lehre. Die schöpferische Kraft des Menschen speist sich gemäß der neugeistlichen Philosophie aus der schöpferischen Kraft des Glaubens und geistiger Gesetzmäßigkeiten (Primat des Geistes). Krankheit, Armut und Leid sind Ausdruck mangelhaften Bewusstseins und können nur durch einen Wandel im Denken und Glauben in Gesundheit umgekehrt werden.

Ein weiterer Einfluss des 19. Jahrhunderts stammt von Horace Fletcher (1849–1919), einem amerikanischen Ernährungsreformer, der den Leitsatz „die Natur wird diejenigen bestrafen, die nicht gründlich kauen", prägte. Wie Quimby ist auch Fletcher der Meinung, dass positives Denken ausschlaggebend für richtiges Verhalten und damit auch für Gesundheit ist. Krankheit ist demzufolge Ausdruck von Sünde bzw. falschem Verhalten. Der einst übergewichtige Kunsthändler verbreitete seine Überzeugung über die gesundheitsförderliche Wirkung der Vorverdauung durch Kauen sehr wirksam, indem er dadurch selbst innerhalb von drei Monaten zwanzig Kilos abnahm. Er forderte auch den Verzicht auf Fleisch, Alkohol und Tee. John Harvey Kellogg war ein Anhänger Fletcher's und entwickelte die Idee des „clean living" und „clean thinking" weiter. Somit wurden diätetische, ernährungsspezifische Aspekte sowie körperliche Fitness feste Bestandteile des Wellness-Konzepts.

Halbert Louis Dunn (1896–1975) hatte – verglichen mit Kellogg, Quimby, Eddy und Fletcher – den maßgeblichsten Einfluss auf die Entstehung des originären Wellness-Konzepts. Beeinflusst durch zeitgemäße psychologische

Werke von Carl Roger, Erich Fromm, Gordon Allport und Abraham Maslow propagierte er als Erster eine positive Zugangsweise zu einem ganzheitlichen Gesundheitsverständnis, ganz im Sinne der Weltgesundheitsorganisation. Für ihn war Gesundheit weit mehr als nur der Kampf gegen Krankheit. In seinem Werk „High Level Wellness" definiert er Gesundheit als holistisches Konstrukt mit dem Endziel der Potenzialmaximierung im Sinne von Selbstverwirklichung. Dunn legte dabei besonderen Wert auf die ganzheitliche Wahrnehmung der „Körper-Geist-Seele-Einheit". Für Dunn war der menschliche Körper die energetische Manifestation des Geistes und der Seele. Die Verbundenheit dieser drei Dimensionen brachte er anschaulich in dem High-Level-Wellness-Symbol zum Ausdruck.

Während bereits Dunn der Eigenverantwortlichkeit für die Gesundheit große Beachtung geschenkt hat, wurde die Idee von seinem Nachfolger John Travis weiter ausgebaut und sehr erfolgreich in die Praxis umgesetzt. John Travis gründete 1943 ein Wellness-Center in Kalifornien, das sich insbesondere dadurch von anderen Gesundheitszentren unterschied, dass es Klienten dazu befähigte, einen gesundheitsförderlichen Lebensstil zu entwickeln. Travis entwickelte eine Wellness-Diagnostik mit insgesamt zwölf Dimensionen (Travis 2004) und reduzierte das Vier-Felder-Grid von Dunn auf ein zweidimensionales Kontinuum. John Travis initiierte auch die Akademisierung des Wellness-Konzepts und etablierte es als Campus-Programm an der University of Wisconsin, Steven Point.

Als dritter populärer Protagonist der Wellness-Bewegung ist Donald Ardell zu nennen. Die Popularität des gesundheitswissenschaftlich fundierten Begriffs ‚Wellness' ist letztendlich seinem Verdienst zuzuschreiben. Er machte in seinem Buch „High Level Wellness. An Alternative to Doctors, Drugs, and Disease" (1977) die bereits entwickelten Ideen durch eine leicht verständliche Schreibweise einer breiten Bevölkerungsschicht zugänglich.

Das Wellness-Konzept „REAL wellness" von Donald Ardell (2010) ist das derzeit populärste Wellness-Modell weltweit und soll an dieser Stelle kurz dargestellt werden. Ardell, einer der bedeutendsten Experten der Wellness-Bewegung, wurde dafür mit dem Life Achievement Award ausgezeichnet. Der Terminus REAL steht in seinem Konzept stellvertretend für vier zentrale Konzeptelemente, nämlich für

„reason, exuberance, athleticism, and liberty." (vgl. Ardell, 2010, S. 5p.) REAL Wellness umfasst rationales, kritisches Denken, Enthusiasmus und überschwängliche Lebensfreude, Athletik im Sinne einer entsprechenden Lebensführung sowie eine liberale Geisteshaltung der Welt und der Lebensgestaltung gegenüber. Mit den Dimensionen *reason*, *exuberance* und *liberty* legt Ardell den Fokus schwerpunktmäßig auf die geistige Ebene. REAL Wellness betrifft somit nicht nur den Körper, sondern vor allem auch den Geist! Wohltuende, körperbezogene Anwendungen sind hilfreich, aber nicht nachhaltig. Die Wirkung verfliegt schnell. Nachhaltiges Wohlbefinden beginnt im Kopf. Durch mentale Erlebnisse, wie zum Beispiel durch die bewusste Erfahrung von Alltagsglück, soll die Wahrnehmung der Lebensqualität spürbar positiv verändert werden und Menschen so aus ihrer deprimierenden Normalität herausführen.

Weiterhin zeichnet sich das REAL-Wellness-Konzept durch vier Qualitätsmerkmale aus:

„1. It is evidence-based (reason), rational and consistent with science – not testimonials or anecdotes of effectiveness.

2. It encourages joy, pleasure, fun and delight – not coping.

3. It promotes and entails maximum choice, freedom and liberty – not rules and restrictions.

4. It focuses on advances in quality of life – not risk reduction, illness management or life extension." (vgl. Ardell, 2010, S. 6p.)

In diesem Sinne reicht REAL Wellness weit über „spa wellness", „medical wellness", „problem amelioration wellness" und „risc reduction wellness (vgl. Ardell, 2010, S. 6p.) hinaus. Das nachhaltige Ziel besteht darin, die als allgemein gesundheitsfördernd erwiesenen Verhaltensweisen und Einstellungen in den individuellen Lebensalltag so zu integrieren, dass spürbar aktuelles und langfristiges Wohlbefinden, ja, Freude, Lebenslust und Begeisterung resultieren. Dabei werden unterschiedliche Wohlbefindens-Dimensionen differenziert und in ein ausgeglichenes Verhältnis gebracht:

„Social:
- It is better to contribute to the common welfare of our community than to think only of ourselves.

- It is better to live in harmony with others and our environment than to live in conflict with them.

Occupational:
- It is better to choose a career which is consistent with our personal values interests and beliefs than to select one that is unrewarding to us.
- It is better to develop functional, transferable skills through structured involvement opportunities than to remain inactive and uninvolved.

Spiritual:
- It is better to ponder the meaning of life for ourselves and to be tolerant of the beliefs of others than to close our minds and become intolerant.
- It is better to live each day in a way that is consistent with our values and beliefs than to do otherwise and feel untrue to ourselves.

Physical:
- It is better to consume foods and beverages than enhance good health rather than to those which impair it.
- It is better to be physically fit than out of shape.

Intellectual:
- It is better to stretch and challenge our minds with intellectual and creative pursuits than to become self-satisfied and unproductive.
- It is better to identify potential problems and choose appropriate courses of action based on available information than to wait, worry and contend with major concerns later.

Emotional:
- It is better to be aware of and accept our feelings than to deny them.
- It is better to be optimistic in our approach to life than pessimistic." (vgl. Hettler, National Wellness Institute, n.d.; in: Miller, 2005, S. 98p.)

Professionelle Trainer, Berater und Therapeuten unterstützen bei der Erstellung individueller Maßnahmenplanung, einer qualifizierten Prozessbegleitung sowie einer Verlaufs- und Erfolgskontrolle.

Eine entsprechende Verständniserweiterung des Wellness-Begriffs auf europäischer Ebene wäre durchaus chancenreich und für die Gesundheit und Lebensqualität des Einzelnen, aber auch der Gesellschaft in ihrer Gesamtheit sehr nützlich. Das europäische Verständnis von Wellness ist stark verkürzt und reicht über vorwiegend passive, verwöhnende Anwendungen und Behandlungen sowie Aufenthalte in Luxushotels, Day Spas oder Clubs nicht hinaus. Unter dem Deckmantel „Wellness" angewandte Methoden und Angebote sind unter gesundheitswissenschaftlichem Maßstab äußerst kritisch zu beurteilen. Das europäische Konzept legt besonderen Wert auf die Vermarktung der Wohlfühlkomponente („pleasure principles"), aber auch auf den Marketing-Megatrend Schönheit („Beauty"). Die Produkte und Dienstleistungen, die unter dem Begriff Wellness vertrieben werden, haben nur im weitesten Sinne mit professioneller Gesundheitsförderung zu tun.

Obwohl das Konzept Wellness durchaus als wissenschaftlich fundiertes Gesundheitsförderungsprogramm angesehen werden kann, erzeugt der Begriff Wellness bis heute eine zweideutige Botschaft, nämlich neben einer gesundheitsförderlichen Botschaft auch eine Botschaft esoterischen bzw. quasi-religiösen Inhalts, die der Wissenschaftlichkeit dieses Terminus eher abträglich ist. So haben sich die meisten europäischen und amerikanischen Wissenschaftler, die sich mit dem Thema Gesundheitsförderung auseinandersetzen, von dem Begriff Wellness weitgehend distanziert. Joseph Donelly, Professor für Gesundheitswissenschaften an der Montclair Universität in New Jersey, resümiert daraus sehr folgerichtig:

„The term wellness is now the kiss of death for academic programs in the United States." (vgl. personal interview in Montclair, New Jersey, May 20, 2004; in: Miller, 2005, S. 99p.)

Diese Tatsache könnte jedoch für die Scientific Society durchaus auch als Herausforderung verstanden werden. Die konsequente Verbreitung und Anwendung der originären Wellness-Philosophie im europäischen Raum beinhaltet das Potenzial, eine erstrebenswerte Wende in unserem Gesundheitssystem herbeizuführen, indem es die Selbstverantwortung für die Gesundheit zurück auf ihre Inhaber verlagert und dem Erhalt und der Verbesserung der Gesundheit eine positive, erstrebenswerte Richtung (Saluto-Genese) gibt. Durch die Vermittlung von positiven Anreizen, Sinnhaftigkeit und Kompetenzen für einen balancierten, gesunden Lebensstil wird sich positive Gesundheit in der Bevölkerung nachhaltig herstellen lassen. Menschen sind in zunehmendem Maße bereit, Selbstverantwortung zu übernehmen und gesünder zu leben. Wellness bietet ihnen einen geeigneten Rahmen zu lernen, wie sie das am besten umsetzen und beibehalten können.

Wellness ist nicht unter dem Aspekt der Kuration zu verstehen. Wellness-Konzepte betonen vielmehr die Mehrdimensionalität des Gesundheitsprozesses und zeigen *das Potenzial jenseits der Symptomfreiheit* auf. Ziel der Wellness-Interventionen ist nicht Symptomfreiheit zu erlangen, sondern eine Steigerung der gesundheitsbezogenen Lebensqualität. Diese bezieht sich laut einer Studie des Axel-Springer-Verlags für Konsumenten auf sieben Dimensionen:

- körperliche Aktivität,
- Lust auf und an Genuss,
- Körpersensibilität,
- Stressabbau,
- Selbstbesinnung,
- Leben im Einklang von Körper und Geist,
- Natur

und manifestiert sich als deutliches Plus in der physischen, psychischen und sozialen Befindlichkeit.

Während *reaktive Angebote* auf die Lösung von Problemen ausgerichtet sind, dienen *proaktive Angebote* zur Steigerung der Lebensqualität. Wellness-Protagonisten plädieren daher für eine deutliche Verschiebung des Verhältnisses zugunsten proaktiver Wellness-Angebote. Das tiefe Credo der originären Wellness-Bewegung lautet: Wir müssen selber etwas tun! Der Mensch mit seinem Potenzial, sich selbst helfen zu können, steht im Mittelpunkt des Denkens und Handelns. Wellness ist somit kein Zustand, der von außen erzeugt wird, sondern ein innerer Prozess, eine Lebenshaltung, eine Mentalität, sich im Sinne seiner eigenen Natur und seiner Potenziale bis zum letzten seiner Tage zu entfalten und dies bewusst und in vollen Zügen zu genießen. Die Nebeneffekte sind Zufriedenheit, Wohlbefinden und Genuss.

Das Wellness-Konzept ist im Grunde als Lebensstil-Konzept zu verstehen, das Gesundheit und Genuss miteinander in Verbindung setzt. Die positive Verknüpfung zwischen einem gesundheitsförderlichen Lebensstil und Dimensionen des Wohlbefindens konstituiert das Kernmerkmal aller professionellen Wellness-Konzepte. Die von Wellness-Experten vermittelte Änderung der Lebensweise, die durch spezifische Bewegungs- und Ernährungsgewohnheiten sowie durch bestimmte Verhaltensmuster im Umgang mit mentalen, emotionalen oder sozialen Belastungen gekennzeichnet ist, wird nur dann erfolgen, wenn die persönliche Kosten-Nutzen-Rechnung positiv ausfällt, sprich wenn damit Genuss und Freude sowie ein Zugewinn an subjektiv empfundener Lebensqualität verbunden ist. Fällt die persönliche Kosten-Nutzen-Rechnung hingegen negativ aus, so ist eine nachhaltige Änderung von Gewohnheiten und Verhaltensmustern eher nicht zu erwarten. Der gesundheitsförderliche Aspekt der Miteinbeziehung positiver Emotionen, wie zum Beispiel Spaß, Lust und Genuss (pleasure principles), ist wissenschaftlich fundiert und basiert insbesondere auf den Erkenntnissen der Neuropsychoimmunologie und Neuroendokrinologie.

Innovationen zur Schaffung von Gesundheit, insbesondere zur proaktiven Förderung psychosozialer Kompetenzen, sind nach dem Informationsexperten Neofiodow der treibende Motor des nächsten großen Wirtschaftszyklus. Dabei lassen sich Freizeit, Tourismus und Wellness als drei aufeinander aufbauende Megatrends des sogenannten „sechsten Kondratieffs" auffassen (vgl. Nahrstedt, 2008, S. 51pp.): Der Megatrend „Freizeit" ist auf die sukzessive Arbeitszeitverkürzung infolge der Rationalisierung der Arbeit im Laufe des 19. Jahrhunderts zurückzuführen. Aufgrund der dadurch entstandenen Wochenfreizeit haben sich soziale Strukturen, Verhaltensweisen und Konsumgewohnheiten in Europa, wie in den USA, drastisch verändert. Parallel dazu hat sich auch der Urlaubsanspruch erhöht, was sich wiederum auf den zweiten Megatrend „Tourismus" positiv auswirkt. Schließlich haben die Megatrends Freizeit und Urlaubstourismus den Megatrend Wellness und damit eine schrittweise Förderung der Gesundheit für zunehmend breite Bevölkerungsschichten ermöglicht. Auch Huber, prominenter Querdenker des deutschen Gesundheitssystems („Liebe statt Valium"), spricht auf dem ersten Deutschen Wellness-Gipfel von einer „Gesundheitsgesellschaft", in der die Förderung der Gesundheitsressourcen zur treibenden Kraft unserer gesellschaftlichen und ökonomischen Entwicklung wird. Wie Neofiodow stellt er dabei die Ausbildung psychosozialer Fähigkeiten in den Vordergrund. Für eine erfolgreiche Umsetzung dieses Wandels seien neue Denkmuster gefragt.

Ist es Zeit für einen Paradigmenwechsel? Stößt die kurative Ausrichtung unseres Gesundheitssystems nicht bereits an ihre Grenzen? Nach Hurrelmann et al. (vgl. Hurrelmann et al., 2010, S. 19pp.) geben nicht nur finanzielle Engpässe dringenden Anlass zur Umstellung der Gesundheitspolitik, sondern vor allem auch Veränderungen im Krankheitsspektrum, insbesondere ein beträchtlicher Anstieg chronischer Erkrankungen, wie zum Beispiel Herz-Kreislauf-Erkrankungen, Krebserkrankungen, Erkrankungen des Bewegungsapparates, usw. Trotz dieser maladaptiven Entwicklungen und einer zunehmenden Gewichtung des präventiven Gedankenguts in der Medizin spielen Krankheitsprävention und Gesundheitsförderung strukturell noch eine untergeordnete Rolle. Dabei verbreiten sich krankheitspräventive Ansätze sehr viel schneller als gesundheitsförderliche Ansätze.

Das Konzept der Gesundheitsförderung ist nicht mit dem Konzept der Krankheitsprävention gleichzusetzen. Der entscheidende Unterschied besteht darin, dass sich die jeweilige Eingriffslogik auf grundlegend unterschiedliche theoretische Grundlagen stützt: Während Interventionsmaßnahmen zur Vermeidung des Eintretens oder des Ausbreitens von Krankheiten auf einer Kenntnis pathogenetischer Dynamiken beruhen, beruht die Gesundheitsförderung zur Stärkung von individuellen Fähigkeiten der Lebensbewältigung auf salutogenetischen Wirkungsweisen. Gesundheitsförderung nimmt nicht wie die Prävention Krankheiten in den Blickpunkt, sondern Determinanten für Gesundheit und Wohlbefinden. Anders als im Rahmen der Krankheitsprävention geht es bei gesundheitsförderlichen Maßnahmen nicht darum, Risiken für Krankheiten zurückzudrängen bzw. zu vermeiden, sondern darum, gesundheitsförderliche Ressourcen zu stärken. In diesem Sinne handelt es sich bei der Gesundheitsförderung um eine

> „Promotionsstrategie, bei der Menschen durch die Verbesserung ihrer Lebensbedingungen eine Stärkung der gesundheitlichen Entfaltungsmöglichkeiten erfahren sollen." (vgl. Hurrelmann et al., 2010, S. 13p.)

Auch die Medizin war historisch gesehen die Lehre der Gesundheit. Gesundheitslehren gingen der Konzentration auf Krankheit und deren Behandlung voraus. Gesundheit wurde primär der persönlichen Verantwortung zugeschrieben und galt bis ins Mittelalter als Resultat der rechten Lebensführung. Zunehmend wurden auch soziale und gesellschaftliche Faktoren für die Entstehung und Aufrechterhaltung von Gesundheit mitberücksichtigt.

Der Begriff „Gesundheitsförderung" ist – trotz langer Tradition – ein relativ „junger" Begriff in den Gesundheitswissenschaften. Er wurde erst wieder im Zuge der Diskussion über Umsetzungsstrategien des Gesundheitsbegriffs im

Rahmen der WHO-Konferenz in Ottawa aufgegriffen. Laut WHO wird Gesundheit wie folgt definiert:

> „Gesundheit ist der Zustand des völligen körperlichen, psychischen und sozialen Wohlbefindens und nicht nur das Freisein von Krankheit und Gebrechen." (WHO 1946)

Gemäß dieser Definition wird Gesundheit nicht länger als bloße Störungsfreiheit definiert, wie dies für das westlich-industrielle Medizinwesen charakteristisch ist, sondern um die wichtige subjektive Komponente des Wohlbefindens erweitert. Was konkret unter dem Konstrukt „Wohlbefinden" zu verstehen ist, wurde erst 2004 verlautbart. Seelische Gesundheit und Wohlbefinden sind demnach

> „ein Zustand, in dem Menschen ihre Fähigkeiten realisieren können, normalen Arbeitsstress gut bewältigen, produktiv arbeiten und ihren Beitrag zum gesellschaftlichen Leben leisten." (WHO, 2004. http://www.who.int/en)

Andere Verlautbarungen der WHO ergänzen diese Definition um gesellschaftliche Rahmenbedingungen:

> „Grundlegende Bedingungen und konstituierende Momente von Gesundheit sind Frieden, angemessene Wohnbedingungen, Bildung, Ernährung, Einkommen, ein stabiles Öko-System, eine sorgfältige Verwendung vorhandener Naturressourcen, soziale Gerechtigkeit und Chancengleichheit." (WHO 1986)

Nach Seligman (2011) ist Wohlbefinden ein Konzept mit höchster politischer Relevanz. Als zeitgemäßer Wertemaßstab für gesellschaftlichen Wohlstand kommt ihm heute eine zumindest ebenso große Bedeutung zu wie objektiven Wertemaßstäben, wie beispielsweise dem Bruttoinlandsprodukt (BIP). Das BIP gibt in wohlhabenden Gesellschaften nur unzureichend Auskunft darüber, wie gut es einer Gesellschaft geht. Zwischen dem BIP und dem Wohlbefinden gibt es eine große Diskrepanz. So steigern etwa „nicht wohlstandsfördernde Aufwendungen", wie zum Beispiel Scheidungen, Autounfälle oder Zigarettenverkäufe etc., das BIP, die Lebensqualität von Bürgern hingegen nicht – ganz im Gegenteil. War das BIP ein adäquater Wohlstandsparameter in Zeiten, als die einfachen Bedürfnisse einer Gesellschaft noch nicht ausreichend befriedigt waren, gibt es in modernen Gesellschaften keinerlei Auskunft darüber, wie gedeihlich Bürger ihr Leben empfinden. So fördert Reichtum nicht zwangsläufig auch Lebensqualität, Lebensqualität jedoch hingegen immer auch Reichtum: Menschen mit einer hohen psychischen Gesundheit arbeiten effektiv, weisen weniger krankheitsbedingte Fehlzeiten auf, erbringen bessere Schul- und Studienleistungen, erfüllen im privaten Bereich ihre Aufgaben und Verpflichtungen gewissenhaft und ohne externe Hilfe. Sie haben bessere soziale Fähigkeiten und tragen somit wesentlich zu einer besseren Gesellschaft und letztendlich auch zu gesellschaftlichem Wohlstand bei. Wohlstand und Reichtum sind zwei Maßstäbe mit unterschiedlichen, einander ergänzenden Qualitätskriterien, die gemeinsam den „Neuen Wohlstand" (Seligman, 2011, S. 333) abzubilden vermögen (vgl. ebd., S. 311pp.).

„It is now widely accepted that the way people experience their lives is inherently valuable information in itself, and an important determinant of policy-relevant behaviour. It may even be a more important determinant that the objective facts of their lives such as their income, housing, and the availability of resources. (...) Some people have a sense of well-being even when their objective circumstances are harsh, while others feel their lives are empty or stagnant despite very favourable circumstances. There is a need to measure how citizens experience their lives in ordert to supplement objective measures such as GDP, health, social and environmental indicators." (vgl. Huppert, So, 2009, S. 1p.)

Der an Gesundheit orientierte Ansatz führt zu der zentralen Frage „Wie entsteht Gesundheit?", d.h. „Wie bleiben wir gesund?" bzw. „Wie werden wir wieder gesund, wenn wir krank sind?". Dabei wird auch die einseitige Betrachtungsweise des Patienten als Objekt hinterfragt. Es wird postuliert, dass der Mensch in seiner Patientenrolle nicht nur Objekt, sondern zugleich auch Subjekt und damit zur Übernahme von Aktivität und Eigenverantwortung aufgefordert ist. Dadurch erfährt das pathogenetische Prinzip unseres Krankheitswesens eine wichtige Ergänzung und das Potenzial, sich zu einem Gesundheitswesen hin zu entwickeln.

Die Hinwendung von der Krankheitsvorsorge in Richtung REAL Wellness birgt auch für das traditionelle Verständnis der Psychotherapie chancenreiche Erweiterungen. Der Mainstream der Psychotherapieforschung fokussiert den Bereich von Null bis minus einhundert des Wellness-Kontinuums von Ardell (vgl. Abb. 1).

2 Einführung

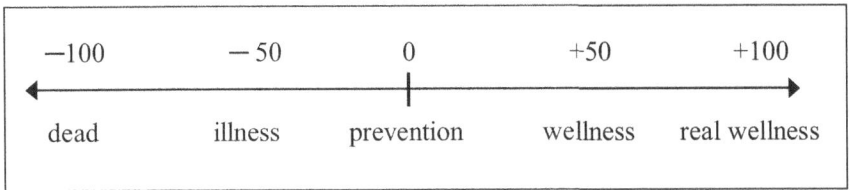

Abbildung 1: Kontinuum von der Prävention zu REAL Wellness (vgl. Ardell, 2010, S. 8p.)

Im Zentrum der Betrachtung stehen Krankheiten (Symptome), deren Beseitigung sowie allenfalls deren Prävention. Ziel einer psychotherapeutischen Behandlung ist per Gesetz (§1. (1) Psychotherapiegesetz, 7. Juni 1990) vorgegeben und beinhaltet

„(...) die umfassende, bewusste und geplante Behandlung von psychosozial oder auch psychosomatisch bedingten Verhaltensstörungen und Leidenszuständen (...) mit dem Ziel, bestehende Symptome zu mildern oder zu beseitigen, gestörte Verhaltensweisen und Einstellungen zu ändern (...)" (siehe Pritz, 1996, S. 1).

Dieser einseitige Fokus auf die „Krankenbehandlung" ist darauf zurückzuführen, dass Krankenkassen nur für bereits erkrankte Versicherte Finanzmittel zur Verfügung stellen. Krankenkassen werden erst tätig, wenn objektive Kriterien einer psychischen Krankheit vorliegen. Weder Prävention noch Gesundheitsförderung werden von den Krankenkassen unterstützt. Dadurch sind psychotherapeutische Maßnahmen primär pathogenetisch ausgerichtet, sodass die Bezeichnung Psychopathologie die wohl angemessenere Bezeichnung als Psychotherapie wäre.

Die beiden populärsten Klassifikationssysteme für psychische Störungen sind das ICD-10 (WHO) und das von amerikanischen Psychiatern entwickelte DSM-IV (Diagnostisches und Statistisches Manual Psychischer Störungen). Im deutschsprachigen Raum finden beide Klassifikationen Anwendung, wobei im klinischen Bereich das ICD-10 häufiger angewendet und das DSM-IV in der psychologischen und psychiatrischen Forschung bevorzugt wird. Das multiaxiale System des DSM-IV macht eine Beurteilung auf insgesamt fünf Achsen notwendig, die neben körperlichen und psychischen Auffälligkeiten auch psychosoziale Belastungsfaktoren umfassen (vgl. Tabelle 1).

Tabelle 1: Achsen des DSM-IV (Saß, Wittchen, Zaudig, Houben, 2003, S. 39)

Achse I	klinische Störungen andere Klinisch Relevante Probleme
Achse II	Persönlichkeitsstörungen geistige Behinderung
Achse III	medizinische Krankheitsfaktoren
Achse IV	psychosoziale oder umgebungsbedingte Probleme
Achse V	globale Beurteilung des Funktionsniveaus

Die positiven Anteile und Fähigkeiten von Patienten werden in traditionellen psychotherapeutischen Ansätzen sowie in der gesetzlichen Verankerung gewöhnlich übersehen bzw. als vernachlässigbar betrachtet.

Wendet man sich der ursprünglichen Bedeutung des Begriffs Psychotherapie zu, so kann man erkennen, dass diese durchwegs positiv konnotiert ist. Das Wort Psychotherapie stammt ursprünglich aus dem Altgriechischen und bedeutet:

„das Leben, die Seele, den Verstand, das Gemüt sorgfältig ausbilden." (vgl. Pritz, 1996, S. 2p.)

Dieser originären Definition zufolge ist nicht nur die Vermeidung von Krankheit, sondern auch die positive Förderung von Gesundheit Ziel der Psychotherapie. Es geht um Selbstverwirklichung bzw. um die Ausbildung von Potenzialen zur Erreichung einer maximalen Lebensqualität. Damit wäre der Bereich von Null bis plus einhundert des REAL-Wellness-Kontinuums angesprochen, der gleichberechtigter Bestandteil einer modernen Psychotherapie sein sollte.

Im Sinne der Gesundheitsförderung ist auch der letzte Beisatz des oben zitierten Paragraphen (§1.(1)) des Psychotherapiegesetzes (1990) zu verstehen. Demnach ist es ebenso Aufgabe der Psychotherapie,

„(...) die Reifung, Entwicklung und Gesundheit des Behandelten zu fördern." (vgl. Pritz, 1996, S. 2p.)

Eine stärkere gesundheitspolitische Verankerung im Bereich der Psychotherapie ist nur im Rahmen einer umfassend modifizierten Gesellschafts- und

Sozialpolitik durchsetzbar. Letztendlich kann die Rolle der proaktiven Gesundheitsförderung in der Psychotherapie nur dann gestärkt werden, wenn die Finanzierung nicht überwiegend bei den Krankenversicherungen hängen bleibt. Ein wachsendes Gesundheitsbewusstsein auf gesellschaftlicher Ebene schafft Chancen für den sogenannten „zweiten Gesundheitsmarkt", der sich über privat finanzierte Gesundheitsprodukte und Dienstleistungen definiert. Insbesondere bei den höher gebildeten Bevölkerungsschichten ist die Bereitschaft zur Übernahme gesundheitlicher Eigenverantwortung stark ausgeprägt. Würde es gelingen, auch Menschen mit einem geringeren Bildungsniveau von der Erkenntnis zu überzeugen, dass eine positive Gesundheit zu einer Verbesserung der Lebensqualität und Leistungsfähigkeit führt, könnte man mit einem erstarkenden zweiten Gesundheitsmarkt die Kostenexplosion in den Versorgungsleistungen gut in den Griff bekommen.

Kritisch ist an dieser Stelle zu vermerken, dass gemäß der „Habitustheorie" Lebensstile immer eine Folge des sozio-ökonomischen Status sind. Die „These der Verfestigung" (vgl. Hurrelmann, Razum, 2012, S. 712p.) besagt, dass benachteiligte Gruppen Kompetenz- und Handlungsmuster ausbilden, die nicht dazu befähigen, die benachteiligte Lebenslage zu überwinden. Der Möglichkeitsspielraum von Gesundheitsförderung in unteren sozialen Milieus ist infolgedessen eingeschränkt. Das Gesundheits- und Vorsorgeverhalten ist in diesen sozialen Schichten kein Bestandteil der Alltagspraktiken und den Menschen des gehobenen sozialen Milieus vorbehalten. Gesundheitswissenschaftlich orientierte Sozialraumanalysen weisen auch auf die biografische Verfestigung von Handlungsroutinen hin.

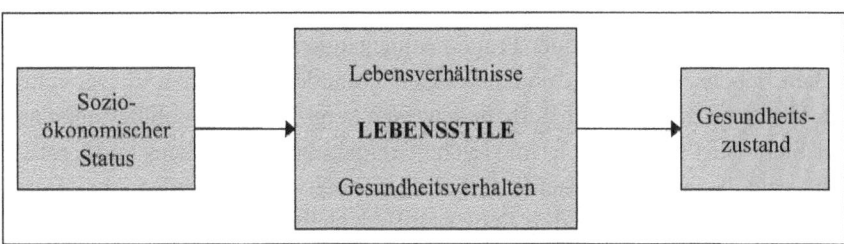

Abbildung 2: Die Vermittlungsfunktion des Lebensstils zwischen individuellem Gesundheitszustand und sozio-ökonomischem Status (vgl. in Anlehnung an Mielck 2000, S. 251; in: Hurrelmann, Razum 2012, S. 707p.)

Diese werden auch dann beibehalten, wenn sie dysfunktional und selbstschädigend sind (vgl. Hurrelmann, Razum, 2012, S. 716p.).

„Damit wird voluntaristischen Lebensstilkonzepten eine Absage erteilt, die Handlungspraktiken als Ausdruck autonomer Intentionalität und Lebensstile als Ausdruck rein subjektiver Präferenzen betrachten." (vgl. Hurrelmann, Razum, 2012, S. 706p.)

Um der Verfestigung und Veränderungsträgheit grundlegender Verhaltensdispositionen entgegenzuwirken, ist Gesundheitsförderung im Sinne der Ressourcenstärkung nur zu einem möglichst frühen Entwicklungszeitpunkt erfolgversprechend. Je größer die soziale Benachteiligung, desto frühere und intensivere Formen der Förderung und Begleitung sind notwendig.

Sofern Psychotherapie nicht nur als ein Heilungs-, sondern auch als Gesundungsprozess verstanden wird, müssen sich neben Vermeidungs-Therapiezielen dringend auch positive Therapieziele, im Sinne von Annäherungszielen, etablieren. Dabei müssen all die Aspekte in den Blick genommen werden, die den Zustand psychischer Gesundheit konstituieren. Welche Eigenschaften und Attribute kennzeichnen psychisch gesunde Menschen? Was ist psychische Gesundheit?

Es ist erstaunlich, wie wenig erforscht und differenziert der Begriff „Gesundheit" in der psychotherapeutischen Literatur bisher ist. Vergleicht man die differenzierten Leitlinien der Diagnostik von psychischen Krankheiten mit jenen von positiven Erlebens- und Verhaltensweisen, ist ein großer Forschungsbedarf zu konstatieren. Will man innerhalb der Psychotherapie neben problemorientierten Zielen auch spezifische Wohlbefindens-Ziele berücksichtigen, muss vermehrt der Frage nachgegangen werden, was unter glücklichen, lebenszufriedenen und psychisch gesunden Menschen zu verstehen ist. Welche Erlebens- und Verhaltensweisen kennzeichnen Wohlbefinden aus der Sicht der Psychologie? Um welche Fähigkeiten des Erlebens und Verhaltens geht es, wenn Menschen dabei unterstützt werden sollen, ihr Wohlbefinden, ihr Glück und ihre Lebenszufriedenheit in stabiler Weise zu verbessern? Bei der Beantwortung dieser Fragen geht es keineswegs um subjektive Vorstellungen, als vielmehr um wissenschaftlich fundierte Kenntnisse darüber.

Fragen des Wohlbefindens bedürfen auch nach Margraf, Schneider (2009a, S. 246) dringend einer breiteren Basis. Weiter betonen sie die Notwendigkeit, eine angemessene Therapietheorie zu entwickeln, um eruieren zu können, welche Faktoren letztendlich eine erfolgreiche Therapie ausmachen. Frank (2010) weist ebenfalls auf empirische und konzeptionelle Mängel hin:

> „Die Wohlbefindens Forschung ist bisher wenig theoriegeleitet. Es gibt sehr viel Grundlagenforschung, bei der aber die Implikationen für die praktische Anwendung vielfach noch nicht aufgezeigt werden. Bei den vielfältigen und sehr unterschiedlichen Interventionen zur Verbesserung von Wohlbefinden ist die Wirksamkeit nur zum Teil nachgewiesen." (Frank, 2010, S. 25)

Zu den ersten Wissenschaftlern, die sich mit salutogenetischen Fragen auseinandergesetzt haben, zählt Erich Fromm (1900-1980), Begründer der humanistischen Psychologie und Psychotherapie. Die humanistische Psychotherapie versteht sich als Weiterentwicklung der humanistischen Psychologie und stellt das persönliche Wachstum, das heißt die Entfaltung und Entwicklung von Ressourcen und Fähigkeiten von Menschen in den Mittelpunkt des Interesses. Diesbezüglich kommt der Eigenmotivation, Eigenarbeit und der Selbstauseinandersetzung des Behandelten eine besondere Rolle zu. Das zugrundeliegende Menschenbild ist ressourcenorientiert und in der humanistischen Philosophie verankert.

Weitere psychologische Wurzeln sind in den Beiträgen von

- Jung (1933) mit dem Konzept der Individualpsychologie,
- Victor Frankl (1959) mit der Existenszanalyse,
- Abraham Maslow (1962, 1977) mit seinem Konzept der Selbstaktualisierung,
- Carl Rogers (1961) mit dem Konzept der „fully functioning person" und Erikson (1963) mit dem Konzept einer lebenslangen, kontinuierlichen Entwicklung,

verankert (vgl. Frank, 2010, S. 115p.).

Abraham Maslow (1908–1970) befragte zahlreiche gesunde Menschen, welche Eigenschaften für Gesundheit und Selbstverwirklichung notwendig sind, und kam zu folgendem Ergebnis:

"Die wirklich gesunden Menschen nehmen die Realitäten des Lebens besser wahr als andere. Sie können Menschen und Sachverhalte richtig beurteilen und sich selbst und andere sowie auch die Natur so akzeptieren, wie sie sind. Sie haben keine Schutzforderung, keine Verteidigung, keine Pose. Sie haben eine Abneigung gegen Gewissenlosigkeit, Lüge und Heuchelei. Sie besitzen Natürlichkeit, Spontaneität und Einfachheit. Sie sind problem-, sach- und zielorientiert. Sie haben ein Bedürfnis nach Privatheit und können ohne Unbehagen Eigenverantwortung übernehmen. Sie sind autonom, wachstumsorientiert und besitzen eine unverbrauchte Wertschätzung anderen gegenüber. Sie sind fähig zu Gefühlen der Ehrfurcht, der Freude und des Staunens. Sie verfügen über Gemeinschaftsgefühl, Humor und Kreativität. Die entscheidende Lektion jedoch, die er von diesen Leuten gelernt hat, war, dass sie oft berichteten, ein mystisches Erlebnis gehabt zu haben, Momente intensiven Glücks, der Verzückung, der Seligkeit." (Glöckler, Schiffer, Schürholz, 2007, S. 4p.)

Roland Grossarth-Maticek entwickelte das Gesundheitskonzept in den 70er Jahren weiter und stellte in seinen Untersuchungen *„die Fähigkeit zur Selbstregulation"* in den Mittelpunkt. Für ihn zeichnen sich gesunde Menschen insbesondere dadurch aus, durch sinnvolle Eigenaktivität ein seelisch-geistiges Wohlbefinden zu erzeugen und damit Krisen und Krankheiten besser zu bewältigen. Diese Hypothese wurde in seiner Studie von über 30.000 Personen eindeutig verifiziert. Gossarth-Maticek untersuchte weiterhin den Einfluss von insgesamt 17 Einzelfaktoren, wie z. B. gute Erbmasse, gesunde Ernährung, regelmäßige Bewegung, gute soziale Einbindung, genügend Schlaf, gutes Stressmanagement, Begeisterungsfähigkeit usw., auf die Gesundheit und kam zu zwei wichtigen Erkenntnissen:

1) Die untersuchten Einzelfaktoren haben nur in ihrem Zusammenwirken einen positiven Einfluss auf die Gesundheit.
2) Der Bezug zur geistigen Welt ist der wichtigste Gesundheitsfaktor.

Aktive Gesundheitsarbeit zu leisten, bedeutet daher, das Leben auf der Ebene des Körpers, der sozialen Beziehungen und der geistigen Welt in die Hand zu nehmen.

Auch Aaron Antonovsky (1923-1994), Begründer der Salutogenese-Forschung, nimmt engen Bezug zur geistigen Dimension und stellt das Kohärenzgefühl bzw. den Kohärenzsinn in das Zentrum seiner Aufmerksamkeit. Er postuliert, dass ein bewusster und aktiver Bezug zur Welt ohne Sinnperspektive nicht möglich sei. Entscheidend für die Aufrechterhaltung und Herstellung von Gesundheit sei damit die Fähigkeit, den Sinn des Daseins und den Zusammenhang mit der Welt (wieder) zu finden. Im Sinne Antonovsys führt der Begriff Salutogenese zurück zu der Frage, warum es sich überhaupt lohnt, dieses Leben zu leben – zurück zum Ursprung der Lebensfreude.

Pionierarbeit leistete auch Martin Seligmann, ursprünglich in der Depressionsforschung tätig und bekannt durch seine Theorie der erlernten Hilflosigkeit. Als ehemaliger Präsident der American Psychological Association (APA) setzte er sich dafür ein, dass die Psychologie nicht darauf beschränkt sein sollte, Menschen von ihrem Leiden zu befreien, sondern auch eingesetzt werden sollte, um gesunde Menschen glücklich zu machen.

„Psychology is not just the study of disease, weakness, and damage. It also is the study of happiness, strength and virtue." (Seligmann, 2002; in: Frank, 2011, S. 4)

Damit initiierte er die *Positive Psychologie Bewegung*, die bereits viele wertvolle Erkenntnisse in Bezug auf positive psychische Gesundheit geliefert hat.

Neuere Ansätze der positiven Psychologie, wie zum Beispiel das Konzept des „Flourishing" von Keyes und Haidt (vgl. Keyes, Haidt, 2013), liefern vermehrt Beiträge zu Konzepten und Befunden des Konstrukts „Lebensqualität" bzw. „gesundheitsbezogene Lebensqualität". Der Begriff „Flourishing" beschreibt den Zustand positiver seelischer Gesundheit am umfassendsten und bedeutet soviel wie gedeihliche, gut gelingende Lebensführung. Als multidimensionaler dynamischer Prozess integriert er die Dimensionen emotionales Wohlbefinden (positive Grundstimmung, Glück und Lebenszufriedenheit), positives Funktionieren („psychological wellbeing") sowie auch soziales Wohlbefinden. Die europäische Auffassung darüber, was unter einer guten Lebensführung zu verstehen ist, stimmt mit der amerikanischen Konzeptualisierung nicht ganz überein. In den Vereinigten Staaten werden intellektuelle, soziale, emotionale und physische Faktoren zur Operationalisierung des Konstrukts herangezogen (vgl. Frank, 2011, S. 6pp.). Seelische Gesundheit wird im Rahmen dieses Konzepts als Fähigkeit definiert, nämlich als Fähigkeit, externe und interne Anforderungen zu bewältigen. Neben der Verhaltenskontrolle wird seelische Gesundheit als wichtigster Persönlichkeitsfaktor angesehen.

Begründer und Vertreter der Salutogenese-Forschung fordern mit ihren Postulaten und Erkenntnissen zu einem neuartigen Verständnis von Gesundheit auf. Sie definieren Gesundheit als etwas hoch Individuelles, fernab von jeder gesellschaftlichen Norm oder WHO-Definition. Gesundheit wird weder als Dichotomie noch als andauernder Zustand verstanden, sondern vielmehr als aktiver, selbstgesteuerter Prozess, eine Vielzahl von Stresssituationen und Krankheitstendenzen erfolgreich zu bewältigen. In diesem Sinne ist Gesundheit eine *Fähigkeit*, nämlich die Fähigkeit, sich mit Problemen, Ängsten und Frustrationen sinnvoll auseinanderzusetzen. Wie jede andere Fähigkeit ist auch diese Fähigkeit erlernbar, sodass konsequenterweise jeder Mensch die Möglichkeit zur Gesundheitsentwicklung hat. Für den einzelnen bedeutet dies die Übernahme von Verantwortung und die Bereitschaft, beständige Gesundheitsarbeit zu leisten.

Keyes und Haidt (2013) entwickelten ein zweidimensionales Modell seelischer Gesundheit und Krankheit (Abb. 3) und legten es der MIDUS-Studie (vgl. Frank, 2010, S. 81pp.) zugrunde. Dabei stellte sich heraus, dass von den 85,9 % der Personen, die nicht die diagnostischen Kriterien einer psychischen Krankheit (hier: Depression) erfüllten, nur 17,2 % (!) vollkommen psychisch gesund (Flourishing) sind.

56,6 % der befragten Personen wiesen eine moderate psychische Gesundheit auf und 12,1 % zeichneten sich durch eine deutliche Mattigkeit, Trägheit und Lustlosigkeit („languishing") aus (vgl. Frank, 2010, S. 81pp.). Eine Gruppe europäischer Wissenschaftler (European Social Survey, EES) (vgl. So, Huppert (2009); in: Frank, 2010, S. 71pp.) konnte nachweisen, dass auch in Europa der Anteil der Menschen mit mäßiger bis schlechter psychischer Gesundheit (languishing) beträchtlich ist. Nur 12 % der europäischen Gesamtbevölkerung zählen zu den gut gedeihenden Menschen.

Es gibt vier große Kategorien von Schutzfaktoren:

„1. **Soziale und wirtschaftliche Faktoren**, insbesondere gute Bedingungen am Arbeitsplatz und eine gute sozio-ökonomische Lebenslage

2. **Umweltfaktoren**, insbesondere gute Luft- und Wasserqualität, gute Wohnbedingungen und gute soziale Netzwerke (Freunde, Nachbarschaft)

2 Einführung

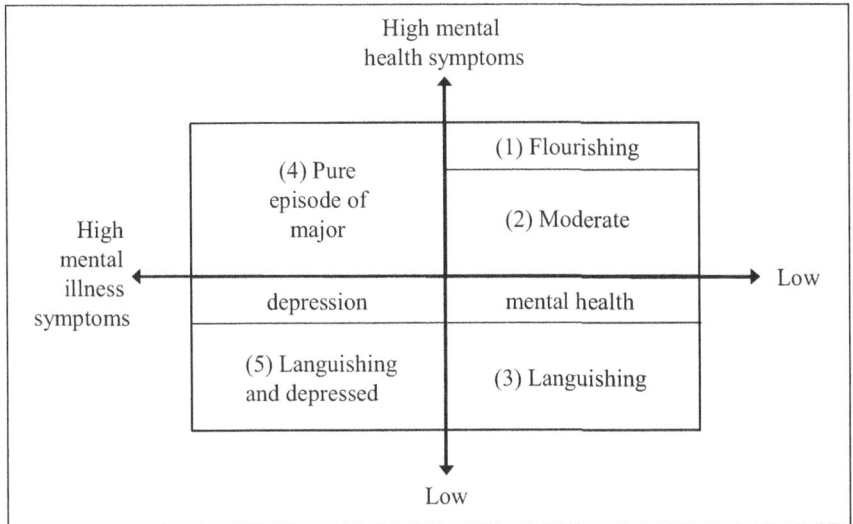

Abbildung 3: Das Modell der psychischen Gesundheit und deren diagnostischen Leitlinien (vgl. Keyes, Haidt, 2013, S. 6245p.)

3. **behaviorale und psychische Faktoren**, insbesondere angemessene Bewegung, Ernährung und Spannungsbewältigung, reduzierter Konsum von legalen und illegalen Drogen, sicheres Gefühl von Kontrollüberzeugung, Selbstwirksamkeit, Eigenverantwortung, Optimismus, Resilienz und Schutzmotivierung

4. **Zugang zu gesundheitsrelevanten Leistungen**, insbesondere zu Bildungs- und Sozialeinrichtungen, Transport- und Freizeitmöglichkeiten, aber natürlich auch zu Einrichtungen der Krankenversorgung, Pflege und Rehabilitation." (Hurrelmann et al., 2010, S. 16)

Aufgrund der disziplinären Anbindung an das Fach der Psychotherapiewissenschaften wird ausschließlich auf den dritten Bereich, also auf den Bereich der behavioralen und psychischen Faktoren, eingegangen.

„Menschen, die um eine Psychotherapie ansuchen, klagen über psychische Störungen unterschiedlicher Art. Sie beschreiben mehr oder weniger nachdrücklich Symptome, die sie belasten. (...) Im praktischen Ablauf einer Therapie ist es in unserem Gesundheitssystem zunächst erforderlich, dass der Therapeut (...) eine Störungsdiagnose gemäß ICD-10 (Internationale Klassifikation psychischer Störungen) stellt. Dabei wird ausschließlich die Symptomatologie, d.h. das Störende und das im negativen Sinne Auffällige betrachtet." (vgl. Frank, 2011, S. 4p.)

Die hier vorliegende Arbeit hat nun das Ziel, zur Stärkung der Rolle der „Gesundheitsförderung" in unserem europäischen Gesundheitssystem beizutragen und letztendlich Wege und Möglichkeiten aufzuzeigen, wie durch gesundheitsförderliche Maßnahmen das allgemeine Niveau der Bevölkerungsgesundheit angehoben werden kann. In Anlehnung an Martin Seligmanns Forderung wird von der Autorin die einseitige Beachtung der Störungs- und Defizitperspektive innerhalb der Psychotherapiewissenschaft kritisiert und eine gleichberechtigte Beachtung gesundheitsförderlicher Aspekte gefordert.

> „Die Positive Psychologie sieht die Psychotherapie nicht nur als Ort, an dem es um schwerwiegende Probleme, Frustrierendes, Misslungenes, um Angst, Ärger, Neid und Missgunst, um Trauer, Leid und tiefe Depressionen geht, sondern gerade auch als Ort, an dem aktiv Hoffnung und Optimismus erzeugt werden muss, Dankbarkeit eine Rolle spielt, Selbst- und Handlungskontrolle in Gang gebracht wird, menschliche Stärken unterstützt und Aspekte der emotionalen und sozialen Intelligenz gefördert werden." (vgl. Frank, 2010, S. 117pp.)

Dabei reicht es nicht aus, nur den Blick*winkel* zu erweitern, vielmehr muss ganz bewusst die Blick*richtung* geändert werden: Psychisch kranke Menschen können ihre Aufmerksamkeit nicht ohne weiteres von ihrem Missbefinden ablenken. Dysfunktionale Denkweisen und eine eingeschränkte Selbstwahrnehmung hindern sie daran, sich ihrem Wohlbefinden zuzuwenden. Bei der Mehrzahl ressourcenorientierter Therapieformen, wie zum Beispiel bei meditativen Techniken mit Achtsamkeit und Akzeptanz, bei narrativen Ansätzen, dem Selbstinstruktionsansatz von Staveman (2013), der kognitiven Therapie oder dem Training emotionaler Kompetenzen, der Stressbewältigung oder der Erhöhung der Spannungstoleranz etc., handelt es sich um störungsspezifische Trainingsmaßnahmen. Ihr therapeutisches Ziel besteht darin, psychisch beeinträchtigten Menschen dabei zu helfen, ihre Aufmerksamkeit von einem Zustand des Missbefindens abzulenken. Salutogenetische Ansätze setzen Fähigkeiten, wie zum Beispiel Genuss- oder Entspannungsfähigkeit etc., bereits voraus. Der Blick in Richtung Ressourcenperspektive wird also erst frei, wenn man sich gänzlich von der Störungsperspektive abwendet. Damit sollen bisherige Ansätze jedoch keinesfalls abgewertet werden! Die Intention der Autorin ist es vielmehr, eine verstärkte Beachtung positiver Aspekte menschlichen Erlebens und Verhaltens anzuregen.

Der Fokus der hier vorliegenden Studie richtet sich auf Merkmale und Bedingungen, die zu einem glücklichen und zufriedenen Leben führen. Das Interesse konzentriert sich dabei insbesondere auf das Evaluationskriterium der gesundheitsbezogenen Lebensqualität von Menschen mit uneingeschränkten Erlebens- und Verhaltensweisen.

Nach Brickman und Campbell (1971; in: Frank, 2011, S. 11p.) sind alle Bemühungen Glück und Wohlbefinden zu steigern, von vorne herein zum Scheitern verurteilt. In ihrer „Hedonic Treadmill"-Theorie postulieren sie, dass das Glücks- und Zufriedenheitserleben lediglich ein kurzfristiges Erleben ist und beständig neuer Anreize bedarf, um über einen längeren Zeitraum hinweg erhalten zu bleiben. Den relativ rasch eintretenden Gewöhnungseffekt nennen sie „hedonischen Setpoint".

Die Theorie der Hedonic Treadmill ist mittlerweile mehrfach falsifiziert worden, wie zum Beispiel von Diener, Lucas und Scollon (2006), die mit folgenden fünf Befunden nachweisen, dass der sogenannte hedonische Set-Point durchaus verschiebbar ist:

„1. Es ist empirisch gut belegt, dass der „Set-Point" emotionalen Erlebens nicht im neutralen, sondern im positiven Bereich liegt.

2. Es gibt keinen konstanten „Set-Point", der gleichermaßen für alle Menschen gilt. Je nach Temperament unterscheiden sich Menschen bezüglich ihrer „Set-Points".

3. Eine Person kann entsprechend der unterschiedlichen Komponenten des Wohlbefindens (Glück, Zufriedenheit) verschiedene „Set-Points" haben, da sich das Erleben von angenehmen, unangenehmen Emotionen und Lebenszufriedenheit unterschiedlich entwickelt.

4. Die „Set-Points" können sich durch Lebenseinflüsse durchaus über die Zeit hinweg verändern.

5. Menschen unterscheiden sich darin, wie sie sich an Ereignisse adaptieren. Einige verändern ihre „Set-Points" abhängig von äußeren Ereignissen, andere nicht. Aufmerksamkeitsprozesse spielen dabei eine wesentliche Rolle." (vgl. Frank, 2011, S. 11pp.)

Auch John Shlien (1991), Klienten-zentrierter Psychotherapeut, warnte vor den Gefahren für die Psychotherapie beim Zugrundelegen des Glücks als

Therapieziel, haben doch bereits Generationen von Dichtern und Philosophen auf die Unbeständigkeit des Glücks hingewiesen. Dabei verabsäumte er es jedoch, zwischen guten und schädlichen Lustquellen zu unterscheiden. Shliens's Definition von Glück gründet auf einer hedonistischen Sichtweise des Glücks, wie sie insbesondere von Locke (1999) entwickelt und unter anderem auch von Freud aufgegriffen wurde. Eine hedonistische Lebensphilosophie muss zwischen guten und schlechten Lustquellen differenzieren (Epikur) oder eine Haltung der Gleichgültigkeit gegenüber Lust und Leid einnehmen (Stoizismus), da nicht alle Lusterfahrungen unbedingt auch glücklich machen. Bestimmte Lusterfahrungen, wie zum Beispiel Sex und Alkohol, können zwar kurzfristig durchaus sehr angenehm sein, aber langfristig auch negative Konsequenzen nach sich ziehen und einem glücklichen Leben abträglich sein.

Zwischen Lusterleben und Glücklichsein besteht ein wesentlicher qualitativer Unterschied! Wahres Glück gründet auf einer Lebensphilosophie, die auf das Gute ausgerichtet ist und eine umfassende Lebenszufriedenheit nach sich zieht. Diese Art von Glück darf nicht mit flüchtiger Lusterfahrung verwechselt werden.

Frank (2011) differenziert drei Arten des Glücks:

„Glück als günstiger Zufall, gelungenes Leben und Erfahrung tiefer Freude." (Frank, 2011, S. 47)

Daraus zieht sie wichtige Schlussfolgerungen für die Psychotherapie. Während das Glück aufgrund eines günstigen Zufalls nicht durch psychotherapeutische Maßnahmen beeinflusst werden kann, trifft dies sehr wohl auf die beiden anderen Definitionen von Glück zu. Wichtigstes Ziel der Psychotherapie sollte es sein, Klienten dabei zu unterstützen, sich in Richtung eines guten und gelungenen Lebens zu bewegen.

3 Vorschau

In einem ersten Schritt erfolgt eine vertiefende Auseinandersetzung mit dem diesem Werk zugrundeliegenden Paradigma der Salutogenese. Es werden zentrale Begrifflichkeiten des salutogenetischen Paradigmas diskutiert und jenen des pathogenetischen Paradigmas gegenübergestellt.

- Was ist Gesundheit?
- Was ist Krankheit?
- Ist Gesundheit ein Zustand oder Prozess?
- Ist Gesundheit ein Zustand der Homöostase oder Heterostase?
- In welcher Wechselbeziehung stehen Gesundheit und Krankheit zueinander, als Dichotomie, Kontinuum oder Orthogonalität?
- Was ist Gesundheitskompetenz?
- Was ist Gesundheitsverhalten?

u.v.m. In diesem einleitenden Abschnitt wird auch der Unterschied zwischen Gesundheitsförderung und Krankheitsprävention aufgezeigt.

In einem nächsten Arbeitsabschnitt wird der Fokus etwas enger gelegt und die aktuelle Forschung zum Thema „psychische Gesundheit" näher beleuchtet. Unter Zugrundelegung der Prämissen des salutogenetischen Paradigmas ist psychische Gesundheit nicht länger als Abwesenheit psychischer Krankheiten zu verstehen, sondern als unabhängige Dimension mit zahlreichen Dimensionen und eigenständigen Qualitätsmerkmalen. In Abgrenzung zu eng verwandten Konzepten, wie „Glück", „Lebenszufriedenheit" und „individueller Lebenszufriedenheit", kommt dem Wohlbefinden mit seinen Dimensionen „hedonisches Wohlbefinden", „eudaimonisches Wohlbefinden" und „soziales Wohlbefinden" eine bedeutende Rolle zu. Hinsichtlich einer Psychotherapie des Positiven sind insbesondere die beiden Wohlbefindens-Dimensionen „hedonisches Wohlbefinden" (in der Literatur auch unter der Bezeichnung „subjektives Wohlbefinden" bekannt) und „eudaimonisches Wohlbefinden" (häufig auch „psychologisches Wohlbefinden" oder „seelische Gesundheit" genannt) von Bedeutung. Beide Kernbereiche beeinflussen gleichermaßen das Konstrukt der „individuellen Lebensqualität".

Als umfassendes, integratives Wohlbefindenskonzept erweist sich das derzeit stark beforschte Konzept „Flourishing". Es umfasst neben den beiden Wohlbefindens-Dimensionen „hedonisches Wohlbefinden" und „eudaimonisches Wohlbefinden" auch das „soziale Wohlbefinden". Für den Begriff „Flourishing" gibt es keine geeignete deutsche Übersetzung. Inhaltlich steht er für eine „gedeihliche, gut gelingende, blühende Lebensführung". Auf einem Krankheits-Gesundheits-Spektrum kennzeichnet Flourishing den Zustand höchst möglicher psychischer Gesundheit. Im amerikanischen Raum wird das Konzept „Flourishing" etwas anders operationalisiert als in Europa, weshalb eine Gegenüberstellung beider operationaler Definitionen erfolgt. Das europäische Verständnis ist etwas umfassender und beinhaltet insgesamt 18 Items („Zufriedenheit", „positive Gefühle", „negative Gefühle", „Optimismus", „Zugehörigkeit", „soziale Unterstützung", „soziale Wahrnehmung", „gesellschaftlicher Aufstieg", „Selbstakzeptanz", „Autonomie", „Kompetenz", „Lerninteresse", „Zielorientierung", „Sinnfindung", „Resilienz", „soziales Engagement", „Fürsorge", „Altruismus"). Damit eine Person zu den Personen mit einer „blühenden, gedeihlichen Lebensführung" zählt, muss sie drei Kerneigenschaften („positive Gefühle", „Engagement, Interesse", „Sinn, Bedeutung im Leben") und mindestens drei von sechs Zusatzmerkmalen („Selbstachtung", „Optimismus", „Resilienz", „Vitalität", „Selbstbestimmtheit", „positive Beziehungen") erfüllen.

Nach Seligman entspricht diese operationale Definition „dem Geist der Theorie des Wohlbefindens". Mit der Theorie des Wohlbefindens spricht er seinen theoretischen Erklärungsansatz PERMA an, der abschließend in diesem Abschnitt abgehandelt wird. Mit den fünf Elementen *positives Gefühl, Engagement, Beziehungen, Sinn* und *Zielerreichung* (vgl. Seligman, 2011, S. 45) beinhaltet diese Theorie im Kern Elemente einer aktiven und engagierten Lebensführung in Zusammenhang mit positiven Erlebenswerten und grundlegenden Lebensbewältigungsfähigkeiten. Stärken und Tugenden, wie

Freundlichkeit, soziale Intelligenz, Humor, Mut, Integrität usw.[1], untermauern dabei alle fünf Elemente bzw. sind deren Stützen.

Nachfolgende Arbeitsabschnitte beziehen das Setting „Wellness" sowohl als gesundheitswissenschaftliches Konzept als auch als konkrete Anwendungs- und Umsetzungsmöglichkeit der Untersuchungsergebnisse mit ein. Obwohl das Wellness-Konzept durchaus als gesundheitswissenschaftlich fundiertes Konzept zur ganzheitlichen Gesundheitsförderung betrachtet werden kann, hat sich aufgrund der Popularisierung des Wellness-Begriffs in den letzten zwei bis drei Jahrzehnten ein Schisma herausgebildet: zwischen einer quasireligiösen, glaubensbasierten Wellness-Auffassung mit esoterischen Zugängen und einem säkularen Verständnis, das aus dem gesundheitswissenschaftlichen Bereich hervorgegangen ist. Ziel dieses Untersuchungsabschnittes ist es, das Konzept Wellness aus einer gesundheitswissenschaftlichen Perspektive aufzuarbeiten. Es erfolgt ein kurzer Abriss über die Entstehungsgeschichte des Wellness-Konzepts sowie eine Darstellung amerikanischer und europäischer Wellness-Modelle.

Die Grundlage des modernen gesundheitswissenschaftlichen Wellness-Konzepts ist auf den amerikanischen Mediziner Halbert Dunn (1977) zurückzuführen, der damit bereits 1959 den Begriff der „positiven Gesundheit" geprägt hat. Aktuelle Grundlagenmodelle – etwa von John Travis, Bill Hettler oder Donald Ardell – basieren nach wie vor auf dem high-level-Wellness-Konzept von Halbert Dunn. Im deutschsprachigen Raum haben sich der *Deutsche Wellnessverband* und die *Europäische Wellness Union* als Dachträgerorganisationen herausgebildet, die sich auf konzeptioneller Ebene sehr eng an das amerikanische Wellness-Verständnis anlehnen. Allen Konzepten gemein ist die positive Verknüpfung zwischen Wohlbefinden und Genuss, die schließlich das gemeinsame Merkmal aller professionellen Wellness-Konzepte konstituiert.

Im Gegensatz zu amerikanischen Wellness-Angeboten beziehen sich europäische Angebote lediglich auf Aspekte des körperlichen Wohlbefindens. Diesbezüglich reicht das Angebotsspektrum von Massagen über Beautyanwendungen bis hin zu Ernährungs- und Bewegungsangeboten. Obgleich das kör-

---

1 Insgesamt gibt es 25 Stärken und Tugenden.

perliche Wohlbefinden eine wichtige Wohlbefindens-Dimension darstellt, ist sie nicht ausreichend dafür, um nachhaltiges Wohlbefinden herzustellen und zu fördern. Die damit verbundenen positiven Effekte – Vitalität und Entspannung – sind meist nur von kurzer Dauer. Erst unter Miteinbeziehung des psychosozialen Wohlbefindens stellt sich Wellness in einem ganzheitlichen Verständnis ein.

Menschen, die Wellness-Einrichtungen aufsuchen, sind in der Regel gesund, im Sinne von symptomfrei, jedoch erholungsbedürftig. In einer wissenschaftlichen Terminologie befinden sie sich in einem Zustand des „languishing" (vgl. Keyes, 2002, S. 302p.). Ihre seelische Gesundheit ist moderat bis gering ausgeprägt. Therapeutisches Ziel ist es, sie in einen Zustand des „Flourishing" (ebenda) zu bringen, sodass sie die Kriterien eines seelisch gesunden Lebens erfüllen. In welcher Weise Psychotherapie im Rahmen von kurz-, mittel- und langfristigen Wellness-Aufenthalten zu einem nachhaltig besseren Leben beitragen kann, ist Inhalt des Untersuchungsteils der hier vorliegenden Arbeit.

In einem Kernstück der Studie erfolgt die Auseinandersetzung mit der Forschungsfrage, nämlich mit den gesundheitsförderlichen Interventionsmöglichkeiten ressourcenorientierter Psychotherapie im Kontext des originären Wellness-Konzeptes. Es wird untersucht, durch welche konkreten Verhaltensinterventionen der ressourcenorientierten Psychotherapie das europäische Wellness-Konzept idealerweise ergänzt werden kann, sodass für Konsumenten nachhaltiges Wohlbefinden, Glück und eine „gedeihliche Lebensqualität" gefördert werden können. Psychotherapeutische Angebote sollen dazu beitragen, das Wohlbefinden auf geistiger Ebene zu steigern und auch für den Lebensalltag nutzbar zu machen.

Auf einer Metaebene geht es darum, die Erkenntnisse der beiden bislang nebeneinander stehenden Wissenschaftsdisziplinen der Gesundheitswissenschaft und der Psychotherapiewissenschaft sowohl methodisch als auch praxeologisch sinnvoll miteinander zu verknüpfen. Bisher gibt es nur wenige Arbeiten, die sich mit dem theoretischen und praxeologischen Brückenschlag zwischen Psychotherapie und Salutogenese auseinandergesetzt haben. Die Psychotherapie fristet in der Gesundheitsvorsorge ein Nischendasein. Die disziplinäre Verschlossenheit der Psychotherapiewissenschaft gegenüber gesundheitswissenschaftlichen Erkenntnissen ist auf das tradierte Festhalten am pathogenetischen Modell zurückzuführen. Durch das Zugrundelegen des salutogenetischen Paradigmas soll das Potenzial psychotherapeutischer Interventionen jenseits der Symptomfreiheit aufgezeigt werden.

Unter Zugrundelegung des erweiterten bio-psychosozialen Modells von Gesundheit nach Egger (2005) als Metatheorie konzentrieren sich die Erkenntnisinteressen der hier vorliegenden Arbeit ausschließlich auf die psychologische Dimension „Wellness" respektive Innenperspektive und sind daher in einen systemischen Kontext zwischen der Außenperspektive und der Metaperspektive eingebettet. Wenn also von einem „Beitrag zur ganzheitlichen Gesundheitsförderung" die Rede ist, dann bezieht sich diese Aussage auf die Einnahme einer Erlebnisperspektive, bei der Gesundheit als „vitales Erleben und Verhalten" definiert wird. Sämtliche Untersuchungsergebnisse sind nur im Kontext des zugrundeliegenden Gesundheitsmodells von Egger (2005) zu verstehen und wieder darin zu integrieren.

Um mit der aktuellen Entwicklung hin zu einem erweiterten bio-psychosozialen Krankheits- bzw. Gesundheitsverständnis Schritt halten zu können, wird das Konstrukt „Menschenbild" selbst zum Forschungsgegenstand in der aktuellen integrativen Psychotherapieentwicklung. Will man das (gesundheitliche) Potenzial des Menschen jenseits der Symptomfreiheit aufzeigen, eignet sich die Annahme einer dynamischen Konzeption als „Potenz". „Diese geht davon aus, dass dem Menschen sowohl der determinierte als auch der selbstbestimmte Aspekt, und damit auch die im Prinzip angelegte Möglichkeit zur Freiheit, innewohnen." (Egger, In: Petzold, 2012b, S. 469f.) Die Bewegung für das menschliche Potenzial (Human Potential Movement) wird in der Psychologie als die „dritte Kraft" bezeichnet und stellt insofern eine Alternative zur Psychoanalyse und zum Behaviorismus dar, als sie sich von der vorherrschenden pessimistischen Vorstellung von der menschlichen Natur klar distanziert.

In methodischer Hinsicht kommt dem psychotherapeutischen Wirkfaktor der *Ressourcenaktivierung* eine zentrale Rolle zu. Die Ressourcenaktivierung erweist sich als verbindendes Herzstück zwischen der Positiven Psychologie und der Psychotherapie: Während die Positive Psychologie den Begriff „Ressourcen" mithilfe menschlicher Tugenden und Stärken (Seligman, 2014,

S. 221pp.) einzugrenzen versucht und sich damit um die Abbildung eines „optimalen menschlichen Funktionierens" (vgl. ebd., S. 48pp.) bemüht, werden Ressourcen nach Grawe und Grawe-Gerber (1999, S. 66f.) als positives Potenzial betrachtet, das zur Befriedigung der individuellen Grundbedürfnisse verfügbar ist.

Folgt man den konsistenztheoretischen Modellannahmen von Grawe sind es insbesondere vier Grundbedürfnisse, die psychische Aktivitäten in Gang setzen: ein Bedürfnis nach Orientierung, Kontrolle und Kohärenz, ein Bedürfnis nach Lust, ein Bedürfnis nach Bindung und ein Bedürfnis nach Selbstwerterhöhung (vgl. Grawe, 2004, S. 186p.). Damit lehnt er sich an die Annahmen der Cognitive-Experiential Self-Theory (CEST) von Seymour Epstein (1990) an und ergänzt diese Theorie um ein weiteres Grundprinzip des psychischen Funktionierens, um das sogenannte Konsistenzprinzip, das sich auf die Vereinbarkeit der vielen gleichzeitig ablaufenden psychischen Prozesse bzw. auf die innerorganismische Regulation bezieht. Grawe spricht bei der Konsistenz von einem „Grundprinzip des psychischen Funktionierens" und betrachtet Inkonsistenz gleichzeitig als Ursache und Folge psychischer Störungen (vgl. Grawe, 2004, S. 186p.).

Nach Zarbock (2012) „könnte man das Konsistenzstreben auch als ein Bedürfnis nach Schaffung bzw. Aufrechterhaltung einer subjektiv stimmigen Identität verstehen" (Petzold, 2012a, S. 228p.). Er betrachtet „(das) Streben nach Inkonsistenz Reduktion im Dienste einer Aufrechterhaltung von Identität." (ebd.) Dieser Argumentation folgend greift er das Konzept der Identität als konstitutives Merkmal psychisch gesunder Menschen auf und formuliert ein integratives Identitätsmodell, das weit über den motivationstheoretischen Erklärungsansatz Grawe's hinausgeht. Nach Zarbock (2012) sind es insbesondere fünf Determinanten, die die Identität eines Menschen stützen: „1. Selbstpräsenz-Erfahrung, 2. Metakognitive Selbstkontrolle, 3. Selbsterzeugung von Realität, 4. Identifikation mit Bewusstseinsinhalten und 5. Selbst-Einbindung in die Umwelt." (Zarbock, 2012, S. 224p.)

Erklärt man eine erfolgreiche Identifikation als primäres Kriterium für psychische Gesundheit und Wohlbefinden, muss konsequenterweise die Identitätsförderung als übergeordnetes Ziel psychotherapeutischen Handelns definiert werden. Es geht in jedem Fall darum, Menschen dabei zu verhelfen, positive, identitätsstiftende Lebenserfahrungen zu stimulieren, und sie dadurch zu einer besseren Annäherungskongruenz zu führen. Während im Falle traditioneller Psychotherapie die Problembewältigung im Vordergrund steht, geht es im primordialen Anwendungsbereich insbesondere um Wohlbefindensoptimierung im Sinne des Konstrukts Flourishing (vgl. Abb. 10) durch Ressourcenaktivierung.

Theoretisch lassen sich die positiven Wirkungen der primordialen Ressourcenaktivierung mithilfe der Interaktionsannahmen des „Generic Model of Psychotherapy" von Orlinsky und Howard (1986; in: Grawe, Grawe-Gerber, 1999, 68p.) wie folgt darstellen: Sowie psychische Probleme eine sich selbst aufrechterhaltende, negative Eigendynamik gewinnen, bringt Ressourcenaktivierung einen positiven Rückkoppelungsprozess in Gang (vgl. Grawe, Grawe-Gerber, 1999, 66pp.). Vertreter der Positiven Psychologie (vgl. Seligman 2011, 2014) machen sich den positiven Wirkmechanismus der Ressourcenaktivierung zunutze, indem sie die Förderung von Charakterstärken zum zentralen Therapie- und Forschungsinhalt erheben. Seligman (2014) verweist auf insgesamt *sechs allgemeingültige Tugenden („virtues") und vierundzwanzig Charakterstärken, die als Grundlage eines glücklichen, gelingenden Lebens („Flourishing") angesehen werden können.*

Eine der wichtigsten Aufgaben primordialer Psychotherapie ist es daher, das Bewusstsein für die eigenen Stärken und Fähigkeiten zu aktivieren. Je besser es einer Person gelingt, sich im Sinne ihrer Stärken und Fähigkeiten zu verhalten, desto größer ist das damit einhergehende Wohlbefinden.

Entlang der fünf Eckpfeiler nach Zarbock (2012) soll im Untersuchungsteil aufgezeigt werden, mithilfe welcher primordialen psychotherapeutischen Interventionen die Identität im Sinne einer „[e]inzigartige[n] Persönlichkeitsstruktur, die durch Selbstverständnis bzw. Selbsterkenntnis der eigenen Person sowie deren Wahrnehmung durch andere bzw. deren subjektive Konstruktion entsteht" (Margraf, Schneider, 2009b, S. 689p.), positiv gefördert werden kann. Therapeutisches Ziel ist es, Menschen dabei zu unterstützen, sich selbst zu optimieren, d.h. ihre Ressourcen, die sie in sich tragen, zu entdecken und weiterzuentwickeln. Strebt man das Therapieziel einer gut gedeihlichen Lebensführung („Flourishing") an, geht es darum, bestimmte Erlebens-, Denk- und Verhaltensweisen zu diagnostizieren, aufzubauen und zu optimieren, sodass eine gesunde, erfüllende Lebensführung gelingen kann. Dabei kommt der Förderung der Charakterstärken nach Seligman eine zentrale Rolle zu.

Zur effektiven Umsetzung der Therapieziele wird vorwiegend auf das Methodenrepertoire der modernen Verhaltenstherapie zurückgegriffen. Mit moderner Verhaltenstherapie wird ein ganzes Spektrum von Formen der Psychotherapie bezeichnet. Kaum eine andere psychotherapeutische Grundorientierung hat in den letzten Jahren dem Aspekt der Ressourcenaktivierung größere Aufmerksamkeit geschenkt.

In einem abschließenden Resumee und Ausblick werden die wichtigsten Forschungsergebnisse zusammengefasst und offene Fragen sowie weiterführende Forschungsthemen aufgezeigt.

4 Disziplinäre Anbindung

Gesundheitsförderungsprogramme beruhen auf einer Vielzahl interdisziplinärer Erkenntnisse, insbesondere auf Erkenntnissen der Human- und Sozialwissenschaften. Während sich die Sozialwissenschaft primär mit Strukturen und Prozessen auf der Makroebene beschäftigt, erhebt die Humanwissenschaft den Menschen auf der Mikroebene zum Forschungsgegenstand und bedient sich dabei einer interdisziplinären Methodik, die Elemente der Geistes-, Sozial- und Naturwissenschaften kombiniert. Im weitesten Sinne fallen sowohl die Human- als auch die Sozialwissenschaft in das übergeordnete Fachgebiet der sogenannten „Humanities", das sämtliche Wissenschaften, die sich auf den Menschen sowohl als Individuum als auch als Kollektiv beziehen, umfasst.

Sucht man innerhalb der „Humanities" nach disziplinären Anknüpfungspunkten der hier vorliegenden Arbeit, wird man zuallererst in der Philosophie fündig: Die wohl älteste Befassung mit der Frage nach einer „guten, gedeihlichen Lebensführung" stammt aus der Philosophie und basiert in erster Linie auf philosophischen Reflexionen zur Sinnfrage. Eine Durchsicht der philosophischen Sinnangebote von Aristoteles (384-322 v. Chr.), den hellenistischen Philosophen (Long, Sedley, 2006, Hossenfelder 1996, 2006), über Arthur Schopenhauer (Aphorismen zur Lebensweisheit), Friedrich Nietzsche (Also sprach Zarathustra) bis hin zu Gertrud Höhler (Das Glück) etc. ergibt, dass es eine objektivierbare Sinnhaftigkeit des Lebens nicht gibt, weder als „Zweck oder Ziel, als Strebung oder als spirituelle Disposition" (vgl. Dessau, Kanitscheider, 2000, S. 11p.). Die Auseinandersetzung mit den Begrifflichkeiten zum Themenkreis Wohlbefinden, wie zum Beispiel Glück, Freude, Flow, Zufriedenheit, Lebensqualität etc., gründet daher in einer bis in die klassische Antike zurückreichenden, philosophischen Tradition und ist immer subjektiver Natur, wobei sie sich „durch positive Affekte und kognitiv durch Zufriedenheit" (vgl. Franke, 2011, S. 5p.) durchaus operationalisieren lässt.

Auch das biomedizinische Krankheitsmodell beruht auf philosophischen und theologischen Vorstellungen: Bereits Platon (428–348 v. Chr.) lieferte philosophische Beiträge, die die strikte Trennung zischen Psyche und Soma betonen. Das Leib-Seele-Problem gibt uns bis heute Anlass zur Diskussion, wobei man immer mehr zu der Erkenntnis gelangt, dass die Aufspaltung von Psyche und Soma die Gefahr in sich birgt, dass der Mensch seinen Körper, oder Teile seines Körpers, als abgespalten erlebt. Diese Spaltung verletzt die Einheit des Individuums und weist bereits eine pathologische Dimension auf.

Das Platon'sche Gedankengut wurde von Aristoteles (384–322 v. Chr.) aufgegriffen und weiterentwickelt. Aristoteles definierte Gesundheit als die Kraft einer rechten Mitte und des Gleichmaßes verschiedener Kräfte. Dabei war er sehr von den Lehren des Hippokrates (460–380 v. Chr.) inspiriert, der Gesundheit als richtige Mischung der vier Körpersäfte (Blut, schwarze Galle, gelbe Galle und Schleim) propagierte. Nach Hippokrates kommt die richtige Mischung der Körpersäfte durch eine rechte Lebensführung sowie durch Hygiene zustande. Je nach Zeitalter und Erkenntnisstand sind es unterschiedliche Systeme, deren Ausgewogenheit Gesundheit kennzeichnen. Der griechisch-römische Arzt Galen (129–199 n. Chr.) hat das gesamte antike Wissen über die gesunde Lebensführung in sechs Büchern mit dem Titel „Hygieine" zusammengefasst (vgl. Lorenz, 2005, S. 22p.). Ursprünglich war die Medizin also die Lehre von der Gesundheit und nicht, wie heute, die Lehre von der Krankheit.

Die moderne Medizin orientiert sich nach wie vor am hippokratischen Modell der Körpersäfte. Das der klassischen westlichen Medizin zugrundeliegende pathogenetische Prinzip besagt, dass der gesunde Organismus die „Normalität" repräsentiert und Krankheit durch die Abweichung von dieser Norm charakterisiert ist. Gesundheit und Krankheit werden somit als dichotome Zustände betrachtet.

Eine disziplinäre Anbindung dieser Studie an die wissenschaftliche Medizin besteht darüberhinaus aufgrund der Tatsache, dass psychische Erkrankungen ursprünglich in den Zuständigkeitsbereich der Medizin gehörten. Die Erklärungen, Interpretationen und Bewertungen psychischer Störungen haben in der westlichen Welt eine lange Tradition. Menschen mit psychischen Krankheiten galten lange Zeit als vom Teufel Besessene und waren Opfer der Hexenjagd und von Hinrichtungen. Erst durch das Aufkommen der wissenschaftlichen Medizin wurden psychische Erkrankungen nicht mehr magisch-religiös interpretiert, sondern zunehmend in den Zuständigkeitsbereich der Medizin verlagert. Psychisch gesunde Menschen waren frei von unkalkulierbaren Eigenarten, psychisch kranke Menschen hingegen aufgrund hirnpathologischer Veränderungen unvernünftig. Diese pädagogische Sichtweise wurde ab Mitte des 19. Jahrhunderts von der naturwissenschaftlichen Psychiatrie abgelöst und als Ergebnis von organischen, psychischen und sozialen Faktoren angesehen. Damit wurden psychische Krankheiten zunehmend als „echte" Krankheiten anerkannt und mit körperlichen Krankheiten gleichgestellt. Gegen 1960 wurden auch gesellschaftliche Bedingungen für die Entwicklung von psychischen Störungen mitberücksichtigt. In den aktuellen Klassifikationssystemen existieren der biomedizinische und sozialpsychiatrische Ansatz, wenngleich auch nicht gleichberechtigt, nebeneinander.

Einen weiteren disziplinären Ursprung findet der Untersuchungsgegenstand dieser Arbeit in der sozialwissenschaftlichen Wohlfahrtsforschung. Die Wohlfahrtsforschung setzt sich mit Konzepten der „Lebensqualität" auseinander und untersucht die subjektive Bewertung objektiver Lebensbedingungen in Form von Wohlbefinden und Zufriedenheit (vgl. Frank, 2011, S. 5p.). Für die Mehrheit der Autoren der Wohlbefindens-Forschung ist eine Balance zwischen positiven und negativen Gefühlen ausschlaggebend für das Empfinden von Wohlbefinden. Andere wiederum postulieren, dass das Verhältnis zwischen positivem und negativem Erleben zugunsten positiver Gefühle konstituierend für das Gefühl von Zufriedenheit und Wohlbefinden sei (Frank, 2011, S. 6p.). Im Vergleich zur damaligen Wohlfahrtsforschung ist heute der Aspekt der „gesundheitsbezogenen Lebensqualität" zunehmend wichtiger geworden. Er spielt als Evaluationskriterium unter anderem auch in der Medizin eine immer größere Rolle (vgl. Frank, 2011, S. 5p.).

Ein zusätzlicher sozialwissenschaftlicher Anknüpfungspunkt der hier vorliegenden Untersuchung ergibt sich in Bezug auf die Umsetzungsstrategie, die sich auf das Setting Wellness bezieht. Der Setting-Ansatz wurde von der WHO als die wichtigste Umsetzungsstrategie der Gesundheitsförderung entwickelt. Das Setting „Wellness" wurde bislang in Europa im Zusammenhang mit psychotherapeutischen, gesundheitsförderlichen Strategien noch nicht beforscht, obwohl es sich sehr gut dafür eignen würde, psychoedukative und psychohygienische Inhalte einer breiten Masse zugänglich zu machen.

In Anlehnung an die Gesundheitsdefinition der Weltgesundheitsorganisation ist die hier vorliegende Arbeit vor allem gesundheitswissenschaftlicher Natur. Die Gesundheitswissenschaft zeichnet sich ebenfalls als interdisziplinäre Wissenschaft aus und vereint Erkenntnisse der Medizin- und Naturwissenschaften mit geistes-, sozial- und wirtschaftswissenschaftlichen Erkenntnissen. Dabei setzt sie sich mit den geistigen, körperlichen, psychischen und sozialen Bedingungen von Gesundheit und Krankheit einer Gesellschaft und ihrer systemischen Verknüpfung auseinander.

> „Jedes wissenschaftliche Vorhaben, die Salutogenese weiterzuentwickeln, muss davon ausgehen, dass es hier um sehr komplexe Fragen geht, die nicht von einer Disziplin allein zu beantworten sind. Die Theorie der Salutogenese verweist daher notwendigerweise auf ein interdisziplinäres Forschungsfeld, in dem medizinische, physiologische, psychologische, soziologische, philosophische u.v.a. Fragen in einer komplexen Verknüpfung zu beantworten sind. Es ist daher sinnvoll und notwendig, die Salutogeneseforschung im Rahmen der interdisziplinären Gesundheitswissenschaften anzusiedeln und Forschungsprojekte und wissenschaftliche Diskurse in multidisziplinärer Kooperation zu planen." (vgl. Wydler, Kolip, Abel, 2010, S. 186pp.)

Nach Hurrelmann et al. (2010) steht „die Verbesserung der Gesundheit der Bevölkerung durch Krankheitsverhütung und Gesundheitsförderung" (vgl. Hurrelmann, Razum, 2012, S. 5p.) im Zentrum des Forschungsinteresses. Gesundheitswissenschaftliche Ansätze beziehen sich sowohl auf die Mikro- als auch auf die Meso- und Makroebene der Gesellschaft und haben entweder die Identifikation von genetischen, klinischen und sozialen Risikofaktoren, die Identifikation von gesundheitsförderlichen Faktoren (Salutogenese) oder die Analyse und Evaluation von Versorgungsstrukturen (Prävention, Kuration, Rehabilitation und Krankenpflege) im Blickfeld. Angeregt wurden gesundheitswissenschaftliche Ansätze durch soziale Bewegungen und Selbsthilfegruppen chronisch erkrankter Menschen, die gegen das rein körperbezogene medizinische Denken aufbegehrten. Während sich ältere Ansätze vorwiegend auf die Prävention und Versorgung beziehen und damit weiterhin pathogenetisch orientiert bleiben, wenden sich neuere Ansätze vermehrt der salutogenetisch orientierten Gesundheitsförderung zu.

4 Disziplinäre Anbindung

Die vermehrte Zuwendung zu den positiven Seiten der menschlichen Existenz, wie zum Beispiel zu Attributen wie Glück, Optimismus, Freude, Begeisterung etc., innerhalb der Psychologie, aber auch innerhalb der Gesundheitswissenschaften wird häufig als „neues Paradigma" oder als „salutogenetisches Paradigma" bezeichnet. Das Konzept der Salutogenese spielt für die psychische Gesundheit eine zentrale Rolle. Dabei bekräftigen insbesondere drei Kriterien die Bedeutung der salutogenetischen Sicht:

„1. Die Dimensionen Gesundheit und Krankheit sind als prozessuales Geschehen aufzufassen; sie sind als Prozess über den gesamten Lebensverlauf zu betrachten. Der Mensch befindet sich permanent in der Auseinandersetzung mit seinen gesunden wie den kranken Anteilen. Diese Vorstellung lässt nicht mehr zu, dass weiterhin normorientiert am Maschinenmodell der alten Medizin festgehalten wird.

2. Daraus ergibt sich eine mehrperspektivische Sicht, die die Expertenschaft des Behandelnden in den Hintergrund stellen muss zugunsten von mehr Souveränität der PatientInnen. Der Mensch als Gestalter seines Lebens ist mit all seinen Anteilen, den gesunden wie den kranken zu betrachten, statt allein auf die Beseitigung von Symptomen zu zentrieren. Die Sicht auf die stets individuell vorgefundene Lebensgeschichte macht es erst möglich, die so bedeutungsvollen Ressourcen und Symptome aufzufinden, die zur Gesundung beitragen und die so wichtigen Selbstheilungskräfte im Sinne der Kontrolle über die gegebenen Lebensbedingungen mobilisieren helfen.

3. Die (...) Sinnfrage hat insbesondere im Zusammenhang mit zunehmend auftretenden chronischen Erkrankungen eine herausragende Bedeutung. Wenn aber nach dem Sinn des Geschehens bzw. der Erkrankung gefragt wird, dann greifen allemal pathologiefixierte Vorstellungen zu kurz." (vgl. Lorenz, 2005, S. 32p.)

Als eigenständige Disziplin grenzt sich die Gesundheitswissenschaft heute eindeutig von der medizinischen Wissenschaft ab, obwohl natürlich wechselseitige Verknüpfungen bestehen bleiben:

„Obgleich es sich bei den Konzepten (...), die mit den Begriffen subjektives Wohlbefinden, Lebenszufriedenheit, Lebensqualität und psychologisches Wohlbefinden umschrieben sind (...), um inhaltlich sehr verwandte Aspekte handelt, hat sich die Forschung dazu weitgehend unabhängig voneinander in den Sozialwissenschaften, der Medizin und der Psychologie entwickelt." (vgl. Frank, 2010, S. 25pp.)

Im Zentrum des Forschungsinteresses der hier vorliegenden Arbeit steht die kritische Auseinandersetzung mit gesundheitsförderlichen Bedingungsfaktoren in Bezug auf das Konstrukt „Wohlbefinden" bzw. „gesundheitsbezogene Lebensqualität", was eine gleichzeitige Vernachlässigung der Berücksichtigung von Risikofaktoren und Versorgungsstrukturen sowie die Zugrundelegung des salutogenetischen Paradigmas impliziert.

Des Weiteren werden im Zuge der Recherchen dieser Untersuchung ausschließlich psychische Aspekte der Gesundheitsförderung in das Blickfeld genommen. Durch die fokussierte Ausrichtung auf den psychischen Bereich ist eine enge disziplinäre Anbindung an das Fach der Psychologie, insbesondere an deren Teilgebiete der Gesundheitspsychologie sowie der Positiven Psychologie von Martin Seligmann, gegeben. Während sich die Gesundheitspsychologie mit den psychologischen Aspekten von Gesundheit und Krankheit auseinandersetzt und dabei schwerpunktmäßig pathogenetisch orientiert ist, das heißt sich auf die Heilung von psychischen Störungen und die Therapie von Mängeln bezieht, wendet sich die Positive Psychologie gegen die vorherrschende Defizitorientierung und zeichnet sich durch eine ressourcenorientierte Haltung aus, wie sie auch in der humanistischen Psychologie zu finden ist. Erkenntnisse aus dem Forschungsprogramm der Positiven Psychologie liefern wertvolle Beiträge für die Klinische Psychologie, die Pädagogische Psychologie sowie die Arbeits- und Organisationspsychologie. Aber auch für die Psychotherapie ergeben sich dadurch neue Einsichten und Interventionsmöglichkeiten.

Die Interdisziplinarität der hier vorliegenden Arbeit ist letztendlich auch auf deren „Mutterdisziplin" – die Psychotherapiewissenschaften mit ihren zahlreichen Schulen und Denkansätzen – zurückzuführen. Auch in den Psychotherapiewissenschaften beginnt das „salutogenetische Paradigma" langsam zu greifen. Die Forschungsrichtung der Psychotherapie ist dabei eindeutig von jener der Psychologie zu differenzieren. Psychotherapeutische Theorien stimmen weder in Hinblick auf ihre Konzeptualisierung mit psychologischen Theorien überein, noch sind sie auf diese rückführbar (vgl. van Deurzen-Smith, Smith; in: Pritz, 1996, S. 34p.). Psychologisches Wissen beruht auf naturwissenschaftlichen Erkenntnissen, wohingegen die Psychotherapieforschung eine „Wissenschaft des Subjektiven" ist (vgl. Pritz, 1996, S. 1pp.). Erkenntnisse der Psychologie wie auch der Psychiatrie basieren auf „Fakten", die seelische Vorgänge relativ gut mess- und klassifizierbar machen, wohingegen „die Bausteine der psychotherapeutischen Sprache vor allem als „verstehbare Symbole" des inneren und „rein" subjektiven Menschwerdens betrachtet" werden können (vgl. Filz; in: Pritz, 1996, S. 250pp.). Psychologisch erforschte Phänomene und Prozesse können der Psychotherapie jedoch eine Orientierung geben. So sind viele Aspekte der Positiven und Humanistischen Psychologie in der ressourcenorientierten Psychotherapie zu finden.

„Es ist nicht ganz einfach, im Bereich des Wohlbefindens zu einem einigermaßen konsistenten Gesamtbild zu gelangen. Durch die Positive Psychologie-Bewegung, die vor zehn Jahren als eigenes Forschungsfeld mit Anwendungsbezug begründet wurde, gelingt es jedoch zunehmend besser, die multidisziplinären und multiperspektivischen Sichtweisen zu bündeln und den Weg für integrierende Konzepte des Wohlbefindens zu bereiten." (vgl. Frank, 2010, S. 25p.)

Frank (2011) gewährt in ihrem Buch „Therapieziel Wohlbefinden" einen umfassenden Überblick über die bisherigen Forschungsergebnisse der salutogenetisch orientierten Psychotherapie, einer jungen Forschungslinie innerhalb der Psychotherapie, die sich mit Konzepten der gesundheitsbezogenen Lebensqualität befasst.

„Beim Therapieziel Wohlbefinden benötigt man psychologische Kenntnisse, die zum geringsten Teil aus der klassischen Klinischen Psychologie ableitbar sind. Sie entstammen vielmehr aus der Emotionspsychologie, der Sozialpsychologie, der Persönlichkeitspsychologie, der Entwicklungspsychologie und der Gesundheitspsychologie und werden durch Denkansätze und Erkenntnisse aus anderen Fachgebieten wie z.B. Soziologie, Philosophie oder Medizin ergänzt." (vgl. Frank, 2010, S. 25p.)

Die Erkenntnisse des relativ jungen Forschungsstrangs der psychotherapeutischen Förderung von positiver seelischer Gesundheit stellen die Basis der weiterführenden Untersuchung dar.

5 Forschungsstand

Das Phänomen „psychische Gesundheit" ist ein äußerst vielschichtiges und komplexes Konstrukt, weshalb an dieser Stelle ein konzeptueller Überblick über das Spektrum der damit verbundenen Aspekte und Konzepte gewährleistet werden soll. Sämtlichen Differenzierungsbemühungen liegt die gemeinsame Annahme zugrunde, dass sich psychisch gesunde Menschen durch ein hohes Maß an Wohlbefinden und damit durch ein ausnahmslos positives Befinden und Erleben auszeichnen.

Bevor jedoch auf das spezifische Konstrukt der psychischen Gesundheit mit seinen zahlreichen Dimensionen und eigenständigen Qualitätsmerkmalen näher eingegangen wird, werden zentrale Annahmen des dieser Arbeit zugrundeliegenden Paradigmas der Salutogenese dargelegt und jenen des vorherrschenden Paradigmas der Pathogenese gegenübergestellt.

Das Modell der Salutogenese formuliert einen positiven ganzheitlichen Gesundheitsbegriff und steht damit Defizitmodellen, wie beispielsweise dem biopsychosozialen Modell, als bedarfsgerechte Rahmentheorie gegenüber. In diesem Zusammenhang erfolgt eine grundsätzliche Auseinandersetzung mit den übergeordneten Oberbegriffen „Gesundheit" und „Krankheit" sowie deren Wechselbeziehung zueinander.

5.1 Das Paradigma der Salutogenese – Gesundheit neu betrachtet

5.1.1 Gesundheit als Zustand oder Prozess?

Definitionsversuche von Gesundheit und Krankheit reichen zurück bis in die Antike. Zu den ältesten Vorstellungen gehört die Vorstellung von Gesundheit als Störungsfreiheit, ein Verständnis, das bis heute die westliche Medizinwissenschaft prägt. Diese Zustandsdefinition wird heute zunehmend als

„zu eng" kritisiert und unter anderem hinsichtlich subjektiver als auch prozessualer Aspekte hinterfragt.

5.1.1.1 Gesundheit als Zustand

Das westlich-industrielle Medizinwesen definiert „Gesundheit als Störungsfreiheit". Ob eine Person gesund oder krank ist, hängt nach dieser Auffassung von rein statistischen Normen und Kriterien ab. 1946 erweiterte die Weltgesundheitsorganisation (WHO) das Begriffsverständnis um die subjektive Komponente des Wohlbefindens und formulierte die prominente Definition:

> „Gesundheit ist ein Zustand des vollständigen körperlichen, geistigen und sozialen Wohlbefindens." (WHO 1946)

Andere Zustandsdefinitionen, insbesondere Definitionen aus der Psychologie und Soziologie, beziehen sich auf funktionale Aspekte und definieren *Gesundheit als Fähigkeit*, wie zum Beispiel als Arbeits-, Leistungs- oder Liebesfähigkeit.

5.1.1.2 Gesundheit als Prozess

Im Gegensatz zu den Zustandsdefinitionen betonen Prozessdefinitionen den dynamischen Aspekt des Sich-weiter-Entwickelns als essentiell für den Erhalt bzw. die Entstehung von Gesundheit. Flexibilitäts- bzw. Selbstaktualisierungsmodellen liegt die Annahme zugrunde, dass Stagnation und Erstarrung (Zustände) nicht förderlich für den Erhalt der Gesundheit sind. So strebt der gesunde Organismus weniger danach, sich in seinem aktuellen Zustand zu erhalten, sondern vielmehr danach, sich selbst zu verwirklichen. Offenheit, Spontaneität, Entwicklung und Unabhängigkeit sind dabei wichtige Eigenschaften, die seelisch gesunde Menschen auszeichnen. Gesundheit erhält damit eine sehr aktive Komponente (vgl. Franke, 2012, S. 47p.).

5.1.2 Gesundheit als Homöostase oder Heterostase?

Das pathogenetische Modell geht vom Prinzip der Homöostase aus: Der Normalzustand eines Menschen ist durch Gesundheit, also einen Zustand der inneren und äußeren Stabilität, gekennzeichnet. Demzufolge ist Krankheit eine Folge von Instabilität. Gesundheit entsteht durch die Beseitigung innerer oder äußerer Instabilitätsfaktoren, die Krankheit verursachen. Das salutogenetische Modell hingegen basiert auf dem Prinzip der Heterogenität. Es besagt, dass der Normalzustand eines Menschen durch Ungleichgewicht charakterisiert ist. Wesentlich für den Erhalt der Gesundheit sind daher die Schulung körperlicher und seelischer Bewältigungsmechanismen, um den Herausforderungen des Lebens unbeschadet begegnen zu können.

5.1.2.1 Gesundheit als Homöostase

Theorien, die Gesundheit als einen Gleichgewichtszustand (Homöostase) bezeichnen, haben eine lange Tradition. Die Idee des regulierten dynamischen Gleichgewichts reicht bis in die Antike zurück (vgl. Kapitel 4). Zeitgemäße Homöostase-Modelle betonen die Ausgewogenheit zwischen Soma und Psyche (vgl. Franke, 2012, S. 45pp.). Nach dieser Auffassung ist eine Person gesund, solange sie sich in einem Zustand der Ausgeglichenheit, des Gleichgewichts und der Ausgewogenheit befindet. Jeder Angriff auf das Gleichgewicht ist ein Risikofaktor, den es so rasch wie möglich zu beseitigen gilt, damit wieder ein Zustand der Stabilität und Ordnung herrschen kann.

5.1.2.2 Gesundheit als Heterostase

Anders als Homöostase-Modelle betrachten Heterostase-Modelle nicht Gesundheit, sondern Krankheit als Normalfall. Krankheiten, Leiden und Schmerzen werden als integrale Bestandteile menschlicher Existenz aufgefasst. Der menschliche Organismus befindet sich deshalb nur selten in einem Zustand der Ausgeglichenheit. Die meiste Zeit ist er dahingehend bemüht, die Stressoren, denen er andauernd ausgesetzt ist, abzuwehren, um gesund zu bleiben. Mit der Vorstellung von Heterostase ist die Vorstellung von Leben verknüpft, in dem es um Selbsterhaltung im Ungleichgewicht geht (vgl. Franke, 2012, S. 47p.).

Das derzeit populärste Hetereostase-Modell ist das Modell der Salutogenese, dessen Begründer der israelische Medizinsoziologe Aaron Antonovsky ist. Antonovsky räumt in seinem Modell Stressoren eine besondere motivationale Qualität ein: Stressoren bewirken letzten Endes eine Mobilisierung von Ressourcen und in Folge dessen eine gesundheitsförderliche Veränderung.

Im Vordergrund steht dabei der Aspekt der Einstellung der Menschen gegenüber Stressoren, sprich äußerer Gefahren- bzw. Umwelteinflüsse: Antonovsky betrachtet Stressoren als Herausforderungen des Lebens, denen es kompetent zu begegnen gilt. In diesem Sinne sind Krankheiten nicht nur als Verlust, sondern immer auch als Chance anzusehen.

Damit wird die vorherrschend negative Sicht über Stressoren durch einen sehr positiven Aspekt erweitert. Dies führt zur weiteren Frage, welche Bewältigungsstrategien und Fähigkeiten notwendig sind, um der Unausweichlichkeit von Stressoren bestmöglich begegnen zu können. Ob ein Individuum Stressoren gegenüber standfest ist oder nicht, hängt davon ab, wie gut ihm die Auflösung der damit verbundenen Spannung gelingt. Gesundheit ist daher in erster Linie eine Bewältigungsfähigkeit, das heißt Fähigkeit im Umgang mit den Widrigkeiten des Lebens. Antonovsky differenziert dabei in „generalisierte Widerstandsressourcen" (salutory factors), wie zum Beispiel soziale Unterstützung, Geld, Friede etc. Je reicher Menschen mit generalisierten Widerstandsressourcen ausgestattet sind, desto eher sind sie der Überzeugung, dass die Umstände und Situationen in ihrem Leben einen Sinn und Zusammenhang haben (sense of comprehensibility), dass sie den Herausforderungen des Lebens gewachsen sind (sense of manageability) und dass sie motiviert sind, ihre Lebensumstände positiv zu bewältigen (sense of meaningfulness) (vgl. Wydler, Kolip, Abel (Hrsg.), 2010, S. 22pp.).

5.1.3 Gesundheit als Dichotomie, Kontinuum oder Orthogonalität?

Eine notwendige Voraussetzung, den Begriff Gesundheit einheitlich definieren zu können, ist, eine Annahme darüber zu treffen, in welchem Verhältnis sich Gesundheit und Krankheit zueinander verhalten. Dabei sind insbesondere drei Relationen erwähnenswert:

1) Gesundheit und Krankheit als dichotomes Konzept,
2) Gesundheit und Krankheit als bipolares Konzept und
3) Gesundheit und Krankheit als orthogonales Konzept
   (vgl. Franke, 2012, S. 99pp.).

5.1.3.1 Gesundheit und Krankheit als dichotomes Konzept

Das dichotome Konzept definiert Gesundheit als Störungsfreiheit. Die Negativdefinition schließt aus, dass Krankheit existieren kann, wenn Gesundheit existiert. Gemäß dieser impliziten Annahme ist eine Person entweder krank oder gesund. Eine Grauzone gibt es nicht. Die heute vorherrschende biologisch-somatische Sichtweise in der Medizin geht zurück auf die Erkenntnisse der Bakteriologie der Neuzeit. Infektionskrankheiten wurden auf spezifische Ursachen zurückgeführt, die es zu bekämpfen bzw. zu vermeiden galt.

Wenngleich sich das dichotome Konzept bei klar umschriebenen Krankheitsbildern mit eindeutigen Symptomen und Normwerten sehr gut eignet, ist es hingegen für psychische Störungen weniger gut geeignet, da psychisch beeinträchtigte Menschen nicht notwendigerweise gesund sind, sobald die psychische Störung erfolgreich therapiert wurde. Erstaunlicherweise liegt den meisten psychiatrischen Anstalten und Rehabilitationseinrichtungen dennoch das bio-medizinische Krankheitsmodell, das auf dem dichotomen Konzept basiert, zugrunde.

Eine strikte begriffliche Abgrenzung von Gesundheit und Krankheit ist nicht möglich, da für beide Konstrukte keine einheitlichen Definitionen vorliegen und zur Differenzierung unterschiedliche Kriterien herangezogen werden können. Franke erwähnt in diesem Zusammenhang die *technischen Möglichkeiten der Diagnostik* (ob jemand als krank oder gesund diagnostiziert wird, hängt immer auch von den technischen Möglichkeiten der Diagnostik und Therapie ab), die *Diskrepanz zwischen Befund und Befinden* (dieses Abgrenzungskriterium weist darauf hin, dass es viele Menschen gibt, die sich trotz eindeutigem Befund gesund fühlen und vice versa), *Normabweichungen ohne Krankheitswert* (obwohl sich Diagnosen immer an Normwerten orientieren, müssen von der Norm abweichende Werte nicht unbedingt Krankheitswert haben), *Kulturgebundenheit der Beurteilung* (welche Phänomene als krank oder gesund angesehen werden, hängt letztlich immer auch von gesellschaftlichen Wertungen ab), *die Funktionalität der Störungen* (je nach Funktionalität kann ein und dieselbe Störung bei einer Person als Krankheit gelten und bei einer anderen wiederum nicht, wie das zum Beispiel bei Berufskrankheiten der Fall ist) und schließlich die *interessengeleitete Definitionsmacht* (dieser Aspekt bezieht sich auf die wirtschaftlichen Vor- und

Nachteile von Definitionen der Abweichungszustände, wobei der ärztliche Stand erhebliche Definitionsmacht für sich in Anspruch nimmt) (siehe Franke, 2012, S. 21-33).

Diese und andere Abgrenzungsschwierigkeiten führten dazu, dass man heute die dichotome Kategorisierung des Gesundheits- und Krankheitsbegriffes zunehmend in Frage stellt und dazu übergeht, Gesundheit und Krankheit als Pole eines Kontinuums zu betrachten. Gesundheit ist ohne Krankheit nicht denkbar und umgekehrt, da wir in jedem Moment unseres Lebens niemals ausschließlich gesund oder ausschließlich krank sind.

5.1.3.2 Gesundheit und Krankheit als bipolares Konzept

Das bipolare Konzept, auch als Kontinuums-Modell bekannt, sieht Gesundheit und Krankheit nicht als Gegensatzpaar an, sondern als zwei Pole eines Kontinuums. In diesem Sinne ist Gesundheit immer in Abhängigkeit von Krankheit zu sehen, gemessen an unterschiedlichen Dimensionen. Ein Mehr an Gesundheit bedeutet automatisch ein Weniger an Krankheit und vice versa.

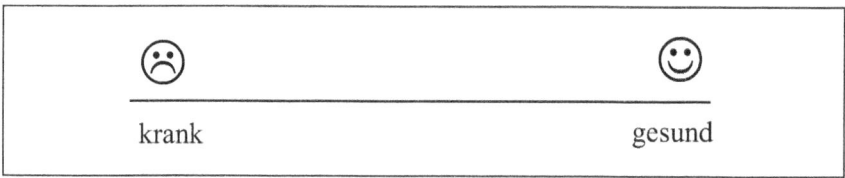

Abbildung 4: Gesundheit und Krankheit als bipolares Konzept (vgl. Margraf, Schneider, 2009a, S. 238p.)

5.1.3.3 Gesundheit und Krankheit als orthogonales Konzept

Orthogonale Konzepte stellen Gesundheit und Krankheit ebenso als mehrdimensionale, jedoch unabhängige Faktoren dar. Gesunderhaltende Faktoren, wie zum Beispiel individuelle und gesellschaftliche Ressourcen, gute Lebensbedingungen und -Ereignisse etc., und krankmachende Faktoren, wie zum Beispiel körperliche Einschränkungen, Belastungen und schlechte Lebensbedingungen, werden einander gegenübergestellt und machen gemeinsam den Gesamtzustand einer Person aus.

5.1 Das Paradigma der Salutogenese – Gesundheit neu betrachtet

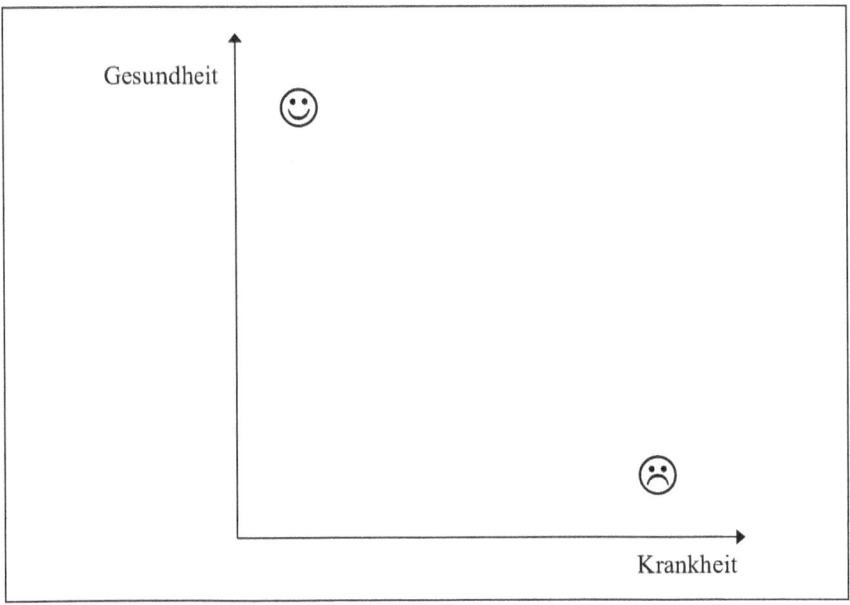

Abbildung 5: Gesundheit und Krankheit als orthogonales Konzept (vgl. Margraf, Schneider, 2009a, S. 239p.)

5.1.4 Weitere Aspekte von Gesundheit

5.1.4.1 Minder-, Normal- und Hochgesundheit

Von entscheidender Bedeutung in der theoretischen und als auch empirischen Salutogeneseforschung ist die zugrundeliegende Konzeption des Konstrukts Gesundheit. Erhebt man die Genese von Gesundheit zur zentralen Forschungsfrage, muss man auch den Begriff Gesundheit neu definieren und entsprechend operationalisieren. Diesen wichtigen Aspekt hat Antonovsky in seinem Modell leider unbeantwortet bleiben lassen (vgl. Lorenz, 2005, S. 33 oder Wydler, Kolip, Abel, 2010, S. 187pp.). Zahlreichen Studien innerhalb der Salutogeneseforschung liegen daher immer noch Krankheitsmaße als Indikatoren von Gesundheit vor, was zwangsläufig eine Vernachlässigung positiver Aspekte von Gesundheit impliziert. Damit wird eine zentrale Komponente der Salutogenese außer Acht gelassen.

Geht man von der Grundannahme des salutogenetischen Paradigmas aus, dass Gesundheit und Krankheit nicht länger als dichotome Konzepte zu verstehen sind, und legt stattdessen ein Kontinuums-Modell zugrunde, muss es notwendigerweise unterschiedlich positive Ausprägungen von Gesundheit auf diesem Gesundheitskontinuum geben. Die Erarbeitung eines multidimensionalen Gesundheitskontinuums ist somit eine unabdingbare Voraussetzung dafür, die Salutogenese ernsthaft zu erforschen.

„Welche positiven Aspekte von Gesundheit werden einbezogen? Wird Gesundheit in ihren objektiven und subjektiven Momenten verstanden? Welche Dimensionen von Gesundheit werden konzipiert und wie lassen sie sich erfassen?" (vgl. Wydler, Kolip, Abel, 2010, S. 188p.)

Eine Durchsicht der Literatur liefert nur spärlich Antworten auf diese wichtigen Grundsatzfragen.

Walter, Abel und Niemann (in: Wydler, Kolip, Abel, 2010, S. 99pp.) unterscheiden in ihrer Studie drei Subkategorien von Gesundheit: „Minder-, Normal- und Hochgesundheit" und untersuchen, durch welche Merkmale sich „normal gesunde" Menschen von „minder- und hoch gesunden" Menschen unterscheiden. Als Norm werden durchschnittlich gesunde Menschen herangezogen, sodass minder gesunde Menschen nach unten hin und hoch gesunde Menschen nach oben hin abweichen. Die Zuordnung der Zielgruppe zu den unterschiedlichen Kategorien erfolgte auf der Basis der subjektiven Einschätzung der befragten Personen (vgl. Abb. 6).

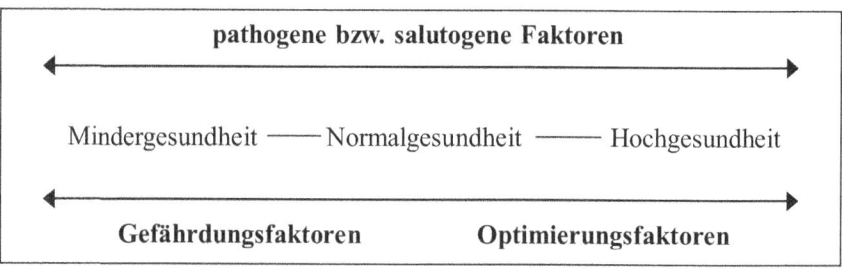

Abbildung 6: Begriffliche Unterscheidung zwischen pathogenen bzw. salutogenen Faktoren, Gefährdungsfaktoren und Optimierungsfaktoren gemäß ihrer Bedeutung für die drei Personengruppen unterschiedlicher Gesundheit (vgl. Walter, Abel, Niemann; in: Wydler, Kolip, Abel, 2010, S. 101p.)

5.1 Das Paradigma der Salutogenese – Gesundheit neu betrachtet

Die Untersuchungsergebnisse zeigten, dass sich pathogene und salutogene Faktoren sowohl in quantitativer als auch in qualitativer Hinsicht voneinander unterscheiden. So korreliert beispielsweise der Faktor „soziale Unterstützung" je nach Ausprägung positiv oder negativ mit Gesundheit. Während wenig soziale Unterstützung typisch für minder gesunde Menschen ist, sind ein Mittelmaß an sozialer Unterstützung charakteristisch für normal gesunde Menschen und ein hohes Ausmaß an sozialer Unterstützung kennzeichnend für Menschen, die sich einer hohen Gesundheit erfreuen. Soziale Unterstützung ist somit bei hoher Ausprägung ein salutogenetischer Faktor und bei geringer Ausprägung ein pathogener Faktor. Die Unterscheidung ist rein quantitativer Natur. Weitere quantitative Unterschiede wurden für die Faktoren „Kohärenzgefühl" und „Einkommenshöhe" festgestellt. Qualitätsunterschiede liegen vor, wenn Wirkungsfaktoren zum Beispiel hohe Gesundheit bewirken, jedoch in keinerlei Hinsicht Einfluss auf die Mindergesundheit von Menschen haben. Solche Faktoren werden in der Studie von Walter et al (2010) als „Optimierungsfaktoren" bezeichnet und u.a. für den Faktor „internale Kontrollüberzeugung" empirisch bestätigt. Faktoren, die hingegen lediglich den Zustand von Mindergesundheit charakterisieren, nicht jedoch den Zustand von Hochgesundheit beeinflussen, werden „Gefährdungsfaktoren" genannt.

Eine wichtige Erkenntnis dieser Studie für die hier vorliegende Untersuchung ist folgende Tatsache:

> „Die Suche nach Faktoren, die für Gesundheit mitverantwortlich sind, fördert qualitativ andere Faktoren zu Tage als die Suche nach Faktoren, die für Krankheit mitverantwortlich sind. Personen, die (...) ihre Gesundheit nahe beim Gesundheitspol einschätzten, zeichnen sich nicht lediglich durch die Abwesenheit jener Merkmale aus, die typisch sind für jene Personen, die ihre Gesundheit nahe beim Krankheitspol einschätzten." (vgl. Walter, Abel & Niemann, In: Wydler, Kolip, Abel, 2010, S. 107p.)

Die Unterscheidung zwischen den drei Gesundheitsausprägungen minder-, normal- und hochgesund ist der Untersuchung von Becker, Opper, Woll und Wustmans (in: Wydler, Kolip, Abel, 2010, S. 100p.) entlehnt.

5.1.4.2 Objektive Definitionen von Gesundheit

Die Diskussion rund um den objektiven Gesundheits- und Krankheitsbegriff wird insbesondere auf vier Ebenen geführt: der medizinischen, der psychologischen, der soziologischen und der juristischen. Insgesamt wird Krankheit heute durch folgende vier Kriterien definiert:

> „das Vorhandensein von objektiv feststellbaren körperlichen, geistigen und/oder seelischen Störungen bzw. Veränderungen, also das Vorliegen eines Befunds; die Störung des körperlichen, seelischen und sozialen Wohlbefindens; eine Einschränkung von Leistungsfähigkeit und Rollenerfüllung; die Notwendigkeit professioneller (medizinischer) und sozialer, d.h. mitmenschlicher und gesellschaftlicher Betreuung." (vgl. Franke, 2012, S. 62p.)

Auf den klinisch-psychologischen Aspekt von Gesundheit bezogen bedeutet dies, dass Menschen objektiv gesund sind, sofern sie nicht die Kriterien einer ICD-10 und/oder DSM-IV-Diagnose erfüllen. In diesem Sinne sind gesunde Menschen, Menschen ohne Befund. Die Weltgesundheitsorganisation hat erstmals im Jahr 1850 Krankheitsbilder in Gruppen zusammengefasst. Das daraus entstandene Klassifikations System ICD (International Classification of Diseases) ist weltweit anerkannt und wird seither laufend aktualisiert. Seit 1994 liegt die zehnte Fassung vor. Insgesamt werden im ICD-10 21 Klassen somatischer Krankheitsgruppen angeführt. Die beiden populärsten Klassifikationssysteme für psychische Störungen sind das ICD-10 (WHO) und das von amerikanischen Psychiatern entwickelte DSM-IV (Diagnostische und Statistische Manual Psychischer Störungen). Im deutschsprachigen Raum finden beide Klassifikationen Anwendung, wobei im klinischen Bereich das ICD-10 häufiger angewendet und das DSM-IV in der psychologischen und psychiatrischen Forschung bevorzugt wird. Das multiaxiale System des DSM-IV macht eine Beurteilung auf insgesamt fünf Achsen notwendig, die neben körperlichen und psychischen Auffälligkeiten auch psychosoziale Belastungsfaktoren umfassen.

In sozialer und juristischer Hinsicht bedeutet dies, dass psychisch gesunde Menschen keinerlei Einschränkungen im Hinblick auf ihre Leistungsfähigkeit und Rollenerfüllung haben und somit keiner mitmenschlichen und gesellschaftlichen Betreuung bedürfen.

5.1.4.3 Subjektive Definitionen von Gesundheit

Subjektive Theorien von Gesundheit tragen wesentlich zu einem besseren Verständnis des Gesundheits- und Krankheitsverhalten von Menschen bei. Die wenigsten Menschen verhalten sich wissenschaftlich korrekt, sondern vielmehr nach ihren eigenen Vorstellungen und subjektiven Konzepten. Für die Gesundheitsförderung, Therapie und Rehabilitation ist es daher durchaus sinnvoll, sich verstärkt mit dem bisher verborgenen Laienwissen auseinanderzusetzen. Daten werden insbesondere mittels Interviews und Fragebögen erhoben.

Befragt man Laien, was für sie Gesundheit bedeutet, werden zumeist positive Inhalte genannt, insbesondere

> „(psychisches) Wohlbefinden, Leistungsfähigkeit und körperliche Fitness" (vgl. Franke, 2012, S. 245p.).

Die Bedeutung dieser Variablen variiert je nach Geschlecht, Alter, sozialer Schicht und Berufszugehörigkeit: Während Frauen insbesondere das Wohlbefinden mit Gesundheit assoziieren, betonen Männer und sozial schwächer gestellte Personen eher den Aspekt der Leistungsfähigkeit und des Funktionierens (vgl. Franke, 2012, S. 245p.). Die Auffassung, dass Gesundheit die Abwesenheit von Krankheit sei, wie sie dem dichotomen Modell von Gesundheit und Krankheit zugrunde liegt, teilen nur wenige.

Eine interessante und umfangreiche Reflexion zu subjektiven Wohlbefindenstheorien liefert der Beitrag von Dann (vgl. Abele, Becker, 1994, S. 97pp.). Wie auch Frank (2012) begründet er deren wissenschaftliche Relevanz vor allem hinsichtlich des Erklärungsgehalts in Bezug auf das gesundheitsbezogene Verhalten, darüberhinaus aber auch in Bezug auf die sogenannte „soziale Repräsentation" (vgl. Dann; in: Abele, Becker, 1994, S. 98pp.) individuellen Wissens, zugrundeliegende Erfahrungsbestände sowie Möglichkeiten des wechselseitigen Austausches. Trotz mannigfaltiger Vorteile sind subjektive Theorien des Wohlbefindens bislang kaum erforscht worden.

5.1.4.4 Psychische versus physische Gesundheit

Körperliche und psychische Gesundheit werden nur im Strukturmodell von Becker (vgl. Abele, Becker, 1994, S. 98, 99pp.) als distinkte Komponenten dargestellt. Dabei werden sowohl die physische als auch die psychische Gesundheit vom sogenannten „aktuellen Wohlbefinden" (AW) und „habituellen Wohlbefinden" (HW) beeinflusst. Während sich aktuelles Wohlbefinden auf die momentane Befindlichkeit bezieht, charakterisiert habituelles Wohlbefinden die Befindlichkeit über einen längerfristigen Zeitraum, von einigen Wochen bis zu mehreren Monaten, hinweg. Ob eine Person über ein eher positives als negatives habituelles Wohlbefinden verfügt, hängt von deren Bewertung des Wohlbefindens durch kognitive Prozesse ab.

Weiterhin differenziert Becker zwischen Gefühlen und Stimmungen: Verglichen mit Gefühlen (z.B. Freude, Kompetenzgefühl, Glücksgefühl etc.) sind Stimmungen (z.B. Wohlbehagen, Entspannung, Gelassenheit, Begeisterung, Flow etc.) weniger intentional, weniger intensiv und über einen längeren Zeitraum hinweg stabil.

Es wird ausdrücklich erwähnt, dass es sich bei der Unterscheidung zwischen psychischem und physischem Wohlbefinden um eine „perspektivische und keine totale Unterscheidung" (vgl. Abele/Becker, 1994, S. 16p.) handelt. In der Wissenschaft ist man sich heute darüber einig, dass die scharfe Dichotomie zwischen Psyche und Soma eine überkommene Vorstellung aus der Antike ist. Psychische und somatische Faktoren wirken immer synergetisch, wobei bis heute ungeklärt ist, inwieweit sie sich wechselseitig bedingen. An dieser Stelle ist ein großer Forschungsbedarf für eine höchst interessante und grundlegende Fragestellung festzuhalten.

Bezogen auf das Setting Wellness tragen Wohlfühlangebote ausschließlich zur körperbezogenen Befindlichkeit bei. Um die allgemeine und bereichsspezifische Lebenszufriedenheit von Konsumenten zu steigern, ist es notwendig, die eindimensionale Betrachtungsweise der Angebote um die wichtige Dimension des psychischen Wohlbefindens zu erweitern.

5.1 Das Paradigma der Salutogenese – Gesundheit neu betrachtet

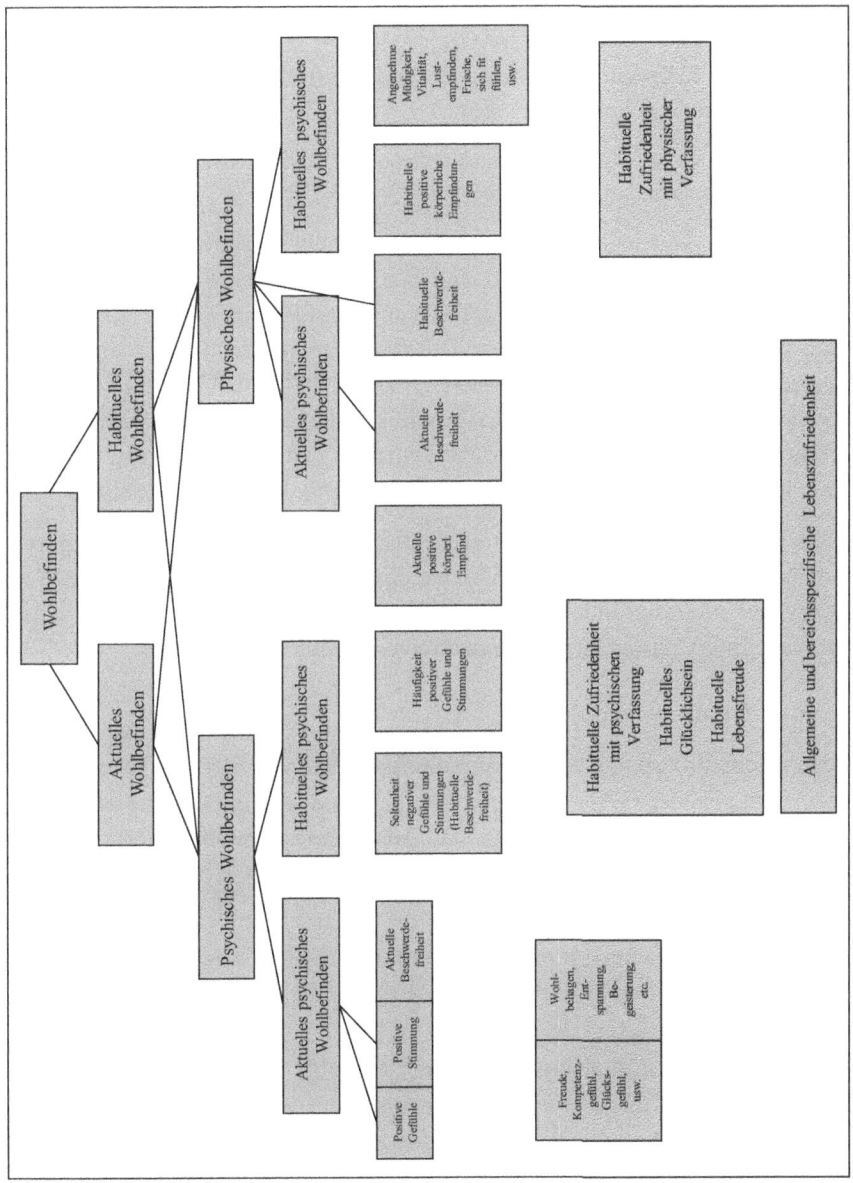

Abbildung 7: Strukturmodell des Wohlbefindens (vgl. Abele/Becker, 1994, S. 14p.)

5.1.5 Gesundheitsförderung versus Krankheitsprävention

Die beiden Interventionsformen Gesundheitsförderung und Krankheitsprävention haben gleichsam das Ziel

„einen sowohl individuellen als auch kollektiven Gesundheitsgewinn zu erzielen." (vgl. Hurrelmann et al., 2010, S. 14p.)

Während der Gesundheitsgewinn bei der Krankheitsprävention durch das Zurückdrängen von Krankheiten und den Aufbau von Widerstandskräften erzielt wird, geschieht dies bei der Gesundheitsförderung durch die Förderung gesundheitlicher Ressourcen. Die Krankheitsprävention ist somit eine Vermeidungsstrategie und stützt sich dabei auf die Dynamik der Entstehung von Krankheit (pathogenetische Dynamik), die Gesundheitsförderung als Promotionsstrategie hingegen auf die Dynamik der Entstehung von Gesundheit (salutogenetische Dynamik) (vgl. Hurrelmann, Razum, 2012, S. 663p.).

Obgleich beide Interventionsstrategien über eine identische Zielsetzung eng miteinander verbunden sind, weisen sie dennoch elementare Unterschiede in Bezug auf ihre zugrundeliegenden Wirkprinzipien auf, weshalb es wichtig ist, beide Interventionsformen eindeutig voneinander abzugrenzen.

5.1.5.1 Gesundheitsförderung

Gesundheitsförderung ist eine Promotionsstrategie zur Stärkung von persönlicher und sozialer Gesundheitskompetenz. Durch die Befähigung zur qualifizierten Lebensbewältigung und die Ausbildung gesundheitlicher Entfaltungsmöglichkeiten wird in der Regel das allgemeine Niveau der Lebensqualität erhöht.

„Konflikte und Störungen treten nicht aus dem Nichts hervor, sie sind vielmehr Antworten des Fähigkeitspotentials des Menschen." (vgl. Jork, Peseschkian, 2006, S. 123p.)

Der Terminus „Gesundheitskompetenz" („health literacy") ist ein relativ neuer Begriff und bezieht sich auf die Fähigkeit eines Menschen, sich gesundheitsförderlich zu verhalten. In der Literatur gibt es unterschiedliche Auffassungen darüber, was unter dem Konstrukt Gesundheitskompetenzen zu verstehen ist, wie zum Beispiel jene von Schwarzer (1997). Sie definieren Gesundheitskompetenz als das Zutrauen einer Person

5.1 Das Paradigma der Salutogenese – Gesundheit neu betrachtet

Tabelle 2: Bereiche der Gesundheitskompetenz nach Kickbusch (vgl. Kickbusch, 2006; in: Franke, 2012, S 265p.)

Kompetenzbereich	
Persönliche Gesundheit	Grundkenntnisse über Gesundheit, förderliches Verhalten in Gesundheit und bei Krankheit, Selbstpflege, Betreuung der Familie, erste Hilfe
Systemorientierung	Sich-Zurechtfinden im Gesundheitssystem, kompetentes Auftreten gegenüber Professionellen
Konsumverhalten	Fähigkeit, Konsum- und Dienstleistungsentscheidungen unter gesundheitlichen Gesichtspunkten zu treffen, seine Rechte einzufordern
Gesundheitspolitik	Fähigkeit, informiert gesundheitspolitisch zu handeln und sich ggf. zu engagieren
Arbeitswelt	Arbeitsunfälle vermeiden, sich für gesundheitsförderliche Arbeitsbedingungen einsetzen, Balance zwischen Arbeits- und Privatbereich finden.

„eine angemessene Handlung zielführend zum Einsatz zu bringen." (vgl. Schwarzer, Renner, 1997, S. 50; in: Lorenz, 2005, S. 146p.)

Damit betonen sie den zentralen Aspekt der Selbstwirksamkeitserwartung. Menschen mit ausgeprägter Gesundheitskompetenz glauben daran, dass Gesundheit ein für sie erreichbares Ziel ist und dass sie die erforderlichen Fähigkeiten haben, dieses Ziel zu erreichen. Kruse (1992) definiert Gesundheitskompetenz als

„Fähigkeit zur Aufrechterhaltung oder Wiedererlangung eines selbständigen, aufgabenbezogenen und sinnerfüllten Lebens in einer anregenden, unterstützenden, die selbstverantwortliche Auseinandersetzung mit Aufgaben und Belastungen fördernden Umwelt." (vgl. Kruse, 1992, S. 25; in: Lorenz, 2005, S. 149p.)

Diese Definition betont die Interaktionspotenziale zwischen Individuum und Umwelt und bettet gesundheitsbezogene Kompetenzen in einen unterstützenden sozialen Kontext. Personale Ressourcen sind damit von situationalen Ressourcen, das heißt von sozialen, ökologischen und institutionellen Bedingungen, die entweder bestärkenden oder defizitären Charakter haben, zu unterscheiden. Externen Ressourcen, wie zum Beispiel soziale Integration, Bildungschancen, Arbeit und Freizeitgestaltung etc., stehen interne Ressourcen, wie unter anderem Hedonismus-, Entscheidungs-, emotionale und kognitive Fähigkeiten etc., gegenüber. Die umfassendste Definition liefert Kickbusch (2006). Dabei werden fünf unterschiedliche Bereiche der Gesundheitskompetenz unterschieden (vgl. Tabelle 2).

Ausschlaggebend für die rasante Karriere dieses Begriffes ist die starke Belastung der Sozial- und Gesundheitssysteme aufgrund uninformierter Patienten. Fehlende Grundkenntnisse über Gesundheit gelten als eine Hauptursache dafür, dass sich Menschen nicht gesundheitsförderlich verhalten.

Hurrelmann et. al (2010) unterteilen Schutzfaktoren in vier Gruppen:

„1. **soziale und wirtschaftliche Faktoren**, insbesondere gute Bedingungen am Arbeitsplatz und eine gute sozio-ökonomische Lebenslage

2. **Umweltfaktoren**, insbesondere gute Luft- und Wasserqualität, gute Wohnbedingungen und gute soziale Netzwerke (Freunde, Nachbarschaft)

3. **behaviorale und psychische Faktoren**, insbesondere angemessene Bewegung, Ernährung und Spannungsbewältigung, reduzierter Konsum von legalen und illegalen Drogen, sicheres Gefühl von Kontrollüberzeugung, Selbstwirksamkeit, Eigenverantwortung, Optimismus, Resilienz und Schutzmotivierung,

4. **Zugang zu gesundheitsrelevanten Leistungen**, insbesondere zu Bildungs- und Sozialeinrichtungen, Transport- und Freizeitmöglichkeiten, aber natürlich auch zu Einrichtungen der Krankenversorgung, Pflege und Rehabilitation." (vgl. Hurrelmann, Klotz, Haisch, 2010, S. 16p.)

Bei der Interventionsstrategie Gesundheitsförderung spielt der Zeitpunkt der Intervention eine ganz entscheidende Rolle: Je frühzeitiger Gesundheitspromotion erfolgt, desto wahrscheinlicher kann ein höheres Niveau der Gesundheits- und Lebensqualität erreicht werden. (vgl. Hurrelmann, Razum, 2012, S. 661pp.) Gesundheitsförderungsprogramme wenden sich daher an Menschen in einem guten Gesundheitszustand („primordiale Intervention") (vgl. Hurrelmann, Razum, 2012, S. 665pp.) und sind auch in dieser Hinsicht eindeutig von der Krankheitsprävention mit den Präventionsschritten der primären, sekundären und tertiären Prävention auf dem Gesundheits-Krankheits-Kontinuum abzugrenzen.

Die Perspektive der Gesundheitsförderung ist in der Medizin noch Neuland und ungewohnt, da

„die herrschende Medizin im Zusammenhang mit Gesundheit fast nur die Frage nach der Ursache von Krankheiten stellt. Die einseitige Konzentration auf Krankheitsursachen hat in den letzten 150 Jahren viele gesundheitliche Probleme gelöst. Heute wird die Lösung selbst zum Problem. Um die aktuellen gesundheitlichen

Probleme zu lösen, brauchen wir eine neue Ausrichtung, die Konzentration auf eine gesunde Entwicklung." (vgl. Petzold, 2010, S. 15p.) Das Versorgungssystem kann nicht mehr allein über die Kuration definiert werden. Der hohe Stellenwert der kurativ orientierten klinischen Medizin führt nicht nur zu einem hohen Ressourcenverbrauch, sondern auch zu einer Schwächung der Eigenverantwortung von Betroffenen, was diese wiederum anfälliger für Krankheiten macht.

Gesundheitsförderung hat das Ziel, Wohlbefinden und Gesundheit zu fördern, und basiert auf dem Modell der Salutogenese. Aufgrund der engen Anbindung an das sozialwissenschaftliche Paradigma sind Partizipation, Empowerment und die Gestaltung gesundheitsförderlicher Lebensverhältnisse zentrale Elemente des Konzepts der Gesundheitsförderung (vgl. Hurrelmann, et al., 2010, S. 45pp.). Gesundheitsförderung zielt auf die aktive und selbstverantwortliche Beteiligung von Menschen an der Herstellung gesundheitsfördernder Bedingungen ab. Somit ist Gesundheit nicht das Ziel, sondern das Mittel, um Individuen zu befähigen, individuelles und gesellschaftliches Leben positiv zu gestalten (vgl. Jork, Peseschkian, 2006, S. 20p.).

In der Gesundheitsförderung kommt Modellen des Gesundheitsverhaltens eine wichtige Bedeutung zu. Sie dienen der Erklärung und Veränderung von gesundheitsbezogenen Verhaltensweisen. Während kognitive Modelle beschreiben, warum und unter welchen Bedingungen Verhalten entsteht und sich verändert, beziehen sich Stadien-Modelle auf den Prozess, der Verhaltensänderungen inhärent ist (vgl. Franke, 2012, S. 252pp.).

Zu den populärsten kognitiven Modellen zählt u.a. das „Modell gesundheitlicher Überzeugungen (Health Belief Model)" (vgl. von Rosenstock 1966, Becker 1974, Janz, Becker 1984; in: Frank, 2012, S. 252pp.). In diesem Modell wird eine rationale Kosten-Nutzen-Rechnung als Kernmerkmal zur Erklärung von Verhaltensänderungen herangezogen. Demnach ist die Wahrscheinlichkeit einer Verhaltensänderung umso höher, je höher der damit verbundene gesundheitliche Nutzen bzw. das Ausmaß der Gesundheitsgefährdung eingeschätzt wird.

Die kognitive „Theorie des geplanten Verhaltens" (vgl. Ajzen, Fishbein 1980; in: Frank, 2012, S. 254pp.) führt die Intention des Verhaltens auf insgesamt drei Faktoren zurück:

1) auf die Einstellung einer Person gegenüber einer spezifischen Verhaltensweise. Wird ein Verhalten positiv bewertet, ist die Wahrscheinlichkeit hoch, dass dieses Verhalten tatsächlich auch ausgeübt wird.
2) auf die subjektive Bewertung einer Person, dass ein gewisses Verhalten sozial erwünscht ist bzw. erwartet wird und
3) auf die Überzeugung einer Person, Kontrolle über das entsprechende Verhalten zu haben (Verhaltenskontrolle).

Kritisch ist anzumerken, dass sich Menschen nur selten nach rein rationalen Erwägungen gesundheitsförderlich verhalten, wie dies in kognitiven Modellen angenommen wird. Die Vernachlässigung der emotionalen Seite ist höchstwahrscheinlich auch ausschlaggebend dafür, dass diese Modelle der empirischen Überprüfung nicht ausreichend standhalten können.

Im Gegensatz zu kognitiven Modellen beziehen sich Stadien-Modelle, wie zum Beispiel das „Transtheoretische Modell der Phasen der Verhaltensänderung" (vgl. Prochaska, DiClemente, 1983, Prochaska, Redding, Evers, 2002; in: Frank, 2012, S. 256p.) auf den Verhaltensveränderungsprozess. Prochaska et al (2002) unterscheiden insgesamt sechs Phasen: Die Phasen der

- Absichtslosigkeit,
- Ansichtsbildung,
- Vorbereitung,
- Handlung,
- Aufrechterhaltung und
- Stabilisierung.

Jede Phase ist durch spezifische motivationale und kognitive Aspekte gekennzeichnet, wobei es auch zu Stagnation und Rückfällen kommen kann.

5.1.5.2 Krankheitsprävention

Der Begriff der Krankheitsprävention ist historisch älter als jener der Gesundheitsförderung. Darunter werden Ansätze zur Vermeidung von Krankheit subsumiert. Durch das Verhindern und Abwenden von Risiken sollen

Krankheiten in ihrem Entstehen und ihrer Ausbreitung verhindert werden. Zu den Risikofaktoren zählen

„**genetische, physiologische und psychologische Dispositionen**, zum Beispiel Arterienverengungen, Neubildungen und psychische Überlastungen, (...), **behaviorale Dispositionen**, zum Beispiel Verhaltensweisen wie Zigarettenrauchen, fettreiche Ernährung, ungeschützter Geschlechtsverkehr und wenig Bewegung, (...) und **ökologische Dispositionen**, zum Beispiel erhöhte Strahlenbelastung durch Uranerze, Mangel an Selen durch jahrhundertelange Intensivlandwirtschaft und Ozonbelastung mit erhöhter Sonneneinstrahlung, die nach heutigen Erkenntnissen im Zeitverlauf zu einer Krankheit führen können" (vgl. Hurrelmann et al., 2010, S. 15p.)

Präventionsmaßnahmen können nach dem Zeitpunkt der Interventionen in insgesamt vier Kategorien klassifiziert werden:

1) die „primordiale Prävention", wie zum Beispiel Vermeidung von Schädigungen der Lebens- und Arbeitswelt,
2) die „primäre Prävention", insbesondere die Verhinderung und Verringerung eines personengebundenen Risikos,
3) die „sekundäre Prävention", das sind alle Maßnahmen zur Entdeckung klinisch symptomloser Krankheitsfrühstadien, wie zum Beispiel Vorsorgeuntersuchungen, und
4) „tertiäre Prävention", das bedeutet die wirksame Behandlung einer symptomatisch gewordenen Erkrankung, um eine Verschlimmerung und bleibende Funktionsverluste zu verhindern.
(vgl. Hurrelmann, Razum, 2012, S. 668pp.)

Das Konzept der Krankheitsprävention steht dem naturwissenschaftlichen und medizinischen Paradigma sehr nahe, weil es bei bestimmten Krankheiten und Störungen ansetzt. Das zugrundeliegende Modell ist das Risikofaktorenmodell.

5.2 Das Paradigma der Salutogenese – psychische Gesundheit neu betrachtet

Folgt man den Prämissen des salutogenetischen Paradigmas, ist psychische Gesundheit nicht länger als Abwesenheit psychischer Krankheit zu verstehen, sondern als unabhängige Dimension, obgleich beide Dimensionen hoch negativ miteinander korrelieren (vgl. Frank, 2010, S. 81p.). Entspricht eine Person nicht den Kriterien einer psychiatrischen Diagnostik, ist sie nicht notwendigerweise psychisch gesund. Psychische Gesundheit obliegt unabhängigen diagnostischen Kriterien, die Inhalt folgender Darstellungen sind.

5.2.1 Psychische Gesundheit und Wohlbefinden

Seit der populären Definition der WHO im Jahre 1946 wird Gesundheit nicht länger nur als das Freisein von Gebrechen, sondern auch als „vollständiges körperliches, geistiges und soziales Wohlbefinden" definiert. Die Integration der subjektiven Komponente des Wohlbefindens sorgte für viel Aufruhr, insbesondere unter Medizinern, die sich dadurch in ihrer Expertenschaft bedroht fühlten. Nun war nicht länger der Befund alleiniges Kriterium für Gesundheit oder Krankheit, sondern auch die subjektive Sichtweise der Betroffenen. Dadurch erfuhr das Gesundheitswesen eine Demokratisierung und Menschen sind heute mehr denn je dazu aufgefordert, mehr Verantwortung und mehr Zuständigkeit für ihre Gesundheit zu übernehmen (vgl. Franke, 2012, S. 40pp.).

Der Begriff des Wohlbefindens ist definitorisch schwer einzugrenzen, da er als Themenkreis sämtliche Bezeichnungen umfasst, die mit positiven Affekten, Zufriedenheit, menschlichen Stärken und Ressourcen etc. zusammenhängen, wie zum Beispiel Glück, Freude, Sinnerfülltheit, Flow, Vitalität, Genuss, Begeisterung, Lebenszufriedenheit, Lebensqualität, seelische Gesundheit usw.

„(...) it will take some years to achieve agreement on the definition and measurement of mental health." (vgl. Huppert, So, 2011, S. 2p.)

Eine Operationalisierung des Konstrukts ist jedoch anhand von unterschiedlichen Wohlbefindensdimensionen möglich.

5.2.2 Dimensionen des Wohlbefindens

Hinsichtlich einer Psychotherapie des Positiven sind insbesondere zwei große Kernbereiche des Wohlbefindens von Bedeutung:

1) das „hedonistische Wohlbefinden", das in der Literatur auch als „subjektives Wohlbefinden" bezeichnet wird.
2) das „eudaimonische Wohlbefinden", auch bekannt unter den Bezeichnungen „psychologisches Wohlbefinden" und „seelische Gesundheit".

Beide Kernbereiche beeinflussen gleichermaßen die „individuelle Lebensqualität" (vgl. Frank, 2010, S. 62p.) Als dritte zentrale Komponente des Konstrukts der psychischen Gesundheit ist das „soziale Wohlbefinden" zu nennen, das gemeinsam mit den beiden anderen Wohlbefindensdimensionen das Konstrukt der „seelischen Gesundheit" im Sinne von „Flourishing" (vgl. Keyes, 2013, S. 6171p.) am umfassendsten darstellt. Nachfolgende Ausführungen beziehen sich daher auf die Darstellung der drei wichtigsten Merkmale des Konstrukts psychische Gesundheit: Hedonisches Wohlbefinden, eudaimonisches Wohlbefinden und soziales Wohlbefinden.

5.2.2.1 Hedonisches Wohlbefinden

Die Bezeichnung „hedonisch" (griechisch: „hedone", übersetzt: „Lust") hat einen philosophischen Ursprung. In Anlehnung an das Verständnis der philosophischen Konzepte von Epikur und Aristipp liegt die Betonung auf positiven Erlebenswerten und Affekten, wie Lust, Freude, Begeisterung, Vitalität, Genussempfinden, sowie auf der kognitiven Komponente der Zufriedenheit, etc. In der Psychologie spricht man auch von „subjektivem Wohlbefinden" (vgl. Franke, 2012, S. 30; Frank, 2011, S. 5p.).

Hedonisches Wohlbefinden kann auf allen vier Ebenen des Verhaltens beschrieben und verändert werden: der emotionalen, körperlichen, kognitiven und sozialen Ebene. Als affektive Komponenten sind Glück, Freude und Begeisterung. Elemente des subjektiven Wohlbefindens. Auf kognitiver Ebene ist die erlebte Zufriedenheit angesprochen, wobei sich diese Zufriedenheit auf einen bestimmten Bereich beziehen oder aber auch global verstanden werden kann. Ausschlaggebend für die Lebenszufriedenheit ist das Ausmaß, inwieweit es Menschen gelingt, ein Leben nach persönlichen Vorstellungen zu leben. Körperliches Wohlbefinden stellt sich ein, wenn körperliche Empfindungen positiv erlebt werden, wie zum Beispiel: Zufriedenheit mit dem momentanen Körperzustand, Gepflegtheit, Frische, Ruhe, Muße und angenehme Müdigkeit, Vitalität und Lebensfreude, Genussfreude und Lustempfinden, Konzentrations- und Reaktionsfähigkeit. Auf der sozialen Ebene geht es um soziale Kohärenz, Aktualisierung, Integration und Akzeptanz, um ein Geborgenheitsgefühl und ein Gemocht-werden sowie um den sozialen Beitrag, den Menschen leisten (vgl. Frank, 2010, S. 32pp.).

Theoretische Ansätze des subjektiven Wohlbefindens entstammen Bradburn (1969), Watson et al. (1988) und Diener et al. (1999) (vgl. Huppert, So, 2011, S. 3p.). In der Theorie des subjektiven Wohlbefindens von Diener et al. (1984, 2000) setzt sich das subjektive Wohlbefinden aus zwei Hauptkomponenten zusammen:

1) aus der emotionalen und affektiven Komponente (positiver Affekt, negativer Affekt, Glück) und
2) aus der kognitiv-evaluativen Komponente (globale und bereichsspezifische Lebenszufriedenheit).

Dabei bilden die Lebenszufriedenheit und Glück die sogenannten „Trait-Komponenten" und positiver und negativer Affekt die sogenannten „State-Komponenten" (vgl. Schumacher, Klaiberg, Brähler, 2003, S. 11p.).

Erwähnenswert ist an dieser Stelle auch das „Zufriedenheits- und Wohlbefindensparadox", das besagt, dass das subjektive Wohlbefinden nicht durch ungünstige objektive Lebensumstände, wie zum Beispiel gesundheitliche, oder finanzielle Beeinträchtigungen, beeinflusst werden kann, so ferne dadurch natürlich existentielle Mindestanforderungen nicht unterschritten werden. (vgl. Schumacher, Klaiberg, Brähler, 2003, S. 11pp.)

5.2.2.2 Eudaimonisches Wohlbefinden

Der Begriff „eudaimonisch" bedeutet übersetzt „guter Geist" (eu = gut, daimon = Geist) und lehnt sich an die philosophischen Konzepte von Platon und Aristoteles über Formen einer guten Lebensführung an. In diesem Sinne bezieht sich eudaimonisches Wohlbefinden auf eine zufriedenstellende und erfüllende Lebensgestaltung, wobei der Fokus auf psychosoziale Handlungs-

5.2 Das Paradigma der Salutogenese – psychische Gesundheit neu betrachtet

fähigkeiten, aber auch auf Temperamentsfaktoren, menschliche Stärke, Tugenden und Ressourcen gerichtet wird. Eudaimonisches Wohlbefinden geht somit einher mit Fähigkeiten, über die Menschen verfügen, wenn sie ein engagiertes und blühendes Leben mit „gutem Gedeihen" führen (vgl. Frank, 2010, S. 30; Frank, 2011, S. 5p.).

Die älteste Definition des eudaimonischen Wohlbefindens stammt von Jahoda (1958), die insgesamt sechs Hauptfaktoren des positiven Funktionierens identifizierte:

> „attitudes of an individual toward his own self", „self actualization", „integration", „autonomy", „perception of reality" and „environmental mastery" (vgl. Jahoda, 1958, S. 23, In: Huppert, So, 2011, S. 2p.)

Ryff (1989) entwickelte das Konzept von Jahoda weiter und schlug folgende sechs Wohlbefindensdimensionen vor:

> „autonomy, environmental mastery, personal growth, positive relationssships, purpose in life and self-acceptance." (vgl. Huppert, So, 2011, S. 2p.)

Zu den eudaimonischen Konzepten des Wohlbefindens zählt u.a. auch das Konzept der seelischen Gesundheit von Becker (1982, 1989), ein hierarchisches Modell, auf dessen oberster Ebene das Konstrukt der „seelischen Gesundheit" neben jenem der „Verhaltenskontrolle" zu den beiden Hauptfaktoren zählen. Becker (1995) definiert „seelische Gesundheit" als

> „die Fähigkeit zur Bewältigung externer und interner (psychischer) Anforderungen" (vgl. Becker, 1995, S. 188; in: Lorenz, 2005, S. 88p.)

und operationalisiert dieses Konstrukt anhand von drei Dimensionen mit insgesamt sieben Kompetenzen:

1) Sinnerfülltheit,
2) Selbstvergessenheit,
3) Beschwerdefreiheit (Dimension des seelisch-körperlichen Wohlbefindens),
4) Expansivität,
5) Autonomie (Dimension der Selbstaktualisierung),
6) Selbstwertgefühl und
7) Liebesfähigkeit (Dimension der selbst- und fremdbezogenen Wertschätzung.

(vgl. Trier Persönlichkeitsfragebogen (TPF); in: Frank, 2010, S. 55; vgl. Becker, Minsel, 1986, S. 7pp.)

Zudem hänge seelische Gesundheit nach Becker

„maßgebend davon ab, wie gut der Mensch in der Lage sei, seine Bedürfnisse zu befriedigen, Ziele habe, die seinem Leben Sinn und Orientierung verleihen und in der Lage sei, eine Balance zwischen einer Stabilisierung und Veränderung von ‚Selbst- und Umweltmodellen' herzustellen." (vgl. Lorenz, 2005, S. 89p.)

Seelische Gesundheit ist eine wichtige Voraussetzung für ein lebendiges, „gedeihliches" Leben und damit auch ein handlungsleitendes Konzept in der Psychotherapie.

Das Konstrukt „seelische Gesundheit" von Becker stimmt weitgehend mit dem international beforschten Konzept des „psychological well-being" von Carol Ryff (Ryff, 1989) überein, insbesondere mit den Items: Selbstakzeptanz (self-acceptance), positive Beziehungen zu anderen (positive relationships), Autonomie (autonomy), Umweltbewältigung (environmental mastery), Lebenssinn (purpose in life), persönliches Wachstum (personal growth) (vgl. Scales of Psychological Well-Being (SPWB) mit 54 Items; in: Frank, 2010, S. 55; Frank, 2011, S. 6p.) Die Bedeutung von seelischer Gesundheit ist, wie bei Becker und Minsel, im Wesentlichen durch das Realisieren von Potenzialen, die persönliche Entwicklung und einen authentischen Lebensstil gekennzeichnet.

Ein weiterer Erklärungsansatz des eudaimonischen Wohlbefindens entstammt von Aaron Antonovsky (1993), der das psychologische Wohlbefinden mit dem „Kohärenzsinn" als Konstrukt der Elemente „comprehensibility", „manageability" und „meaningfulness" konzeptionalisierte (vgl. Hupert, So, 2011, S. 2p.).

Ryan und Deci (2001) bauen ihre Überlegungen auf der Theorie der Selbstbestimmung („self-determination theory") auf und kommen zu dem Schluss, dass das Wohlbefinden am besten anhand der drei Dimensionen „autonomy, competence and relatedness" beschrieben werden kann (vgl. Huppert, So, 2011, S. 2p.).

Eine jüngere Forschungslinie, Aristotle, Seligman (2011) und Keyes (2002, 2013), beschäftigt sich mit der Entwicklung eines umfassenden Konzepts zur

Beschreibung positiver psychischer Gesundheit. Insbesondere im Konzept des „Flourishing" von Keyes et al. (2013) finden sowohl hedonische, eudaimonische als auch soziale Dimensionen des Wohlbefindens Berücksichtigung, weshalb die Darstellung im Abschnitt 5.2.3.4 erfolgt.

5.2.2.3 Soziales Wohlbefinden

Die Qualität sozialer Beziehungen ist für das menschliche Wohlergehen von zentraler Bedeutung. Keyes et al. (2013) operationalisieren das soziale Wohlbefinden anhand von folgenden fünf Aspekten:

„1. Akzeptanz anderer Menschen

2. Überzeugung, dass die Gesellschaft das Potential hat, sich positiv zu entwickeln

3. Eindruck, dass das eigene Leben für die Gesellschaft nützlich ist und der eigene Beitrag von anderen Menschen wertgeschätzt wird

4. Interesse an der Gesellschaft und Überzeugung, dass gesellschaftliche Abläufe logisch, vorhersehbar und bedeutend sind

5. soziale Integration" (vgl. Frank, 2011, S. 6p.)

Sieht man sich diese Kriterien an, die erfüllt sein müssen, damit sich soziales Wohlbefinden einstellt, wird sehr schnell klar, dass es sich dabei nicht ausschließlich um subjektives Erleben handelt. Das soziale Erleben ist vielmehr Resultat der Auseinandersetzung mit gesellschaftlichen Strukturen. Ob ein Wohlbefinden entsteht, hängt in erster Linie von der Art des sozialen Handelns ab (vgl. Frank, 2010, S. 36pp.).

5.2.3 Eng verwandte Konzepte

5.2.3.1 Glück

Wohlbefinden wird von Seligmann auch als *„authentisches Glück"* („authentic happiness", Seligmann 2003; in: Frank, 2011, S. 31p.) bezeichnet, wenn sich Menschen durch die Ausbildung menschlicher Stärken und Tugenden in ihrem Sein und Handeln als besonders authentisch und echt erleben können. Seligmann definiert Stärken und Tugenden folgendermaßen:

„Ein tugendhafter Mensch zu sein, bedeutet, durch einen Akt des Willens alle oder wenigstens die meisten der sechs ubiquitären Tugenden auszuüben: Weisheit, Mut, Menschlichkeit, Gerechtigkeit, Mäßigung und Transzendenz. Zu diesen sechs Tugenden gibt es mehrere voneinander unterscheidbare Zugänge. Zum Beispiel kann jemand die Tugend der Gerechtigkeit durch Verhalten als guter Bürger, durch Fairness, durch Loyalität und Teamwork oder durch humane Menschenführung unter Beweis stellen. Diese Zugänge nenne ich Stärken." (vgl. Seligmann, 2003, S. 226; in: Frank, 2011, S. 7p.)

Die „Theorie des authentischen Glücks" (vgl. Seligman, 2011, S. 27pp.) von Martin Seligman besagt, dass Glück drei unterschiedliche Erscheinungsformen annehmen kann: Glück durch

1) positives Gefühl,
2) Engagement und
3) Sinn.

Alle drei Elemente des Glücks wählen wir um ihrer selbst willen und nicht, um dadurch andere Ziele zu erreichen. Wir entscheiden uns für positive Gefühle, um ein positives Gefühl der Lust, der Ekstase, der Behaglichkeit etc. zu empfinden. Ein Leben, das sich hauptsächlich um diesen ersten Glücksfaktor dreht, bezeichnet Seligman als „angenehmes Leben". Menschen, deren Glück sich hauptsächlich durch deren Engagement für eine Sache speist, führen ein „engagiertes Leben". Indem sie ihre kognitiven und emotionalen Ressourcen konzentriert auf eine Aktivität lenken, verschmelzen sie mit dem Objekt und treten in einen sogenannten „Flow-Zustand". Zumeist handelt es sich dabei um Aktivitäten, welche die größten Stärken von Individuen zum Ausdruck bringen. Stärken und Tugenden, wie etwa Freundlichkeit, Mut, Integrität, sind deshalb Stützen des Engagements. Ein „sinnvolles Leben" führen Menschen dann, wenn sie einer Sache dienen, die größer als das Ich ist, wie zum Beispiel einer Religion, einer ökologischen Bewegung oder der Familie, etc. (Seligman, 2011, S. 27pp.). Operationalisiert wird das „authentische Glück" Seligman's als „Lebenszufriedenheit", die es in der positiven Psychologie zu maximieren gilt.

Die Lebensmaxime des „*vergnüglichen Lebenswegs*" lautet, Lustvolles zu genießen und Unangenehmes zu vermeiden. Der lustvolle Genuss beschränkt

5.2 Das Paradigma der Salutogenese – psychische Gesundheit neu betrachtet

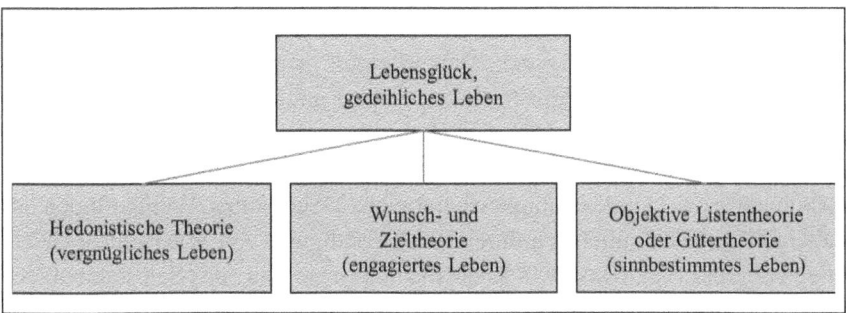

Abbildung 8: Drei Erklärungsansätze für Lebensglück und Zufriedenheit (vgl. Frank, 2010, S. 97p.)

sich dabei nicht notwendigerweise auf sinnliche Genüsse, sondern umfasst auch Sport, Spiel, Geselligkeit sowie komplexere Freuden wie zum Beispiel die Lust am Lernen, die Lust am erfolgreichen Handeln etc. Das Erleben von positiven Affekten wirkt sich nachweislich sehr positiv auf die Gesundheit aus (vgl. „Broaden-and-Build-Theorie", „Undoing-Effekt" von Fredrickson (2011)).

Menschen, die ein „*engagiertes Leben*" führen, schöpfen aufgrund erzielter Gratifikationen, wie zum Beispiel Erfolg, Anerkennung, Wertschätzung etc., ihren Lebensmut. Ihre Lebensmaxime ist die Erfüllung von erstrebenswerten Wünschen und Zielen, wobei deren positive Valenz immer Bedürfnisse zugrunde liegen. Nach Grawe (vgl. Grawe, 2004, S. 183pp.) gibt es insgesamt vier Grundbedürfnisse:

1) das Bindungsbedürfnis,
2) das Bedürfnis nach Orientierung und Kontrolle,
3) das Bedürfnis nach Selbstwerterhöhung und Selbstwertschutz und
4) das Bedürfnis nach Lustgewinn und Unlustvermeidung.

Resultiert Wohlbefinden durch Anreize, ist dies weniger auf biologische oder spannungsmindernde Bedürfnisse zurückzuführen, als vielmehr auf das Erleben von Lust und von anreizgebendem Neuen (vgl. das Konstrukt des persönlichen Lebensinvestments von Staudinger, 1996; in: Frank, 2011, S. 8pp.).

Für viele Menschen ist eine *sinnbestimmte Lebensführung* der Schlüssel für Wohlbefinden und Lebensglück. Dabei kommt menschlichen Tugenden und Stärken eine ganz besondere Rolle zu. Nach Frankl (2007) ist Sinnorientierung entweder durch die Verwirklichung von schöpferischen Werten (Arbeitsfähigkeit), Erlebenswerten (Genuss- und Liebesfähigkeit) oder von Einstellungswerten (Leidensfähigkeit) möglich. Dauerhaftes Wohlbefinden ist dabei am wahrscheinlichsten durch die Befriedigung von Wachstumsbedürfnisse erzielbar (vgl. Maslow´s Bedürfnishierarchie bzw. das Selbstaktualisierungsmodell von Rogers) (vgl. Frank, 2011, S. 9p.).

Die Quellen für Lebenszufriedenheit können auch aus verschiedenen Lebensbereichen kommen. So plädiert die *Theorie des ausbalancierten Lebens* für ein breit gefächertes Lebensinvestment, ganz nach dem Motto: „Don't put all your eggs in one basket." Auch bei der Ausbalancierung einzelner Lebensbereiche spielt die Bedürfnisbefriedigung eine zentrale Rolle. Die Quellen des Wohlbefindens speisen sich aus einer möglichst breiten Palette von Bedürfnissen.

Zusammenfassend kann man festhalten, dass in der Theorie des authentischen Glücks nach Seligman das Glücklichsein im Mittelpunkt der positiven Psychologie steht, wobei die drei Aspekte positives Gefühl, Engagement und Sinn alle zur Lebenszufriedenheit beitragen.

5.2.3.2 Lebenszufriedenheit

Das Konstrukt Lebenszufriedenheit wird häufig zur Abbildung des „subjektiven Wohlbefindens" herangezogen. Zur Operationalisierung wird lediglich ein Item verwendet:

> „How satisfied are you with how your life has turned out so far?" (vgl. Huppert, So, 2009, S. 5p.)

welches auf einer Skala von 1–10 bewertet wird, wobei 1 „ganz und gar nicht zufrieden" und 10 „überaus zufrieden" bedeutet. Das Konstrukt Lebenszufriedenheit wird gänzlich durch Selbsteinschätzungsaussagen gemessen. Aussagen, die sich auf die Einschätzung der Lebenszufriedenheit von Individuen beziehen, sind zu mehr als 70 % von der jeweiligen Stimmung der Befragten zum Befragungszeitpunkt abhängig und geben nur zu weniger als 30 % Auskunft über die Qualität des eigenen Lebens. Sie sind daher überproportional von der Stimmung abhängig:

„Lebenszufriedenheit misst hauptsächlich eine heitere Gemütsverfassung; deshalb darf sie in einer Theorie, die mehr sein will als eine bloße „Glückologie", keine zentrale Rolle spielen." (vgl. Seligman, 2011, S. 31p.)

Ein Vergleich der Ergebnisse der beiden Konzepte „Flourishing" und „Lebenszufriedenheit" zeigt, dass es sich dabei eindeutig um zwei distinkte Konzepte handelt. Während 17,7 % der europäischen Bevölkerung angibt, eine hohe Lebenszufriedenheit aufzuweisen (9,10 Punkte auf der 10er Skala) und 12,2 % der gleichen Population die Kriterien einer guten psychischen Gesundheit aufweist (Flourishing), treffen auf nur auf 7,2 % der Befragten die Kriterien beider Konzepte zu. Die Korrelation zwischen Lebenszufriedenheit und Flourishing beträgt somit nur 0,32 (Huppert, So, 2009, S. 5pp.).

5.2.3.3 Individuelle Lebensqualität

Das Konzept der individuellen Lebensqualität ist mit dem Konzept des Wohlbefindens eng verwandt. Beide Konzepte wurden jedoch unabhängig voneinander entwickelt. Während die Wohlbefindensforschung originär der Psychologie zuzuordnen ist, ist das Evaluationskriterium Lebensqualität sozialwissenschaftlichen und medizinischen Ursprungs. In jüngerer Zeit werden jedoch beide Konzepte aufgrund ihrer engen inhaltlichen Verwandtschaft zunehmend miteinander verbunden (vgl. Frank, 2010, S. 48pp.).

Das kognitive Konzept der Lebensqualität ist ein integrierendes Konzept, da es sowohl subjektives als auch psychologisches Wohlbefinden beinhaltet. Beide Wohlbefindensdimensionen tragen wesentlich zur globalen oder bereichsspezifischen Lebenszufriedenheit bei. Während Glück für die Beurteilung der Lebensqualität keine Rolle spielt, kommt den beiden Konstrukten Wohlbefinden und Zufriedenheit eine zentrale Bedeutung zu. Bei der Definition von Lebensqualität spielen aber auch Kompetenzen, wie zum Beispiel die Handlungs- und Funktionsfähigkeit, Zielerreichung, Bedürfnisbefriedigung und Gesundheit eine Rolle (vgl. Frank, 2010, S. 31pp.).

In der Medizin spricht man heute von „gesundheitsbezogener Lebensqualität", ein Evaluationskriterium, das sich in erster Linie auf den subjektiv wahrgenommenen Gesundheitszustand bezieht und das Konstrukt Wohlbefinden in multidimensionaler Weise umfasst (vgl. Frank, 2010, S. 49pp.). Dabei werden körperliche, emotionale, mentale, soziale, spirituelle und verhaltensbezogene Komponenten des Wohlbefindens und der damit verbundenen Funktionsfähigkeit berücksichtigt und in vier große Bereiche unterteilt:

- krankheitsbedingte körperliche Beschwerden,
- die psychische Verfassung im Sinne von emotionaler Befindlichkeit,
- erkrankungsbedingte funktionale Einschränkungen sowie
- zwischenmenschliche Beziehungen
(vgl. Schumacher, Kleiberg, Brähler, 2003, S. 10p.).

Während sich die gesundheitsbezogene Lebensqualität auf allgemeine Lebensdimensionen bezieht, definiert sich die „individualisierte Lebensqualität" über persönlich relevante Lebensdimensionen, die für jede Person unterschiedlich sein können. Die individualisierte Lebensqualität ist somit ein höchst subjektives Konstrukt mit intraindividueller Gültigkeit. Die Tatsache, dass verschiedene Lebensbereiche das Wohlbefinden von Menschen unterschiedlich beeinflussen, kann für die psychotherapeutische Arbeit in motivationaler Hinsicht sehr gut nutzbar gemacht werden, da die Prioritätensetzung Aufschluss darüber gibt, welche Bereiche im Rahmen der Psychotherapie verbessert werden sollen (vgl. Frank, 2010, S. 51pp.; vgl. Schumacher, Kleiberg, Brähler, 2003, S. 11p.).

Die beiden Konstrukte „subjektives Wohlbefinden" und „seelische Gesundheit" sind miteinander verknüpft und stellen die zwei Kernbereiche des Wohlbefindens dar, die gemeinsam die Kriterien der „individuellen Lebensqualität" abbilden (siehe Abb. 9). Beide Komponenten sind jedoch nicht kongruent, das heißt, eine hohe seelische Gesundheit bedingt nicht notwendigerweise gleichzeitig ein stark ausgeprägtes subjektives Wohlbefinden – häufig wird kompensiert. Will man die Fähigkeiten einer seelisch gesunden Lebensführung optimieren, eignet sich die Well-being-Therapie von Fava (2009). Zur Verbesserung des subjektiven Wohlbefindens hingegen sei auf Interventionen der Positiven Psychologie hingewiesen (vgl. Frank, 2010, S. 61pp.).

5.2 Das Paradigma der Salutogenese – psychische Gesundheit neu betrachtet

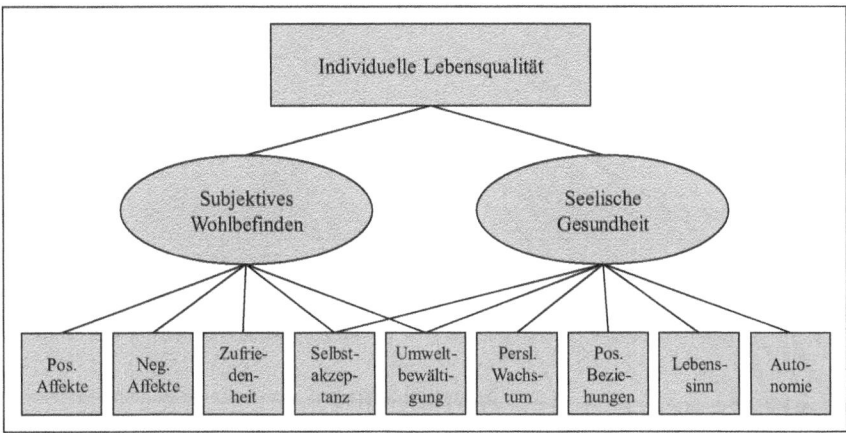

Abbildung 9: Komponenten der individuellen Lebensqualität (vgl. Frank, 2010, S. 62p.)

5.2.3.4 Flourishing – ein integratives Wohlbefindenskonzept

Der Begriff „Flourishing" lässt sich am ehesten als „gedeihliche, gut gelingende, blühende Lebensführung" ins Deutsche übersetzen und ist ein aktuell stark beforschtes, integratives Wohlbefindenskonzept, das sowohl subjektives Wohlbefinden als auch funktionale Aspekte der Lebensbewältigung umfasst und ein stark ausgeprägtes Wohlbefinden mit hoher psychischer Gesundheit gleichsetzt:

> „Flourishing refers to the experience of life going well. It is a combination of feeling good and functioning effectively. Flourishing is synonymous with a high level of mental well-being, and it epitomises mental health." (vgl. Huppert, 2009a, Keyes, 2002, Ryff, Singer, 1998, in: Huppert, So, 2011, S. 1p.)

Im Kern beinhaltet diese Theorie Elemente einer aktiven und engagierten Lebensführung im Zusammenhang mit positiven Erlebenswerten und grundlegenden Lebensbewältigungsfähigkeiten (vgl. Frank, 2010, S. 31p.). Ryff und Singer (2003) bezeichnen Flourishing als multidimensionalen Prozess, in dem Wohlbefinden das Ergebnis des intellektuellen, sozialen, emotionalen und physischen Lebensengagements ist (vgl. Frank, 2011, S. 7p.).

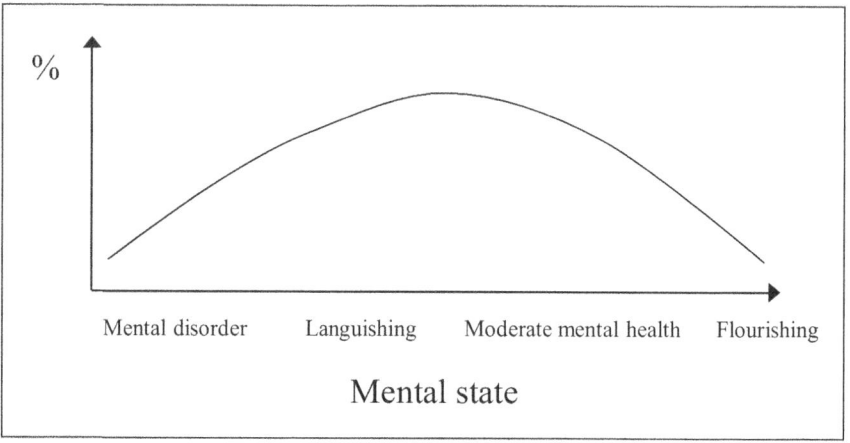

Abbildung 10: Das Spektrum der psychischen Gesundheit (vgl. Huppert, So, 2009, S. 2p.)

Auf einem Krankheits-Gesundheits-Spektrum kennzeichnet Flourishing den Zustand höchst möglicher psychischer Gesundheit:

„Flourishing is one of the range of ways of conceptualising well-being, by focusing on the top end of the spectrum." (vgl. Huppert, So, 2009, S. 1p.)

Die linke Seite der Skala (s. Abb. 10) kennzeichnet Menschen mit psychischen Beeinträchtigungen, die den ICD-10- bzw. den DSMIV-Kriterien entsprechen („mental disorder"), wie zum Beispiel den Kriterien einer Depression oder einer Angststörung. Als „languishing" bezeichnen Keyes et al. (2002) Personen, die zwar nicht die Kriterien einer klassifizierten psychischen Störung erfüllen, allerdings aufgrund von Schwierigkeiten in ihrer Lebensbewältigung eher unglücklich und daher in ihrer psychischen Gesundheit beeinträchtigt sind. Die Mehrheit der Bevölkerung befindet sich im Bereich der moderaten psychischen Gesundheit („moderate mental health") und nur ein kleiner Prozentsatz zählt zu den Menschen, die ein gedeihliches Leben führen („Flourishing"). Dabei kann sich der Gesundheitszustand eines Individuums im Zeitverlauf entlang dieses Kontinuums bewegen und ist somit als permanenter Prozess zu verstehen. Von „general flourishing" spricht man, wenn sich Menschen die meiste Zeit ihres Lebens bester psychischer Gesundheit erfreuen.

5.2.3.5 Flourishing im amerikanischen Raum

Das Konzept „Flourishing" wird in Amerika etwas anders operationalisiert als in Europa. Keyes und Haidt (2013) differenzieren folgende dreizehn Aspekte, die „Flourishing" auf den Ebenen des subjektiven, psychologischen und sozialen Wohlbefindens beschreiben (s. Tabelle 3).

Tabelle 3: Aspekte, die Flourishing beschreiben (vgl. Frank, 2010, S. 65pp.)

Dimensionen	Definition
Subjektives Wohlbefinden, positive Gefühle	heiter, fröhlich, am Leben interessiert, in guter Stimmung, glücklich, ruhig, gelassen, lebenserfüllt
subjektive Lebensqualität	mit dem Leben allgemein und den verschiedenen Lebensbereichen meist sehr zufrieden
Psychological well-being (Positive Einstellungen und Handlungsfähigkeiten), Selbstakzeptanz	positive Einstellung zu sich, mag die meisten Seiten von sich selbst
persönliches Wachstum	sucht Herausforderungen, kennt das eigene Potenzial, kontinuierliche Weiterentwicklung
Lebenssinn	sieht eine Richtung und Bedeutung im eigenen Leben
Umweltbewältigung	nutzt die Fähigkeit, Umweltbedingungen so zu wählen, zu handhaben und gestalten zu können, dass es den eigenen Bedürfnissen entspricht
Autonomie	ist von eigenen, sozial akzeptierten inneren Maßstäben und Werten geleitet
positive Beziehung mit anderen	hat vertrauensvolle, warmherzige soziale Beziehungen oder kann sie sich verschaffen
Soziales Wohlbefinden (positive soziale Handlungsfähigkeit), soziale Akzeptanz	hat eine positive Einstellung zu menschlichen Unterschieden, nimmt sie wahr und akzeptiert sie
soziale Aktualisierung	glaubt, dass der Einzelne, die Gruppe und die Gesellschaft Potenzial in sich bergen und sich positiv entwickeln können
sozialer Beitrag	sieht in den eigenen täglichen Aktivitäten nützliche und wertvolle Beiträge für die Gesellschaft und andere Menschen
soziale Kohärenz	ist an der Gesellschaft und dem sozialen Leben interessiert, findet es bedeutungsvoll und verständlich
soziale Integration	fühlt sich zur Gesellschaft zugehörig, erlebt von ihr Beistand und Unterstützung

5.2.3.6 Flourishing im europäischen Raum

Die europäische Auffassung (European Well-Being Module, EES) ist noch umfassender und berücksichtigt neben hedonischen und eudaimonischen Aspekten des Wohlbefindens auch noch aktives, engagiertes und intentionales Handeln („full life") und die Fähigkeit, vorhandene Chancen und Freiräume nutzen zu können (vgl. Frank, 2010, S. 71p.).

Die spezifischen Items wurden gewonnen, indem die DSM- und ICD-Kriterien, die für die Diagnostik der beiden häufigsten psychischen Befindlichkeitsstörungen Depression und Angst herangezogen werden, ins „Gegenteil" umgekehrt wurden:

> „These combine feeling and functioning, i.e. hedonic and eudaimonic aspects of well-being: competence, emotional stability, engagement, meaning, optimism, positive emotion, positive relationships, resilience, self esteem, and vitality." (vgl. Huppert, So, 2011, S. 1p.)

Basierend auf einer psychometrischen Analyse dieser zehn Indikatoren anhand einer repräsentativen Stichprobe von 43.000 Europäern wurde sodann

Tabelle 4: Wohlbefinden: Eine europäische Erlebens- und Handlungskonzeption (vgl. Frank, 2010, S. 69p.)

	Persönlich	Interpersonal
Gefühle (haben/ sein)	Zufriedenheit	Zugehörigkeit
	Positive Gefühle	Soziale Unterstützung
	Negative Gefühle	Soziale Wahrnehmung
	Optimismus	Gesellschaftlicher Aufstieg
Fähigkeiten (handeln)	Selbstakzeptanz	Soziales Engagement
	Autonomie	Fürsorge
	Kompetenz	Altruismus
	Lerninteresse	
	Zielorientierung	
	Sinnfindung	
	Resilienz	

5.2 Das Paradigma der Salutogenese – psychische Gesundheit neu betrachtet

Tabelle 5: Operationale Definition von Flourishing (vgl. Seligman, 2011, S. 49p.)

Kerneigenschaften	Zusätzliche Eigenschaften
Positive Gefühle	Selbstachtung
Engagement, Interesse	Optimismus
Sinn, Bedeutung im Leben	Resilienz
	Vitalität
	Selbstbestimmtheit/Autonomie
	Positive Beziehungen

eine operationale Definition von Flourishing entwickelt. Zur Operationalisierung des Konstrukts „Flourishing" werden die in Tabelle 5 aufgeführten drei Kernmerkmale und sechs Zusatzmerkmale herangezogen (vgl. Huppert, So, 2011, S. 2p.).

„Damit man von einem Individuum sagen kann, dass es aufblüht und sich entfaltet, muss es alle (...) ‚Kerneigenschaften' besitzen und dazu noch drei der sechs ‚zusätzlichen Eigenschaften'." (vgl. Seligman, 2011, S. 49p.)

Das Konzept „general Flourishing" wird mit den in Tabelle 6 und 7 aufgeführten sieben Items operationalisiert.

Diese operationale Definition wurde einer europaweiten Studie zugrunde gelegt. Dabei zeigte sich, dass

- Flourishing deutlich positiv mit Kriterien wie einem hohen Ausbildungsniveau, einem hohen Einkommen, sowie mit dem Status „verheiratet" korreliert;
- das Wohlbefinden von Menschen in Nordeuropa (Dänemark, Schweiz, Finnland, Norwegen) wesentlich höher ausgeprägt ist, als in Osteuropa (Russland, Portugal, Bulgarien, Slowakei);
- Geschlechtsunterschiede in Bezug auf das Konzept „Flourishing" nur geringfügig eine Rolle spielen;
- in Süd- und Westeuropa die meisten Menschen, die ihr Leben als gedeihlich empfinden, mittleren Alters sind;
- lediglich 12 % der befragten Europäer zu den gut gedeihenden Menschen zählen
(vgl. Huppert, So, 2009, S. 4pp.).

Tabelle 6: Operationalisierung des „general flourishing" (vgl. Huppert, So, 2009, S. 3p.)

Positive emotion	Taking all things together, how happy would you say you are?
Engagement, interest	I love learning new things
Meaning, purpose	I generally feel that what I do in my life is valuable and worthwhile
Self-esteem	In general, I feel very positive about myself
Optimism	I'm always optimistic about my future
Resilience	When things go wrong in my life it generally takes me a long time to get back to normal (reverse coding)
Positive relationships	There are people in my life who really care about me

Tabelle 7: Operationalisierung des „general flourishing" (Deutsche Übersetzung nach Seligman, 2011) (vgl. Seligman, 2011, S. 49pp.)

Positives Gefühl	Wie glücklich, würden Sie sagen, sind Sie alles in allem?
Engagement, Interesse	Ich liebe es, neue Dinge zu lernen
Sinn, Bedeutung im Leben	Im Allgemeinen habe ich das Gefühl, dass das, was ich in meinem Leben tue, sinnvoll und lohnend ist
Selbstachtung	Ich finde mich selbst im Großen und Ganzen ziemlich in Ordnung
Optimismus	Ich bin immer optimistisch in Hinsicht auf meine Zukunft
Resilienz (Belastbarkeit)	Wenn in meinem Leben etwas schiefgeht, dann brauche ich gewöhnlich lange, bis ich zur Normalität zurückfinde. (Gegenteilige Antworten weisen auf größere Resilienz hin)
Positive Beziehungen	Es gibt Menschen in meinem Leben, denen wirklich etwas an mir gelegen ist

5.2.3.7 PERMA – ein theoretischer Erklärungsansatz des Flourishing

Die operationale Definition des europäischen Flourishing-Konzepts von Huppert und So entspricht nach Seligman „dem Geist der Theorie des Wohlbefindens" (Seligman, 2011, S. 49). Die Theorie des Wohlbefindens beinhaltet gemäß der Positiven Psychologie von Seligman (vgl. Seligman, 2011, S. 32pp.) fünf messbare Elemente (PERMA)[1]:

„1. Positives Gefühl (Aspekte davon sind Glücklich sein und Lebenszufriedenheit)
2. Engagement
3. Beziehungen
4. Sinn
5. Zielerreichung" (vgl. Seligman, 2011, S. 45p.)

Jedes dieser fünf Wohlbefindenselemente erfüllt folgende drei Eigenschaften:

„1. Es trägt zum Wohlbefinden bei;
2. viele Menschen streben um der Sache selbst willen danach, nicht nur um eines der anderen Elemente zu erhalten;
3. es lässt sich unabhängig von den anderen Elementen definieren und messen (Exklusivität)." (vgl. Seligman, 2011, S. 34p.)

Wie in der „Theorie des authentischen Glücks" nach Seligman spielen die drei Komponenten: positive Gefühle, Engagement und Sinn auch in seiner Theorie des Wohlbefindens eine Rolle: Sind Glück und Zufriedenheit jedoch in der zuerst genannten Theorie das Ziel der gesamten Theorie, bilden sie in zuletzt genannter nur einen Faktor der Theorie.

Neu kommen in Seligman's Theorie des Wohlbefindens die beiden Elemente „positive Beziehungen" und „Erfolg" hinzu. Eine freundliche Handlung steigert das eigene Wohlbefinden ebenso wie ein Leben, das dem Erfolg um des Erfolges willen gewidmet ist. Im Gegensatz zu den beiden Elementen „positive Gefühle" und „Engagement" beinhalten die Elemente „Sinn", „positive Beziehungen" und „Erfolg" neben subjektiven auch objektive Komponenten.

Zusammenfassend kann man festhalten, dass gemäß der Theorie des Wohlbefindens nach Seligman (2011) Wohlbefinden aus der Kombination eines guten Gefühls mit einem tatsächlich vorhandenen Sinn, guten Beziehungen

---

1 Die Bezeichnung „PERMA" bedeutet „dauerhaft" und ist eine Abkürzung der fünf Elemente: **P**ositive emotion, **E**ngagement, positive **R**elationships, **M**eaning und **A**ccomplishment.

Tabelle 8: Theorie des authentischen Glücks versus Theorie des Wohlbefindens (vgl. Seligman, 2011, S. 29p.)

Theorie des authentischen Glücks	Theorie des Wohlbefindens
Thema: Glück	Thema: Wohlbefinden
Maßstab: Lebenszufriedenheit	Maßstab: positives Gefühl, Engagement, Sinn, positive Beziehungen und Erfolg
Ziel: Zunehmende Lebenszufriedenheit	Ziel: Zunehmendes Aufblühen durch die Verstärkung von positiven Gefühlen, Engagement, Sinn, positiven Beziehungen und Erfolg

und Erfolg resultiert und damit sowohl subjektive als auch objektive Komponenten enthält. Stärken und Tugenden, wie Freundlichkeit, soziale Intelligenz, Humor, Mut, Integrität usw.[2], untermauern dabei alle fünf Elemente bzw. sind deren Stützen.

5.3 Moderne gesundheitswissenschaftliche Wellness-Konzepte

5.3.1 Wellness-Modelle im amerikanischen Raum

Verfolgt man die Wellness-Bewegung bis an ihre Wurzeln zurück, zeigt sich, dass das moderne Wellnesskonzept zur Gänze in den USA entwickelt worden ist. Die konzeptionelle Basis wurde dabei von dem amerikanischen Mediziner Halbert Dunn geschaffen, die bis heute Grundlage der modernen, gesundheitswissenschaftlichen Wellness-Bewegung ist. Als weitere drei bedeutsame Protagonisten im amerikanischen Raum gelten Donald Ardell, Bill Hettler und John Travis. Ihr Verdienst ist es, die moderne Wellness-Auffassung im US-Gesundheitssystem fest zu verankern.

---

2 Insgesamt gibt es 25 Stärken und Tugenden.

5.3.1.1 Das Wellness-Modell von Halbert L. Dunn (High Level Wellness)

Halbert Dunn führte erstmals im Jahr 1959 in seinem Artikel „High-Level Wellness for Man and Society" im American Journal of Public Health den Begriff der „positiven Gesundheit" („positive health") ein und setzte damit den Grundstein für die gesundheitswissenschaftliche Wellness-Bewegung (vgl. Dunn, 1977, S. 1pp.). Inspiriert war er einerseits durch die Gesundheitsdefinition der WHO (1947), aber auch durch die damalige Kostenexplosion des amerikanischen „Gesundheitssystems", insbesondere infolge einer stetigen Zunahme von chronischen Erkrankungen sowie Störungen im psychischen Bereich. Diese Entwicklungen führte er auf die vorherrschende pathogenetische Fixierung zurück. Mit seinem Programm einer „new health axis" wollte er klassische Gesundheitskonzepte sinnvoll ergänzen.

Wesentlich an diesem Modell ist die salutogenetische Betrachtungsweise von Gesundheit und Krankheit als Kontinuum und nicht länger als Dichotomie. Die beiden Endpunkte dieses Kontinuums sind mit „Tod" und „Peak Wellness" (vollständige Gesundheit) gekennzeichnet. Dadurch wird der Krankheitsbereich (Bereich der linken Achse) um den wichtigen Bereich der Gesundheit (Bereich der rechten Achse) ergänzt. Dunn lässt weiter bestehenden Umwelteinflüssen besondere Bedeutung für den Gesundheitszustand einer Person zukommen und bettet daher diesen Zustand in einen spezifischen Umweltkontext ein. Die Miteinbeziehung der Umweltbedingungen, wie zum Beispiel physische, biologische und sozioökonomische Faktoren, veranschaulicht er anhand eines senkrechten Kontinuums, wobei auf dieser Achse Umweltfaktoren von „sehr günstig" bis „sehr ungünstig" eingestuft werden können. Insgesamt ergeben sich so vier Quadranten, wobei die höchste Ebene dieses Modelles die „High-Level Wellness"-Ebene ist und als das anzustrebende Gesundheitsziel definiert wird. Dunn versteht Wellness als beständigen Prozess. Die Schwierigkeit besteht nun darin, den Zielbereich des „High-Level Wellness" eindeutig zu definieren. Diesbezüglich ändern sich die Auffassungen ständig.

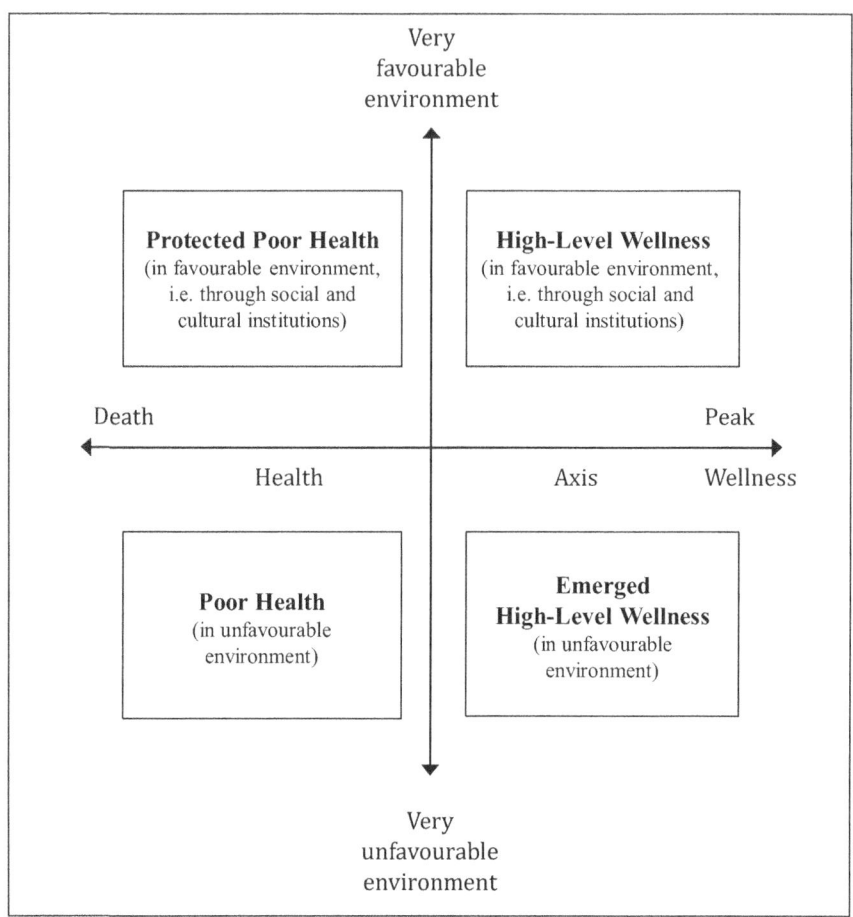

Abbildung 11: Das Rastergitter der Gesundheit (vgl. Miller, 2005, S. 92p.)

Essentiell für Dunn's Entwurf ist das zugrundeliegende ganzheitliche Menschenbild, das in seinem „High-Level Wellness Symbol" zum Ausdruck gebracht wird (s. Abb. 12).

> „The three interlocking orbits represent the human body as a manifestation of organized energy, and also symbolize the body, mind and spirit of man as an interrelated and interdependent whole. The dart symbolizes the life cycle of the individual as he strives to achieve his purpose in living and grows in wholeness toward the maturity of self-fulfillment." (vgl. Dunn, 1977, S. VI)

5.3 Moderne gesundheitswissenschaftliche Wellness-Konzepte

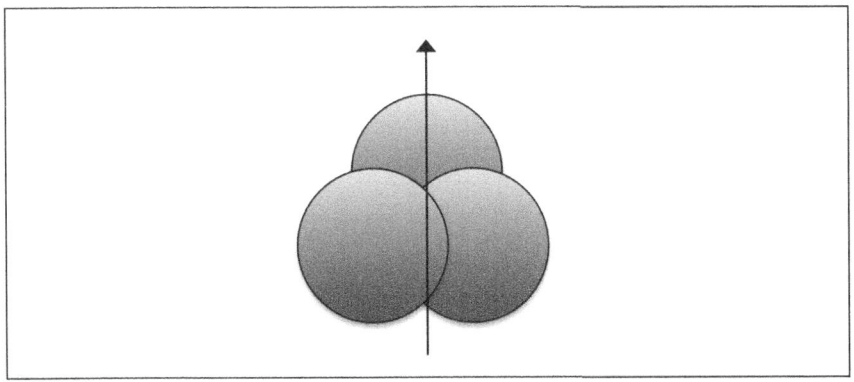

Abbildung 12: High-Level Wellness-Symbol (vgl. Dunn, 1961, In: Miller, 2005, S. 90p.)

Der Mensch mit seinen interdependenten Elementen des Körpers, des Geistes und der Seele steht im Zentrum seiner gesundheitswissenschaftlichen Überlegungen. Der Pfeil in der Mitte repräsentiert den Lebenszyklus einer Person, die danach strebt, sich selbst zu verwirklichen. Dunn versteht Wellness letztendlich als individuellen Lernprozess. Als Ziel dieses Lernprozesses definiert er die Selbsterkenntnis. Erst durch die Erkenntnis des Selbst ist die Entwicklung eines authentischen Lebensstils sowie die Verwirklichung des innewohnenden Potenzials möglich.

Von den drei Dimensionen Körper, Geist und Seele hebt Dunn insbesondere die Bedeutung der spirituellen Dimension, das heißt die Dimension des Geistes („Spirit of Man"), für die Erreichung des „High-Level Wellness-Quadranten" hervor. Damit bezieht er sich auf eine metaphysische Seite des menschlichen Daseins, die tief in soziokulturellen Beziehungen und Glaubenssystemen verankert ist.

Zusammenfassend beinhaltet Dunn´s Werk folgende Kernelemente:

„1. Wellness is a continuum rather than a specific fixed state. All individuals, depending on their particular circumstances, are located somewhere along the continuum between death and wellness

2. Wellness ist a holistic approach to health, encompassing physical, mental, social, cultural and spiritual dimensions

3. Mental wellness is the responsibility of the individual and cannot be delegated to someone else

4. Wellness is about potential – it involves helping the individual move toward the highest state of wellbeing of which he or she is capable

5. Self-knowledge and self-integration are the key to progress toward high level wellness." (vgl. Miller, 2005, S. 90pp.)

Damit spricht Dunn bereits sämtliche Kernmerkmale des modernen Wellness-Konzepts an, die in der Folge von Travis, Ardell und Hettler schwerpunktmäßig unterschiedlich weiter ausgebaut worden sind.

5.3.1.2 Das Wellness-Modell von John Travis

Travis lehnt sich konzeptionell sehr eng an das Wellness-Konzept von Dunn an und definiert Wellness entsprechend folgender fünf konstituierender Merkmale:

„a) a choice, a decision made to move toward optimal health;

b) a way of life, a lifestyle designed to achieve the highest potential for wellbeing;

c) a process, a development of awareness that there is no end point, but that health and happiness are possible in each moment;

d) an efficient channelling of energy received from the environment, internally transformed, and then externally sent on to affect the outside world;

e) an integration of the body, mind and spirit, an overall and deep appreciation for one´s self." (vgl. Kyrer, Populorum, 2008, S. 44p.)

Wie Dunn sieht auch Travis Gesundheit als Kontinuum und veranschaulicht diesen Aspekt graphisch anhand seines Wellness-Kontinuums (s. Abb. 13).

Travis reduziert Dunn's Health Grid auf die vertikale Ebene und differenziert explizit zwischen dem Bereich der „traditional medicine", der dem „Treatment Model" des klassischen Gesundheitsmodells zugrunde liegt und dem Bereich der „well medicine", der dem modernen Wellness-Konzept zugeordnet wird. Normative Zielvorgabe ist wie bei Dunn das Streben nach einem höchst möglichen Wellness-Zustand, unabhängig vom jeweiligen Ausgangspunkt.

5.3 Moderne gesundheitswissenschaftliche Wellness-Konzepte

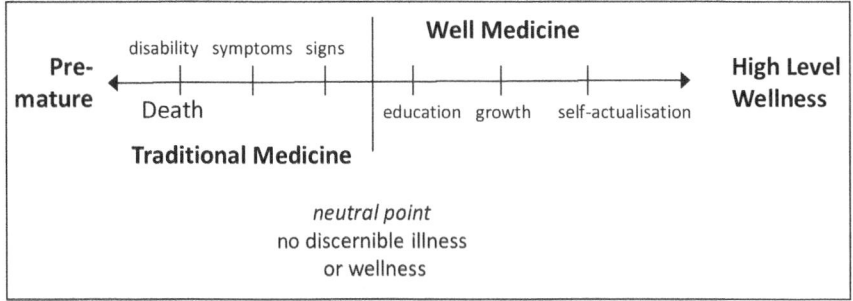

Abbildung 13: Das Wellness-Kontinuum (vgl. Miller, 2005, S. 92p.)

Travis kritisiert die rein oberflächliche Symptombehandlung des traditionellen Gesundheitssystems und fordert mit seinem Schichtenkonzept „The Iceberg Model of Health and Disease" „tiefer" zu gehen. Damit lehnt er sich eng an das ganzheitliche Menschenbild von Dunn an. Nach Travis ist der jeweilige Gesundheits- bzw. Krankheitszustand eines Individuums nur die Spitze des Eisbergs. Darunter liegen drei Schichten unsichtbarer Aspekte, die ebenso ins Blickfeld genommen werden müssen, um wahre Einsichten zu erlangen. Die erste Ebene ist die Lebensstil- und Verhaltensebene, der Travis eine besonders hohe Bedeutung zukommen lässt. Der freien Entscheidung für einen Lebensstil geht wie bei Dunn Selbsterkenntnis voraus. Um schädliche Lebensstile zu verändern, muss das Bewusstsein für die Ursachen auf der zweiten Ebene des Eisbergmodells, das heißt auf psychologischer und motivationaler Ebene, geschärft werden. Die Basis des Eisbergmodells von Travis ist die Sinnebene, die unbegrenzt ist und alle anderen Ebenen durchdringt (vgl. Kyrer, Populorum, 2008, S. 45pp.).

Die Tatsache, dass Travis in seinem Wellness-Kontinuum die vertikale Ebene der Umweltfaktoren des Health Grid's von Dunn außer Acht lässt, bedeutet nicht, dass er den Umweltfaktoren keine Beachtung schenkt. Ganz im Gegenteil! In seinem einführenden Kapitel „The Wellness Energy System" bezieht er sich auf die Theorie dissipativer Systeme des Nobelpreisträgers Ilya Prigogine und stellt damit einen engen Bezug zu einer systemtheoretischen Perspektive her. In diesem Sinne sieht er wie Dunn ökologische und soziokulturelle Einflüsse essentiell für die Aufrechterhaltung und Förderung von Gesundheit und Wohlbefinden (vgl. Kyrer, Populorum, 2008, S. 45p.).

Unter Zugrundelegung dieses Wellness-Modells war Travis der erste, der eine formelle Wellness-Ausbildung und gesundheitsfördernde Dienstleistungen öffentlich angeboten hat. Er eröffnete das Wellness Resource Center, Mill Valley, 1975.

5.3.1.3 Das Wellness-Modell von Bill Hettler

Nur zwei Jahre nach Eröffnung des Wellness-Zentrums von Travis wurde mit dem National Wellness Institute (NWI) eine weitere, international anerkannte Wellness- und Forschungseinrichtung ins Leben gerufen. Mitbegründer und Vorstand des Instituts war der Mediziner Bill Hettler, der neben Dunn und Travis der dritte wichtige Protagonist des modernen, gesundheitswissenschaftlichen Wellness-Konzepts im amerikanischen Raum ist. Hettler definiert Wellness als

> „an active process through which people become aware of, and make choices towards, a more successful existence." (vgl. Kyrer, Populorum, 2008, S. 46p.)

Damit übernimmt auch Hettler, wie zuvor Travis, die Kernelemente der originären Wellness-Konzeption von Dunn – nicht nur in Bezug auf das zugrundeliegende ganzheitliche Menschenbild, sondern auch in Bezug auf die Zielsetzung, nämlich einer optimalen Lebensstilwahl, welcher ein bewusster Prozess der Selbsterkenntnis vorausgeht.

Anders als Dunn beschreibt Hettler das zugrundeliegende ganzheitliche Menschenbild nicht anhand der drei Dimensionen Körper, Geist und Seele, sondern differenziert insgesamt sechs Dimensionen: eine berufliche, körperliche, soziale, intellektuelle, spirituelle und emotionale Dimension:

> „(...) 1. Traveling a path toward your occupational wellness, you'll contribute your unique gifts, skills, and talents to work that is both personally meaningful and rewarding. (...)
>
> 2. The physical dimension recognizes the need for regular physical activity. (...) Optimal wellness is met through the combination of good exercise and eating habits. (...)
>
> 3. The social dimension encourages contributing to one's environment and community. (...) As you travel a wellness path, you'll become more aware of your importance in society as well as the impact you have on multiple environments. (...)

5.3 Moderne gesundheitswissenschaftliche Wellness-Konzepte

4. The intellectual dimension recognizes one's creative, stimulating mental activities. A well person expands his or her knowledge and skills while discovering the potential for sharing his or her gifts with others. (...)
5. The spiritual dimension recognizes our search for meaning and purpose in human existence. It includes the development of a deep appreciation for the depth and expanse of life and natural forces that exist in the universe. (...)
6. The emotional dimension recognizes awareness and accaptance of one's feelings. Emotional wellness includes the degree to which one feels positive and enthusiastic about one's self and life."
http://c.ymcdn.com/sites/www.nationalwellness.org/resource/resmgr/docs/sixdimensionsfactsheet.pdf)

Erst durch die prozesshafte Integration dieser sechs zentralen Lebensbereiche ist der erstrebenswerte Gesundheitszustand des „High-Level Wellness" in Reichweite.

5.3.1.4 Das Wellness-Modell von Donald B. Ardell (REAL Wellness)

Zur Person Donald Ardell's und seinem aktuellen Werk „REAL Wellness" (2010) wurde bereits in der Einführung Stellung genommen. Ardell definiert Wellness als

„lifestyle founded on personal responsibility and a conscious quest for the advanced states of physical and psychological/emotional well-being and life satisfaction." (vgl. Kyrer, Populorum, 2008, S. 49p.)

und lässt in seinem Konzept der persönlichen Verantwortung, der körperlichen Fitness, der Sinnhaftigkeit und Zielgerichtetheit in der Lebensführung eine besondere Bedeutung zukommen:

„This session offers an alternative view of wellness focused on critical thinking, personal responsibility, physical fitness, a secular quest for added meaning and purpose and a comprehensive, positive view of health set far beyond the margins of normalcy and moderation." (vgl. Ardell, 2004, in: Miller, 2005, S. 94p.)

Mit der Betonung auf dem Prinzip der Selbstverantwortung schenkt Ardell dem Prozess der persönlichen Lebensstilentwicklung besonderes Augenmerk und sieht Gesundheit als Resultat eigenverantwortlichen gesundheitsbewussten Verhaltens. In diesem Sinne ist eine gesündere und wohlbefindlichere Existenz nur durch einen aktiven, lebensfrohen Zugang zum eigenen Leben möglich. Schuldzuweisungen auf vermeintlich widrige Umstände, Personen oder etwa spirituelle Aspekte haben in seiner Wellness-Philosophie keinen Platz.

„The wellness movement in general and national conferences in particular have been supported and shaped over a quarter of a century by persons, mostly from the medical or religious communities, oriented to such notions as mind/body/spirit, alternative healing methods, 12 step and other approaches to recovery from emotional traumas and an inordinate fondness for consensus/congeniality, harmony, rightous cooperation and uncritical love. This has given many the impression that wellness is mushy, vague, New Age and quasi-religious. (...) (vgl. Ardell, 2004, In: Miller, 2005, S. 94p.)

Ardell sieht nicht nur die Entwicklung eines persönlichen Lebensstils als Prozess, sondern auch die Wellness-Bewegung an sich. So unterliegen seine Modelle einer laufenden Veränderung. Die Modifizierungen beziehen sich dabei auf die unterschiedlichen Wohlbefindensdimensionen, die es in ein ausgeglichenes Verhältnis zu bringen gilt:

In seinem ersten Modell (1977) waren es insgesamt vier Dimensionen, nämlich „nutritional awareness", „environmental sensivity", „stress management" und „physical fitness". (vgl. Ardell Original Model (1977), in: Ardell, 2010, S. 51p.)

1982 hat er sein Modell in seinem Buch „14 Days to Wellness" etwas adaptiert und formuliert nun die Dimensionen „nutritional awareness and physical fitness", „meaning and purpose", „relationship dynamics" und „emotional intelligence" (Ardell Revised and Expanded Model (1986), In. Ardell, 2010, S. 51pp.).

Zwischen 2000 und 2009 bezieht er sich auf ein drei-dimensionales Modell mit insgesamt vierzehn „Skill Areas": „Meaning & purpose domain (meaning & purpose, relationships, humor, play), Physical domain (exercise & fitness, nutrition, appearance, adaptations/challenges, lifestyle habits), Mental domain (emotional intelligence, effective decisions, stress management, factual knowledge, mental health)." (3 Domains & 14 Skill Areas, in: Ardell, 2010, S. 52p.)

Wie bereits in der Einführung ausführlich erwähnt, heißt Ardell's aktuelles Modell „REAL Wellness" und beinhaltet die vier Dimensionen: „Reason",

„Liberty", „Athleticism" und „Exuberance" (vgl. REAL wellness model, in: Ardell, 2010, S. 53p.).

Sämtlichen Modellen ist die kreisförmige Aneinanderreihung der spezifischen Wohlbefindens-Dimensionen gemein. Damit will Ardell dem ganzheitlichen Menschenbild Ausdruck verleihen, das mit den körperlichen, geistigen, emotionalen, sozialen und sinnhaften Basisdimensionen die Orientierungsgrundlage für die Entwicklung eines individuellen, gesundheitsförderlichen Lebensstils darstellt. Damit lehnt er sich wie auch Travis und Hettler an das „Unity-of-Man-Konzept" von Halbert Dunn an. Während das ganzheitliche Dimensionskonzept bei Travis in seiner Struktur hierarchisch aufgebaut ist, greifen Hettler und Ardell eher auf eine hierarchieflache Struktur zurück (vgl. Kyrer, Populorum, 2008, S. 50p.).

Abschließend bleibt festzuhalten, dass die frühen Grundlagen des gesundheitswissenschaftlichen Modells von Dunn bis heute bestehen geblieben sind. Sämtliche Weiterentwicklungen des Konzepts stehen in direkter Tradition zu Dunn's Grundlagenwerk High-Level Wellness und zeichnen sich insbesondere durch das positive Verständnis von Gesundheit, das zugrundeliegende ganzheitliche Menschenbild sowie die starke Ausrichtung auf die Entwicklung hin in Richtung eines persönlichen Lebensstils aus.

5.3.2 Wellness-Modelle im europäischen Raum

Mit der Gründung der Europäischen Wellness Union (EWU) und dem Deutschen Wellnessverband (DWV) findet die moderne Wellness-Bewegung auch in Europa eine solide institutionelle Basis. Primäres Ziel beider Einrichtungen ist es, das moderne Wellness-Konzept als wissenschaftlich fundiertes Gesundheitsförderungsprogramm zu propagieren und damit unseriösen Angeboten und dem Missbrauch des Begriffs Wellness für kommerzielle Interessen ein Ende zu setzen.

Auf konzeptioneller Ebene werden die Grundlagen zur Gänze aus dem amerikanischen Raum übernommen. Dementsprechend ist das Satzungsziel beider Institutionen der Aufbau eines aktiven, bewussten Lebensstils, mit dem ein ganzheitliches, individuelles Wohlbefinden dauerhaft als Ziel angestrebt werden soll. Wie auch im amerikanischen Raum geht es um die Ausarbeitung einer umfassenden Strategie für Gesundheit und Lebensqualität, mit dem Ziel der körperlichen, geistig-seelischen und kommunikativen Wohlbefindenssteigerung (vgl. Kyrer, Populorum, 2008, S. 52p.).

5.3.2.1 Das Wellness-Konzept der Europäischen Wellness Union

Siegfried Malich, Leiter der Europäischen Wellness Union, baut die Wellness-Strategie der EWU auf dem von ihm entwickelten „Europäischen Wellness-Modell" auf. Damit erhebt er den Anspruch, sich durch eine Anpassung an europäische Lebensverhältnisse von dem amerikanischen Wellness-Konzept abzugrenzen. So wertvoll dieser Gedanke auch sein mag, so inkonsequent wurde er in die Tat umgesetzt –auf theoretischer wie auf praktischer Ebene.

Auf der konzeptionellen Ebene wird *„Wellness als eine ganzheitliche Lebensrezeptur mit Langzeitwirkung"* (Kyrer, Populorum, 2008, S. 52p.) definiert. Damit liegt wie bei den amerikanischen Modellvorstellungen der Aspekt der Ganzheitlichkeit der menschlichen Existenz als Basis zu Grunde. Die Strukturierung der Wohlbefindensdimensionen gleicht auffällig dem sechsdimensionalen Modell von Hettler und beschreibt mit den Dimensionen Körper, Geist, Seele, Privatleben, Berufsleben und Umwelt das sogenannte „Wellness-Barometer" (ebenda).

5.3.2.2 Das Wellness-Konzept des Deutschen Wellness Verbandes

Anders als die Europäische Wellness Union erhebt der Deutsche Wellness Verband nicht den Anspruch eines eigenständigen Grundlagenmodells, sondern verweist explizit auf die konzeptionellen Grundlagen der amerikanischen Wellness-Bewegung, insbesondere auf das REAL-Wellness-Konzept von Donald Ardell, der auch als Ehrengast des ersten deutschen Wellness-Gipfels am 22./23. August 2013 in Düsseldorf eingeladen war.

Hervorgehoben wird die gesundheitswissenschaftliche Orientierung mit einem zugrundeliegenden positiven, aktiven Gesundheitsverständnis:

> „Wir vermitteln ein positives Gesundheitsverständnis, das in seiner Umsetzung durch Genuss, Lebensfreude und Lebens-Mittel, sowie durch Motivation zur Selbstverantwortung geprägt ist. Wir betrachten Wellness als aktive Gesundheitsstrategie, die den Einzelnen unterstützt, sein Leben durch wissenschaftlich gesi-

5.3 Moderne gesundheitswissenschaftliche Wellness-Konzepte

cherte Maßnahmen gesund und produktiv zu gestalten und damit ein zufriedenes, von chronischen Krankheiten weitgehend freies Leben zu führen." (vgl. http://www.wellnessverband.de/wir_ueber_uns/leitbild.php)
Dabei orientiert sich der DWV stets am neuesten Stand der Forschung der Gesundheitswissenschaften. Gemäß der Satzung des DWV soll

„Wellness als genussvolle, gesunde Lebensweise" (ebenda)

verstanden werden. Damit spricht Lutz Hertel, Vorstandvorsitzender des Deutschen Wellness Verbandes, einen wichtigen Wirkungszusammenhang der Wellness-Bewegung an, nämlich die Verknüpfung zwischen Gesundheit und den Faktoren Spaß, Lust und Genuss. Die Aussicht auf Genuss und anhaltende Lebensfreude ist somit die treibende Kraft, eine gesunde Lebensweise anzustreben, und wird deshalb zu einem zentralen Thema in der Wellness-Praxis und -Forschung erhoben.

Ziel des gemeinnützigen Verbandes ist es, das salutogenetische Paradigma zu propagieren und einer breiten Bevölkerungsschicht einen gesundheitsförderlichen Lebensstil zu ermöglichen.

6 Forschungslücke

Die hier vorliegende Arbeit trägt in zweifacher Hinsicht zur Konkretisierung des aktuell vorherrschenden Forschungsbedarfs der Psychotherapiewissenschaft bei:

In **theoretischer** Hinsicht werden die mangelnde Würdigung des salutogenetischen Ansatzes in der Psychotherapiewissenschaft bzw. deren disziplinäre Verschlossenheit gegenüber neuesten Erkenntnissen der Gesundheitswissenschaft hinterfragt und dadurch verpasste Chancen und Möglichkeiten aufgezeigt.

„In der Psychotherapie (wie auch in der Psychosomatik) wurde das Konzept der Salutogenese bisher nur halbherzig eingeführt. Das hängt sicher nicht allein mit der Komplexität des Themas zusammen, sondern auch maßgeblich mit den Vorstellungen etablierter Schulmeinungen in der Psychotherapie selbst und tradierter Auffassungen über die Heilkunst an sich. Diesem Umstand ist zuzuschreiben, dass die Literatur vergleichsweise wenige Abhandlungen zu diesem Thema zu bieten hat." (vgl. Lorenz, 2005, S. 101p.)

„Die geringe Bedeutung der Psychotherapie selbst in der Salutogenese hat noch eine andere Ursache: Die Frage der Ressourcenorientierung wird bereits längere Zeit in verschiedenen Therapieschulen propagiert (Petzold 1997, Grawe 1998). Bei diesen Konzepten geht es insbesondere um die Frage, inwieweit gesunde Anteile im Menschen kompetenzfördernd in Richtung der Selbsthilfefähigkeiten aktiviert werden können. (...) Allerdings können diese Ansätze nicht darüber hinwegtäuschen, dass es bei der Vielzahl der vorgelegten Untersuchungen zu Ressourcen noch beträchtliche Wissenslücken über protektive Faktoren gibt. Nicht zuletzt deshalb existiert wohl auch noch keine einheitliche Ressourcentheorie." (vgl. Lorenz, 2005, S. 42p.)

Wie Lorenz (2005) kritisieren auch Wydler, Kolip und Abel (2010) die disziplinäre Verschlossenheit der Psychotherapiewissenschaft gegenüber neueren Erkenntnissen der Gesundheitswissenschaften und begründen ihre Kritik insbesondere mit gesundheitsökonomischen Argumenten:

„Erst in jüngster Zeit – verbunden mit dem Spardruck im Gesundheitswesen – rückt der Legitimationszwang in den Vordergrund, Psychotherapie nicht nur als wirksame, sondern auch als wirtschaftliche Behandlungsmethode zu begründen. Das Forschungsinteresse ist darauf gerichtet, den gesundheitsökonomischen Nutzen der Psychotherapie zu untersuchen. In verschiedenen Studien konnte gezeigt werden (...), dass Psychotherapie – auch kostenintensive Langzeittherapie – nachhaltig andere Gesundheitskosten (Arztbesuche, Medikamente, Spitalaufenthalte, Absenzen am Arbeitsplatz) einspart. Die interdisziplinäre Verknüpfung von Psychotherapieforschung und Gesundheitsökonomie steckt aber ebenso wie die Verbindung von Psychotherapieforschung und Gesundheitssoziologie noch in den Kinderschuhen." (vgl. Wydler, Kolin, Abel, 2010, S. 149pp.)

Der bereits in der Einführung erwähnte Aspekt der ungerechtfertigten Ressourcenallokation zuungunsten psychotherapeutischer Gesundheitsförderung in Europa[1] ist zu einem großen Teil darauf zurückzuführen, dass noch zu wenig nachgewiesen wurde, dass psychotherapeutische Behandlungen gesundheitsförderliche und protektive Ressourcen fördert. Erst durch den empirischen Nachweis der Psychotherapie als eine gesundheitsdeterminierende Schlüsselvariable ist mit einer verstärkten Zuwendung hinsichtlich ökonomischer Ressourcen zu rechnen.

Nach Margraf und Schneider (vgl. Margraf, Schneider, 2009, S. 246p.) bedürfen Fragen des Wohlbefindens und der seelischen Gesundheit dringend einer breiteren Basis. Die positive Psychologie hätte hier bereits viele wertvolle Erkenntnisse geliefert, wobei diese Ansätze sehr amerikanisch geprägt seien und erst in ein europäisches Verständnis überliefert werden müssten.

Wydler et al. (2010, S. 193pp.) sehen den größten Forschungsbedarf in der Konzeptualisierung des Gesundheitsbegriffs, wobei hierbei sowohl dem Prozesscharakter von Gesundheit als auch der Multidimensionalität eines Gesundheitskontinuums Rechnung zu tragen ist.

Keyes et al. (2013) appellieren in ihrer „Agenda für das 21. Jahrhundert" an PsychotherapeutInnen, sich zukünftig verstärkt der Ausbildung und Förderung positiver psychischer Gesundheit zuzuwenden und sich nicht mehr aus-

---

1 Die Posten für psychische Gesundheit machen lediglich 5,4 % der Gesamtausgaben für Gesundheit aus. Die meisten Ressourcen fließen in die Akutversorgung. In: WHO Regionalbüro für Europa, 2006, S. 40.

schließlich um die Bewältigung und Verhinderung von Krankheit zu bemühen. Sie verweisen dabei auf die Befunde und Ergebnisse der sogenannten MIDUS-Studie und formulieren es als eine allgemeine gesellschafts- und gesundheitspolitische Aufgabe, sich vermehrt um die Verbesserung von Glück, Lebenszufriedenheit und seelischer Gesundheit zu bemühen.

„What, in conclusion, should be the priorities of mental health policy, practice, and research in the 21st century? The modus operandi of the NIHM is supporting research related to identifying, treating, and preventing mental illness (...) to promote the mental health (...) Proponents of the study of mental health (...) suggest that the current modus operandi of the NIHM is imcomplete. Mental illness and mental health are correlated but separate continua. As such prevention and treatment of mental illness will not necessarily result in more mentally healthy individuals. (...) The promotion of flourishing (...) must also be an objective for the World Health Organization's public mental health efforts. (...) The study and promotion of mental health can be a solution, not merely a slogan, for the future." (vgl. Keyes et al., 2013, 6345pp.)

Keyes' Forderung wird auch von Martin Seligmann auf dem 1. Weltkongress der Positiven Psychologie in Philadelphia (Juni 2009) aufgegriffen. Als Vision für das 21. Jahrhundert formuliert er den Wunsch, dass bis 2050 mehr als die Hälfte der Weltbevölkerung ein blühendes, psychisch gesundes Leben führen kann. Wenngleich diese Wunschformulierung etwas hoch gegriffen ist, setzt sie ein deutliches Signal an die Scientific Community, sich diesem Optimismus anzuschließen und erkenntnisreiche Beiträge zu leisten.

Insgesamt bleibt festzuhalten, dass der salutogenetische Ansatz als theoriegeleiteter Rahmen beträchtliches Potenzial für zukünftige Forschungsprogramme zur psychotherapeutischen Förderung von Gesundheit beinhaltet und damit einer intensivierten Auseinandersetzung bedarf.

„Das Konzept der Salutogenese ist insofern hilfreich, als es die Psychotherapieschulen auffordert, ihre Theorien und Konzepte zu überprüfen. Es zwingt sie, die Frage zu beantworten, ob sie die Rolle gesundheitsfördernder und schützender Faktoren in der Praxis der Psychotherapie (...) ausreichend berücksichtigen." (vgl. Bengel et al., 2002, S. 76, in: Lorenz, 2005, S. 186p.)

Auf **praktischer** Ebene wird durch die Miteinbeziehung des europäischen Wellness-Konzepts als geeignetes und bisher noch unbeforschtes Setting zur Umsetzung salutogenetisch orientierter Psychotherapieangebote die Psychotherapie auf breiter gesellschaftlicher Ebene als Instrument der effektiven, psychischen Gesundheitsförderung propagiert und zugänglich gemacht.

Hurrelmann und Razum (2012) weisen in ihrem Ausblick über Strategien und Methoden der Gesundheitsförderung auf ein Zitat von Kickbusch (2003, S. 189) hin, das den dieser Untersuchung zugrundeliegenden Anwendungsbereich „Wellness" als wichtigen neuen Teilmarkt der Gesundheitswirtschaft mehr als nur rechtfertigt:

> „Noch nicht ausgeschöpft sind die Potentiale der Gesundheitsförderung im privatwirtschaftlichen Sektor. Gesundheit ist ebenso wie die Krankheit ein Wirtschafts- und Dienstleistungsangebot geworden: Fitnessstudios, Wellness, Gesundheitsfarmen (...) Die Gesundheitsförderung als Profession muss sich dieser Entwicklung stellen und im Zuge der zunehmenden Professionalisierung die Qualität von Leistungen und Programmen sowohl im öffentlichen wie auch im privaten Bereich absichern." (vgl. Hurrelmann, Razum, 2012, S. 681p.)

Durch die Heranziehung des Settings „Wellness" soll das Potenzial psychotherapeutischer Anwendungsmöglichkeiten im privatwirtschaftlichen Sektor aufgezeigt werden. Damit wird auch der in salutogenetischer Hinsicht zentrale Aspekt der Selbstverantwortung aufgegriffen. Das Prinzip der Selbstverantwortung setzt Eigeninitiative, kreative Selbstentfaltung und Selbstfürsorge des Personenkreises voraus, der auf der Gewinnerseite des Salutogenese-Konzepts zu verbuchen ist. Salutogenese beginnt, wo Menschen beginnen, tradierte Vorstellungen des pathogenetischen Modells zu hinterfragen und emanzipiertes Handeln und Entscheiden zu fordern. Psychotherapeutische Angebote sollen als proaktive Angebote zur Gesundheitsförderung verstanden und einer breiten Masse zugänglich gemacht werden.

Durch die Integration psychotherapeutischer Interventionen zur Förderung von Gesundheit finden europäische Wellness-Angebote eine wichtige Ergänzung: Im Gegensatz zu amerikanischen Wellness-Angeboten beziehen sich europäische Wellness-Angebote lediglich auf Aspekte des körperlichen Wohlbefindens. Diesbezüglich reicht das Angebotsspektrum von Massagen über Beautyanwendungen bis hin zu Ernährungs- und Bewegungsangeboten.

6 Forschungslücke

Obgleich das körperliche Wohlbefinden eine wichtige Wohlbefindensdimension darstellt, ist diese nicht ausreichend dafür, nachhaltiges Wohlbefinden herstellen und fördern zu können. Die damit verbundenen positiven Effekte, Vitalität und Entspannung, sind meist nur von kurzer Dauer. Erst unter Miteinbeziehung des psychischen Wohlbefindens (vgl. Frank, 2010, S. 33pp.) stellt sich Wellness in einem ganzheitlichen Verständnis ein.

7 Forschungsfrage

> Inwiefern kann ressourcenorientierte Psychotherapie einen Beitrag zur ganzheitlichen Förderung von Gesundheit leisten? Welche primordialen Anwendungsmöglichkeiten ergeben sich daraus für Wellness-Anbieter im europäischen Raum?

Vielschichtige Phänomene wie Lebensqualität, Lebenszufriedenheit, Wohlbefinden und seelische Gesundheit gehören bisher noch nicht zum üblichen Gegenstand der Psychotherapie. Glück, Sinnerfülltheit, Freude, Flow etc. sind Begriffe, die bisher in psychotherapeutischen Ansätzen lediglich unter sogenannten „unspezifischen Psychotherapieeffekten" eingeordnet wurden, obwohl zahlreiche Studien die gesundheitsförderliche Wirkung positiver Emotionen eindeutig belegen. So setzen sie beispielsweise gemäß der „Broaden-and-Build-Theorie" (Frederickson, 2009) eine Aufwärtsspirale in Gang, indem sie mentale Ressourcen, wie zum Beispiel Neugier, Interesse, Veränderungsmotivation, Zielstrebigkeit und Flexibilität etc., aktivieren (broaden) und dadurch das Blickfeld und die Perspektiven erweitern (build). Positive Affekte reduzieren auch Stress, stärken das Immunsystem und die Resilienz und Belastungsfähigkeit. Darüberhinaus wirken sie sich auch positiv auf das soziale Wohlbefinden aus.

Gibt es Wege und Möglichkeiten zur Spezifizierung dieser Effekte? Welche psychotherapeutischen Methoden und Ansätze eignen sich dazu, seelische Gesundheit positiv zu fördern und ganz gezielt zum Inhalt einer Psychotherapie zu machen? Ist das Glück als „Besitz der höchsten Güter" durch psychotherapeutische Prozesse förderbar? Darf Psychotherapie Menschen glücklich machen? Sind positive Gefühle wie Glück, Lust und Freude, wie sie auch in modernen Wellness-Konzepten angestrebt werden, angemessene Ziele der Psychotherapie? Ist eine systematische Förderung von Wohlbefindensdimensionen, bei der ganz direkt positives Erleben und Verhalten fokussiert wird, psychotherapeutischer Luxus oder wird dadurch ein ganz besonderer Beitrag geleistet? Lohnt es sich, eine direkte Förderung von Wohlbefinden als therapeutischen Arbeitsschwerpunkt aufzunehmen? Kann der Zuwachs an Lebensqualität auch unabhängig von der Symptomverbesserung definiert werden? Werden Lebensqualität und Wohlbefinden in der Psychotherapie durch eigenständige Prozesse erhöht? Haben gesunde Menschen Anspruch auf Psychotherapie oder ist Therapie nur den Kranken vorbehalten? Konstituiert Symptomfreiheit automatisch psychische Gesundheit? Führen Menschen ohne psychiatrische Symptome zwangsläufig ein glückliches Leben? Verfügen psychisch gesunde Menschen automatisch über Fähigkeiten, die eine gedeihliche Lebensführung ermöglichen? Gibt es nur eine psychische Gesundheit oder gibt es mehrere Abstufungen, wie das auch bei psychischen Krankheiten der Fall ist? Können Psychotherapeuten als Solidarpartner dabei behilflich sein, Gesundheitskompetenzen auszubilden? Um diese und andere offene Fragen auf wissenschaftlicher Ebene beantworten und geeignete psychotherapeutische Interventionsmethoden eruieren zu können, ist ein fundiertes konzeptionelles Grundlagenwissen und Verständnis in Bezug auf die zugrundeliegenden Konstrukte Voraussetzung.

Eine gesunde Lebensweise, die Aussicht auf Genuss, eine anhaltende Lebensfreude, Glück, Lebenszufriedenheit, sprich eine verbesserte gesundheitsbezogene Lebensqualität, ist nicht nur ein aktuelles Thema in den Gesundheitswissenschaften, sondern auch zentrales Thema der Wellness-Praxis und -Forschung. Die Fokussierung auf das Setting „Wellness" eignet sich als idealer Rahmen für die hier vorliegende Untersuchung: Als wichtiger Schrittmacher für den sogenannten „zweiten Gesundheitsmarkt" ermöglicht das Setting „Wellness" eine *konkrete pragmatisch praktische Anwendungsebene* für die Untersuchungsergebnisse und somit eine exakte Bestimmung der Zielgruppen und Akteure sowie die Nutzung vorhandener Ressourcen. Als Orte der Freude, Heiterkeit und Glücks sind Wellness-Aufenthalte ideale Orte zur Förderung des ganzheitlichen Wohlbefindens. Aufgrund des steigenden Gesundheitsbewusstseins in Europa werden Wellness-Aufenthalte als Akt der Selbstfürsorglichkeit auf gesellschaftlicher Ebene anerkannt und wertgeschätzt, was wesentlich zur positiven Stimulierung des sozialen Wohlbefindens beiträgt. Wellness-Besucher sind ausreichend motiviert, um gesund und leistungsfähig zu bleiben, und somit proaktive und eigenverantwortliche Menschen. Darüber hinaus sind sie zahlungskräftig, was eine wichtige und unabdingbare Voraussetzung für die Inanspruchnahme und Legitimierung von Angeboten der Psychotherapie im zweiten Gesundheitsmarkt ist.

Menschen, die Wellness-Einrichtungen aufsuchen, sind in der Regel gesund, im Sinne von symptomfrei, jedoch erholungsbedürftig. In einer wissenschaftlichen Terminologie befinden sie sich in einem Zustand des „Languishing" (vgl. Keyes, 2002, S. 302p.). Ihre seelische Gesundheit ist moderat bis gering ausgeprägt. Therapeutisches Ziel ist es, sie in einen Zustand des „Flourishing" (ebenda) zu bringen, sodass sie die Kriterien eines seelisch gesunden Lebens erfüllen. In welcher Weise Psychotherapie im Rahmen von kurz-, mittel- und langfristigen Wellness-Aufenthalten zu einem nachhaltig besseren Leben beitragen kann, ist Inhalt nachfolgender Darstellungen. Es wird untersucht, durch welche konkreten Verhaltensinterventionen der ressourcenorientierten Psychotherapie das europäische Wellness-Konzept idealerweise ergänzt werden kann, sodass für Wellness-Konsumenten nachhaltiges Wohlbefinden, Glück und eine „gedeihliche Lebensqualität" gefördert wird. Psychotherapeutische Angebote sollen dazu beitragen, das Wohlbefinden auf geistiger Ebene zu steigern und auch für den Lebensalltag nutzbar zu machen.

8 Methodik

Nach Breuer (2010, S. 11ff.) steht die Forschungsmethodik einer wissenschaftlichen Arbeit stets in einem engen Zusammenhang mit dem jeweiligen Objektmodell. „Objektmodell" der hier vorliegenden Arbeit ist „der Mensch" bzw. „die Gesundheit des Menschen". Um untersuchen zu können, inwiefern die salutogenetisch orientierte Psychotherapie einen Beitrag zur Förderung von Gesundheit im Rahmen des Settings Wellness leisten kann, gilt es zuallererst, ein klares Bild über die Beschaffenheit und Merkmale des Menschen bzw. dessen Gesundheit zu zeichnen, die in der hier vorliegenden Studie zugrunde gelegt werden.

Innerhalb der Psychotherapiewissenschaft sind die Grenzen nomothetischer Menschenbildannahmen nicht nur in der klassischen Verhaltenstherapie mit ihrer naturwissenschaftlichen Auffassung über das Wesen des Menschen sichtbar geworden, sondern vor allem auch in der Psychoanalyse mit ihren tiefenpsychologischen Schulen. Die monoätiologische Betrachtungsweise dieser beiden fundamentalen Psychotherapietraditionen hält der Herausforderung nicht stand, der heutigen Zeit angemessen begegnen zu können. Die globalen gesellschaftlichen Umwälzungen erfordern ein radikales Umdenken. Peseschkian (2004) spricht in diesem Zusammenhang von einem

> „Ende der Ära monokultureller und pathogenetischer Psychotherapien" (ebd., S. 16f.)

In dem Bemühen um die Erlangung „objektiver Erkenntnisse" wurde der Mensch aus der Humanmedizin verdrängt. Dabei hat man aber das Erkennen selbst nicht untersucht und verfiel dadurch in einen reduktionistischen Dogmatismus. Die Konzentration auf objektivierbare Symptome im sogenannten „biomechanischen Krankheitsmodell" erforderte die Vernachlässigung des Menschen als Subjekt. Der separierende Dualismus von Körper und Psyche, Leib und Seele in einer sich stets weiter symptomorientiert spezialisierenden Medizin stößt in Theorie und Praxis immer deutlicher an Grenzen. Mündige und informierte Patienten fordern heute zunehmend die Abkehr von der einseitigen pathogenetischen Betrachtungsweise hin in Richtung eines ganzheitlichen Wahrgenommen-Werdens. Dadurch wird die Forderung nach einem ressourcenorientierten und ganzheitlichen Gesundheitsverständnis in Medizin und Psychotherapiewissenschaft laut. Durch die ausschließliche Hinwendung zu Beschwerden und Symptomen und deren rascher Beseitigung wird der Mensch als solcher und damit in seiner Ganzheitlichkeit vernachlässigt.

Im Bemühen, diese Kriterien zu erfüllen, wurde das biopsychosoziale Modell entwickelt. Gesundheit wird im biopsychosozialen Modell als eine Weise des Mensch-Seins begriffen und offen genug definiert, um somatische, psychische und soziale Aspekte gleichermaßen zu berücksichtigen. Die systemtheoretische, holistische Auffassung von Gesundheit, wie sie im bio-psychosozialen Modell vorliegt, ist für die salutogenetisch orientierte Sichtweise charakteristisch. Gesundheit wird als aktiver, dynamischer Prozess verstanden und gegen einen normalen, passiven Gleichgewichtszustand, wie er dem pathogenetischen Modell zugrunde liegt, abgegrenzt.

Im Kern ist das biopsychosoziale Modell aus Studien zur allgemeinen Systemtheorie hervorgegangen und somit ein systemtheoretisches Modell. Zentral für das systemische Verständnis von Gesundheit und Krankheit ist hier der Begriff der „Emergenz" (Egger, 2005, S. 5f.), das heißt „das Hervorbringen von Phänomenen, die auf der jeweils darunter liegenden Systemebene nicht vorhanden sind und damit dort auch nicht als Erklärungsgrundlagen zur Verfügung stehen." (ebenda) Um Gesundheit „als Ganzes" fassbar zu machen, ist es sinnvoll, dimensional vorzugehen und das Konstrukt auf verschiedene Abstraktionsebenen herunterzubrechen. Die einzelnen Wirklichkeitsausschnitte sind sodann mit ihren entsprechenden Wirkfaktoren zu kennzeichnen und danach wieder in ein ganzheitliches System zu integrieren. Neben dem zentralen Begriff der *Emergenz* ist daher der Begriff der *Integration* das zweite wichtige Konstitutivum, das die Systemtheorie zur Verfügung stellt.

Egger (2005, S. 6f.) differenziert insgesamt drei Abstraktionsebenen des Konstrukts Gesundheit:

> „1. Die biomedizinische Dimension („health"): Gesundheit als somatische Unauffälligkeit, organische bzw. körperliche Funktionstüchtigkeit; Beobachterperspektive: Gesundheit als Ausschluß eines organpathologischen Befundes

8 Methodik

(ergibt eine Gesundheit, aber viele Krankheiten); therapeutischer Ansatz: Primärprophylaxe; prinzipiell: Mensch als komplexe Maschine, Problemlösung durch Experten (Therapeut als „Techniker"); kein Handlungsbedarf außer z.b. Schutzimpfung oder Risikofaktorenaufklärung; Focus: Außenperspektive;

2. Die psychologische Dimension („wellness"): Gesundheit als vitales Erleben und Verhalten; Erlebnisperspektive: Gesundsein, Wohlbefinden, Vitalitätsgefühl; therapeutischer Ansatz: Gesundheitswissen, Gesundheitsmotivation, Gesundheitsverhalten (Gesundheitskompetenz); prinzipiell: Mensch hat Eigen- und Mitverantwortung, Änderung individuellen Erlebens und Verhaltens, Hilfe zur Selbsthilfe (Therapeut als Katalysator); persönlichkeitsgebundene und situative Verhaltensrisikofaktoren und Schutzfaktoren; Focus: Innenperspektive

3. Die öko-soziale Dimension („public health"): Gesundheit als salutogene Mensch-Umwelt-Passform; Metaperspektive: Gesundheit als gelungene Anpassung an sozio-ökologische Lebensbedingungen; therapeutischer Ansatz: Bevölkerung bzw. Gruppen von Menschen, Änderung von externen (sozialpolitischen, ökologischen) Lebensbedingungen und Verhaltensänderung von Populationen; prinzipiell: (Mit)Verantwortung der sozialen und ökologischen „Umwelt"politik; public health; Focus Metaperspektive" (Egger, 2005, S. 6f.).

Unter Zugrundelegen des erweiterten bio-psycho-sozialen Modells von Gesundheit nach Egger (2005) als Metatheorie konzentrieren sich die Erkenntnisinteressen der nachfolgenden Recherchen ausschließlich auf die psychologische Dimension „Wellness" respektive Innenperspektive und sind daher in einen systemischen Kontext zwischen der Außenperspektive und der Metaperspektive eingebettet. Wenn also von einem „Beitrag zur ganzheitlichen Gesundheitsförderung" die Rede ist, dann bezieht sich diese Aussage auf die Einnahme einer Erlebnisperspektive, bei der Gesundheit als „vitales Erleben und Verhalten" definiert wird. Sämtliche Untersuchungsergebnisse sind nur im Kontext des zugrundeliegenden Gesundheitsmodells von Egger (2005) zu verstehen und wieder darin zu integrieren.

Nach systemischer Auffassung ist das Erleben ein Ergebnis der Aufmerksamkeitsfokussierung. Menschliches Verhalten hingegen ist Ausdruck dieses Erlebens. Stellt sich die Frage, was die treibende Kraft zur Fokussierung unserer Aufmerksamkeit ist? Diese Frage wurde von verschiedenen Standpunkten aus immer wieder verschieden beantwortet und ist letztendlich ausschlaggebend dafür, dass sich zahlreiche Therapieschulen und ganze Menschenbilder darum herum aufgebaut haben. Um mit der aktuellen Entwicklung hin zu einem erweiterten bio-psycho-sozialen Krankheits- bzw. Gesundheitsverständnis Schritt halten zu können, wird das Konstrukt „Menschenbild" selbst zum Forschungsgegenstand in der aktuellen integrativen Psychotherapieentwicklung. Will man das (gesundheitliche) Potenzial des Menschen jenseits der Symptomfreiheit aufzeigen, eignet sich die Annahme einer dynamischen Konzeption als „Potenz":

> „Diese geht davon aus, dass dem Menschen sowohl der determinierte als auch der selbstbestimmte Aspekt, und damit auch die im Prinzip angelegte Möglichkeit zur Freiheit, innewohnen." (Egger, in: Petzold, 2012b, S. 469f.)

Die Bewegung für das menschliche Potenzial (Human Potential Movement) wird in der Psychologie als die „dritte Kraft" bezeichnet und stellt insofern eine Alternative zur Psychoanalyse und zum Behaviorismus dar, als sie sich von der vorherrschenden pessimistischen Vorstellung von der menschlichen Natur klar distanziert. Zu den prominentesten Vertretern humanistischer Theorien gehören Carl Rogers (1902-1987), Kurt Goldstein (1878-1965), Abraham H. Maslow (1908-1970), aber auch Existenzialisten wie Viktor Frankl. Trotz unterschiedlicher theoretischer Positionen steht die Ausschöpfung des menschlichen Potenzials bzw. das Bedürfnis nach Selbstaktualisierung im Mittelpunkt der Betrachtung. (vgl. Pervin, 2005, 268ff.). Mit der Fokussierung auf positive Aspekte des menschlichen Funktionierens bzw. Potenzials wurde eine Neuausrichtung der Psychologie initiiert, wie sie von Vertretern der „positiven Psychologie" aufgegriffen und weiter vertieft wurde.

Innerhalb der Psychotherapiewissenschaft wird der Terminus „positiv" durch die Begriffe „ressourcenorientiert", „lösungsorientiert" sowie „kompetenzorientiert" ersetzt. Auch wenn Nossrath Peseschkian die Marke „Positiv" bereits seit 1977 vertritt, beinhaltet sie dennoch eine gewisse provokativ ausgrenzende Kraft im Sinne einer „Kampfansage". Der Nutzen dieses Terminus über eine Provokation hinaus erscheint der Autorin jedoch fragwürdig, sodass sie in dem Bemühen, eine tragfähige Brücke zu schlagen, von diesem Terminus Abstand nimmt und sich in den weiteren Ausführungen an die psychotherapiewissenschaftliche Terminologie anlehnt.

8 Methodik

> Letztendlich ist die Ressourcenorientierung das verbindende Herzstück der Positiven Psychologie und der Psychotherapie.

Während die Positive Psychologie den Begriff „Ressourcen" mithilfe menschlicher Tugenden und Stärken (Seligman, 2011) einzugrenzen versucht und sich damit um die Abbildung eines „optimalen menschlichen Funktionierens" (vgl. ebd., S. 48pp.) bemüht, werden Ressourcen nach Grawe, Grawe-Gerber (1999, S. 66f.) als positives Potenzial betrachtet, das zur Befriedigung der individuellen Grundbedürfnisse verfügbar ist. Ganz allgemein lassen sich

> „Ressourcen als allgemeingültige Erlebens-, Einstellungs- und Handlungsregulationsfähigkeiten personaler und sozialer Art (...) „(Frank, 2013, S. 23f.)

definieren, die für das Wohlbefinden und die Gesundheit von entscheidender Bedeutung sind. Somit kommt der Ressourcenaktivierung als psychotherapeutischer Wirkfaktor eine schulenübergreifend zentrale Rolle zu. Ohne Bezug zu Ressourcen ist eine moderne Psychotherapie nicht denkbar. Je frühzeitiger bedürfnisbefriedigende Erfahrungen stimuliert werden, desto eher wird Problembewältigung erleichtert bzw. Gesundheit proaktiv gefördert.

Folgt man den konsistenztheoretischen Modellannahmen von Grawe sind es insbesondere vier Grundbedürfnisse, die psychische Aktivitäten in Gang setzen: ein Bedürfnis nach Orientierung, Kontrolle und Kohärenz, ein Bedürfnis nach Lust, ein Bedürfnis nach Bindung und ein Bedürfnis nach Selbstwerterhöhung (vgl. Grawe, 20014, S. 186p.) Damit lehnt er sich an die Annahmen der Cognitive-Experiential Self-Theory (CEST) von Seymour Epstein (1990, 1993) an und ergänzt diese Theorie um ein weiteres Grundprinzip des psychischen Funktionierens, um das sogenannte Konsistenzprinzip. Während sich die vier Grundbedürfnisse dadurch auszeichnen, dass sie durch sensorische Erfahrungen verletzt oder befriedigt werden, bezieht sich das Prinzip der Konsistenz auf die Vereinbarkeit der vielen gleichzeitig ablaufenden psychischen Prozesse, bzw. auf die innerorganismische Regulation und ist damit den vier Einzelbedürfnissen übergeordnet. Grawe spricht bei der Konsistenz von einem „Grundprinzip des psychischen Funktionierens" (vgl. Grawe, 2004, S. 186p.). Das Bindeglied zwischen den Grundbedürfnissen und dem Konsistenzprinzip, die unmittelbar miteinander in Wechselwirkung stehen, ist das Konstrukt der Kongruenz. Von Kongruenz spricht man, wenn aktuelle motivationale Ziele mit den realen Wahrnehmungen übereinstimmen. Ist das nicht der Fall, spricht man von Inkongruenz. Aus konsistenztheoretischer Sicht lässt sich das psychische Funktionieren daher wie folgt darstellen: Ausgehend von vier grundlegenden Bedürfnissen, die nach eingehender empirischer Prüfung allen Menschen gemein sind, entwickeln sich motivationale Schemata, um diese Grundbedürfnisse zu befriedigen. Je nachdem, ob sich ein Mensch in seinen Grundbedürfnissen befriedigt oder verletzt fühlt, entwickelt er entweder annähernde oder vermeidende motivationale Schemata. Überwiegen die Vermeidungsstrategien, spricht man von einer Annäherungsinkongruenz. Können befürchtete Erfahrungen nicht vermieden werden, wird das als Vermeidungsinkongruenz bezeichnet. Sofern annähernde und vermeidende Ziele gleichzeitig aktiviert werden, oder im Falle eines Annäherungs-/Annäherungs- bzw. Vermeidungs-/Vermeidungs-Konflikts spricht man von motivationaler Diskordanz. Diskordanz und Inkongruenz führen zu negativen Emotionen wie etwa Angst, Enttäuschung oder Ärger und stellen als inkonsistente Formen des psychischen Geschehens Gefahren für die psychische Gesundheit dar. Die psychische Gesundheit und das Wohlbefinden einer Person wird umso höher sein, je höher ihr allgemeines Kongruenzniveau ist, d.h. je öfter sie die Erfahrung macht, dass Annäherungs- und Vermeidungsziele zum gewünschten Ergebnis, nämlich zu positiver Bedürfnisbefriedigung bzw. zum Schutz vor Bedürfnisverletzung führen.

Als oberstes Regulationsprinzip psychischen Geschehens kann gemäß den konsistenztheoretischen Modellannahmen das Streben nach Konsistenz angesehen werden.

Je nachdem wie gut es einer Person gelingt, flexible Mechanismen zur erfolgreichen Konsistenzregulation herauszubilden, setzt sie damit sich aufschaukelnde negative oder positive Rückkopplungsprozesse in Gang: Sieht sich eine Person wiederholt in der Realisierung ihrer Annäherungsziele beeinträchtigt, wird sie sehr wahrscheinlich Abwehr- und Vermeidungsstrategien entwickeln, die ihre gesamte psychische Energie binden und in weiterer Folge zu Annäherungsinkongruenzen und motivationaler Diskordanz führen. Die hohen Inkonsistenz-Spannungen führen weiterhin zu negativen Emotionen, die nicht wirksam herunterreguliert werden können.

8 Methodik

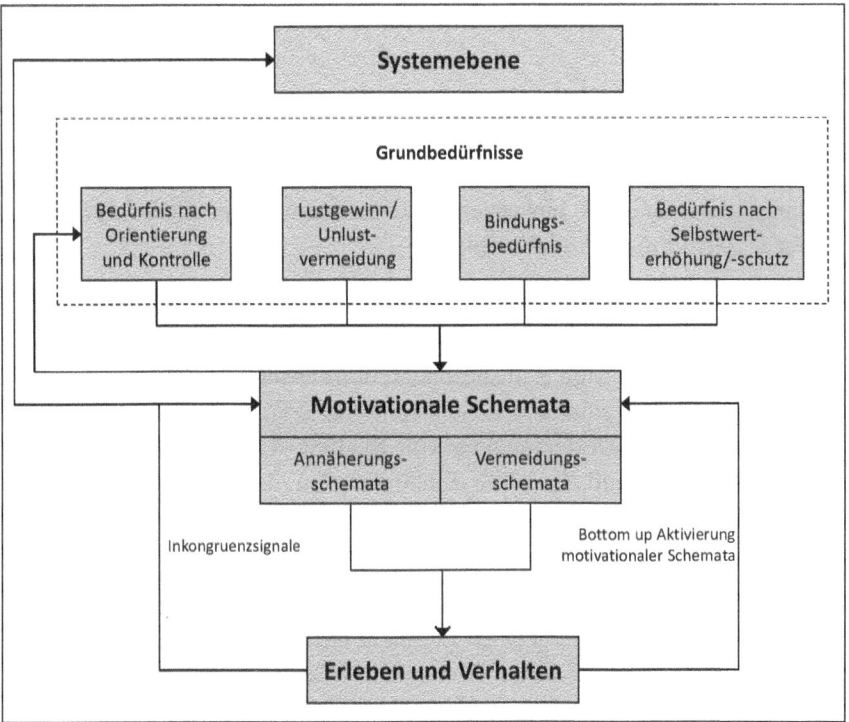

Abbildung 14: Das konsistenztheoretische Modell des psychischen Geschehens (vgl. Grawe, 2004, S. 189p.)

Schlussfolgernd kann festgehalten werden, dass Inkonsistenz gleichzeitig als Ursache und Folge psychischer Störungen angesehen werden kann.

Je flexiblere Mechanismen eine Person zur erfolgreichen Konsistenzregulation herausbilden kann, desto besser wird sie ihre Grundbedürfnisse stillen können, was wiederum zu positiven Emotionen und einem guten Gedeihen mit hohem Wohlbefinden führt.

Nach Zarbock (2012) „könnte man das Konsistenzstreben auch als ein Bedürfnis nach Schaffung bzw. Aufrechterhaltung einer subjektiv stimmigen Identität verstehen" (Petzold, 2012a, S. 228p.). Er betrachtet

„(das) Streben nach Inkonsistenzreduktion im Dienste einer Aufrechterhaltung von Identität." (ebd.)

Dieser Argumentation folgend greift er das Konzept der Identität als konstitutives Merkmal psychisch gesunder Menschen auf und formuliert ein integratives Identitätsmodell, das weit über den motivationstheoretischen Erklärungsansatz Grawe's hinausgeht und moderne verhaltenstherapeutische Ansätze sinnvoll miteinander verbindet.

„Psychisches Leiden stellt immer eine Identitätsbeschädigung dar." (Zarbock; in: Petzold, 2012a, S. 233p.)

Nach Zarbock (2012) sind es insbesondere fünf Determinanten, die die Identität eines Menschen stützen: „1. Selbstpräsenz-Erfahrung, 2. Metakognitive Selbstkontrolle, 3. Selbsterzeugung von Realität, 4. Identifikation mit Bewusstseinsinhalten und 5. Selbst-Einbindung in die Umwelt." (Zarbock, 2012, S. 224p.)

Der erste Pfeiler der Identifikation verweist auf die Fähigkeit einer Person, jenseits aller konkreten Bewusstseinsinhalte ein „Ich-bin-Erleben" wahrnehmen zu können. Dabei geht es vor allem um das Vermögen, sich auf ein nicht-wertendes, akzeptierendes Gewahrsein jedes Momentes vertrauensvoll einlassen zu können. Hayes et al. (2003) sprechen in diesem Zusammenhang von einem „Selbst als Kontext" (vgl. Zarbock, 2012, S. 224pp.). Während beim „Selbst als Konzept" der Schwerpunkt unserer Identifikation auf dem inhaltlichen Aspekt liegt, d.h. auf unserer „Geschichte", liegt beim „Selbst als Kontext" der Identifikationsschwerpunkt auf dem formalen Aspekt des Ich-Erlebens. Es geht um die Schulung des reinen Beobachterbewusstseins. Diese Fähigkeit zur wesensmäßigen Verschmelzung mit dem allgemeinen Wahrnehmungsvermögen bewahrt uns vor psychischem Leid, da Leid immer nur ein Inhalt des Bewusstseins, niemals aber das Bewusstsein selbst sein kann.

Der zweite Pfeiler unserer Identität bezieht sich auf die Fähigkeit zur metakognitiven Selbstkontrolle, also auf die Fähigkeit, Metakognitionen zu erkennen und zu verändern. Unter Metakognitionen ist ein übergeordnetes kognitives System zu verstehen, das unsere Gedanken und Bewusstseinsinhalte und somit auch unser subjektives Erleben und den Umgang mit uns

8 Methodik

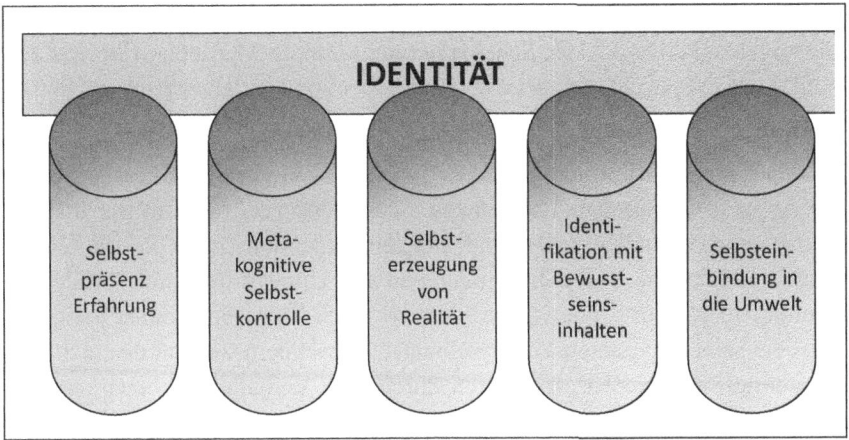

Abbildung 15: Das fünf-Säulen-Modell der Identität (Jerich)

selbst maßgeblich bestimmt. Je nach Plänen, Überzeugungen und Glaubensgrundsätzen („plans" & „beliefs") variieren unser Selbstverständnis und unsere Identität. Durch die Schulung der Fähigkeit zur metakognitiven Selbstkontrolle ist es möglich, unseren kognitiven Stil, der durch Prozesse der Beobachtung und Kontrolle bestimmt wird und zu bestimmten Voreinstellungen („biasing") führt, zu beeinflussen.

Die dritte Säule der Identifikation basiert auf der Erkenntnis, dass unser Selbstverständnis – unabhängig von den Informationen der realen oder sozialen Außenwelt – durch das, was ich zu mir sage („Selbstverbalisation") oder mir bildlich vorstelle („Imagination"), bestimmt werden kann. Mit anderen Worten sind wir in der Lage, unsere erlebte Innenwelt willentlich zu beeinflussen und uns dadurch von unserer Außenwelt größtenteils autonom zu machen. Inneres Sprechen kann motivierenden, handlungssteuernden, antizipatorischen, problemlösenden oder ergebnisbewertenden Charakter haben (vgl. Zarbock, 2012, S. 226pp.). Imaginationen in Form von Tagträumen können spontan oder stärker gelenkt sein. In jedem Fall stärkt die Fähigkeit zur Selbsterzeugung von Realität unsere Fähigkeit zur Selbstkontrolle und stellt somit eine weitere wichtige Stütze unserer Identität dar.

Identität wird sehr häufig auch durch „Dritte" (vgl. Zarbock, 2012, S. 230p.) gestiftet, wie etwa durch „bewusste oder unbewusste Glaubenssätze, Ziele, gesellschaftliche Institutionen, soziale Regeln, wiederkehrende Stimmungen (die sogenannten Modi der Schematherapie) andere Menschen („meine Familie") oder zentrale prägende Erinnerungen und Erfahrungen" (ebenda). Diese Art der Identifikation beruht auf Bewusstseinsinhalten.

Realität kann natürlich nur bis zu einem gewissen Grad selbsterzeugt werden. So ist es immer auch die Umwelt eines Menschen, die Einfluss auf sein Erleben und Verhalten und somit auf seine Identität hat. Zarbock (2012) integriert daher die Selbst-Einbindung in die Umwelt als fünfte Säule der Identität. In diesem Sinne ist die Identität eines Menschen immer auch das Ergebnis seiner operanten Lerngeschichte. Je nachdem wie gut es einer Person gelingt, positive Konsequenzen durch sein Verhalten zu bewirken und negative zu vermeiden (externe Funktionalität), desto größer ist die erlebte Selbstwirksamkeit im Sinne von Bandura (1997).

Erklärt man eine erfolgreiche Identifikation als primäres Kriterium für psychische Gesundheit und Wohlbefinden, muss konsequenterweise die Identitätsförderung als übergeordnetes Ziel psychotherapeutischen Handelns definiert werden. Es geht in jedem Fall darum, Menschen dabei zu helfen, positive, identitätsstiftende Lebenserfahrungen zu stimulieren und sie dadurch zu einer besseren Annäherungskongruenz zu führen. Während im Falle traditioneller Psychotherapie die Problembewältigung im Vordergrund steht, geht es im primordialen Anwendungsbereich insbesondere um Wohlbefindensoptimierung im Sinne des Konstrukts Flourishing (vgl. Abb. 10) durch Ressourcenaktivierung.

Nach Grawe (1999) ist das Prinzip der Ressourcenaktivierung eines von insgesamt vier primären Wirkprinzipien[1] in der Psychotherapie und wird sowohl empirisch als auch theoretisch gut gestützt. Es besteht weitgehend Einigung darüber, „dass das *Was* der therapeutischen Veränderung, die Therapieziele, unter der Problemperspektive zu bestimmen sind, dass für die Art, *wie* die therapeutischen Veränderungen herbeigeführt werden sollen, aber der Ressourcenaspekt eher wichtiger ist als der Problemaspekt." (Grawe, Grawe-

---

[1] Problemaktualisierung, Problembewältigung, motivationale Klärung (vgl. Grawe, Grawe-Gerber, 1999, 64p.)

8 Methodik

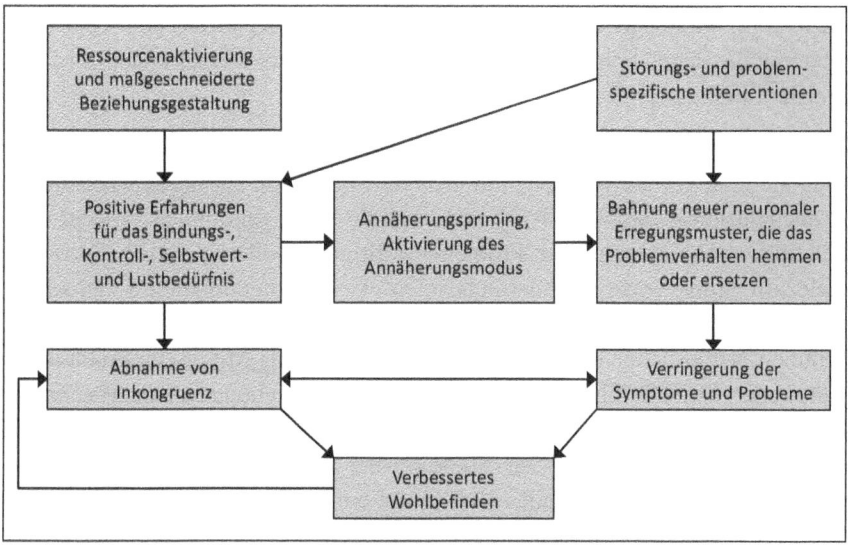

Abbildung 16: Funktionale Rolle bedürfnisbefriedigender Erfahrungen im Therapieprozess für Verlauf und Ergebnis einer Psychotherapie (Grawe, 2004, S. 408f.)

Gerber, 1999, 63p.) Dabei wird die Ressourcenaktivierung als ein pervasives Wirkprinzip verstanden, das den gesamten Therapieprozess durchzieht. Als handlungsleitendes Therapiemodell einer in diesem Sinne zu verstehenden „primordialen Psychotherapie" dient das Zweiprozess-Modell von Grawe.

Diese Sichtweise trägt zwar der Notwendigkeit Rechnung, dass Psychotherapie nicht länger einseitig auf die Probleme der Patienten ausgerichtet bleiben darf, verhaftet jedoch weiterhin in der Defizitperspektive, nämlich in der Annahme, dass ausschließlich Defizite und Probleme die Therapieziele bestimmen. Definiert man Bewusstsein als eine Beziehung zwischen uns und dem, auf das wir aufmerksam sind (vgl. Thalmann, 2013c, 9p), wird durch die vorherrschende Defizitorientierung innerhalb der Psychotherapie ein Problembewusstsein gefördert, das letztendlich bewirkt, dass die ganze psychische Aktivität weiterhin auf Defizite und Probleme fixiert bleibt, was zu negativen Emotionen führt, die wiederum Nährboden für psychische Störungen sind. Dadurch wird es nicht nur versäumt, das Potenzial psychotherapeutischer Interventionen jenseits der Symptomfreiheit aufzuzeigen, sondern auch beim Patienten ein Gesundheitsbewusstsein zu entwickeln, das ihm letztendlich dabei behilflich wäre, aus dem negativ verstärkten Störungskreislauf herauszutreten.

In der hier vorliegenden Arbeit soll dem Wirkprinzip der Ressourcenaktivierung nicht länger nur in Bezug auf die Frage des „Wie", sondern insbesondere auch auf die Frage des „Was" eine zentrale Rolle zukommen. Anstatt dem defizitären Therapieziel der Problembewältigung sollen positive Therapieziele, im Sinne von „Annäherungszielen" bzw. „Intentionalen Schemata"[2], formuliert werden. In diesem Sinne versteht sich Ressourcenaktivierung im Rahmen primordialer Psychotherapie nicht länger als Mittel zur Problembewältigung, sondern als Möglichkeit zur Verwirklichung seiner Potenziale bzw. zur Selbstoptimierung.[3] Als positive Therapieziele müssen daher Potenziale definiert werden, die zur Stärkung der Ich-Identität zum Einsatz gebracht werden können. Finales Ziel bleibt weiterhin eine Verbesserung des Wohlbefindens über eine erhöhte Konsistenzregulations-Erfolgsquote.

Zur effektiven Umsetzung der Therapieziele wird vorwiegend auf das Methodenrepertoire der modernen Verhaltenstherapie zurückgegriffen. Mit moderner Verhaltenstherapie wird ein ganzes Spektrum von Formen der Psychotherapie bezeichnet. Kaum eine andere psychotherapeutische Grundorientierung hat in den letzten Jahren dem Aspekt der Ressourcenaktivierung größere Aufmerksamkeit geschenkt. Die moderne Verhaltenstherapie lässt sich insbesondere mit folgenden Merkmalen charakterisieren (vgl. Margraf, Schneider, 2009a):

- *Wissenschaftlich geprüfte Psychotherapie*: Moderne Verhaltenstherapie wird seit über 50 Jahren intensiv erforscht und ist das wissenschaftlich am Besten anerkannte und akzeptierte Psychotherapieverfahren. Wissenschaftliche Wirksamkeitsstudien haben vielfach belegt, dass für viele psychische Erkrankungen die Verhaltenstherapie die erfolgreichste Therapiemethode ist.

---

2   Intendere, d.h. anstreben.
3   Die wachstumsorientierte Intention, sich selbst zu verwirklichen bzw. zu aktualisieren, d.h. sein Potenzial bestmöglich zur Entfaltung zu bringen, entspricht der impliziten Menschenbildannahme humanistischer Therapieschulen.

8 Methodik

- *Fokus auf Kurzzeittherapie*: Die Verhaltenstherapie weist im Vergleich mit anderen Psychotherapieschulen eine deutlich kürzere Therapiedauer auf und damit gleichzeitig einen relativ geringen zeitlichen und finanziellen Aufwand.
- *Erfolgsbeurteilung*: Verhaltenstherapie hat den Anspruch, effektiv und zeitökonomisch zu sein. Der Therapieerfolg wird laufend überprüft.
- *Aktive Mitarbeit:* Die Voraussetzung für den Therapieerfolg ist die aktive und eigenverantwortliche Mitarbeit von Klienten. Laufende Verhaltensübungen und Hausaufgaben zwischen den einzelnen Therapiesitzungen helfen bei der praktischen Umsetzung der erarbeiteten Lösungsstrategien im Alltag.
- *Zielorientiertheit und Transparenz:* Verhaltenstherapie ist stets zielorientiert, strukturiert und transparent. Das verhaltenstherapeutische Arbeitsbündnis ist dabei beziehungs- und ressourcenorientiert. Zur Erreichung der gemeinsam erarbeiteten Therapieziele werden verhaltenstherapeutische Methoden und Techniken angewendet. Wichtige „Standardmethoden" sind: Kommunikationstraining, Rollenspiel, Problemlösen und Entscheiden, Angstkonfrontation, Aufbau von positiven Aktivitäten, Selbstsicherheits-Übungen, kritisches Hinterfragen, Entspannungstraining, Selbstbeobachtung, Selbstinstruktionstraining, euthyme Therapieangebote, operante Verfahren, Schematherapie, Achtsamkeitstherapien, Training sozialer Kompetenz, etc. Wichtiger Bestandteil der Verhaltenstherapie sind kognitive Verfahren, die sich mit problematischen Grundüberzeugungen, Gedanken, Selbstgesprächen und Interpretationen beschäftigen.
- *Selbstmanagement als übergeordnetes Therapieziel:* Verhaltenstherapie soll „Hilfe zur Selbsthilfe" sein und strebt eine Generalisierung der erzielten Änderungen auf den Alltag an. Klienten werden zu Experten, indem sie in einem kontinuierlichen Lernprozess in ihrer Selbstmanagement- und Problemlösekompetenz geschult werden. Moderne Verhaltenstherapie versucht, Hilfen zur Lebensgestaltung zu vermitteln und die Autonomie und Selbstverantwortung zu fördern.
- *Ausrichtung auf die Zukunft:* Vielfältige Lernprozesse helfen dabei, mit eigenen Gefühlen, Gedanken und inneren Bildern besser umzugehen und mit sich und der Welt besser zurecht zu kommen, sei es die Fähig-

keit, besser mit Menschen in Kontakt zu treten, sei es ein veränderter Umgang mit dem eigenen Körper, eine veränderte Balance von Belastung und Erholung und vieles mehr.

Zur Stärkung der Identität nach Zarbock (2012) eignen sich insbesondere verhaltenstherapeutische Ansätze der sogenannten „dritten Welle": Der erste Pfeiler der Identität beruht auf der phänomenologischen Tatsache, dass das reine Beobachterbewusstsein niemals leidvoll sein kann. Die Fähigkeiten eines Menschen zur Identifikation mit dem reinen, nicht-bewerteten Bewusstsein werden umso besser ausgebildet sein, je größer das Urvertrauen im Sinne von Erik Erikson entwickelt werden konnte (1973). War eine Person im Laufe der Kindheit und Jugend regelmäßig starker Verunsicherung und Bedrohung ausgesetzt, wird es ihr im Erwachsenenalter sehr schwer fallen, sich der absichtslosen Existenz zu erfreuen und sich mit ihrem Selbst als Kontext zu identifizieren. Momente des inhaltslosen Selbst-Gewahrseins werden höchstwahrscheinlich als bedrohlich und ein „Fallen in das Nichts" erlebt. Der Schwerpunkt des Selbsterlebens von Menschen mit nur geringem Urvertrauen wird umso stärker von Bewusstseinsinhalten (Selbst als Konzept) abhängen. Um auch und gerade Menschen mit einem geringen Urvertrauen in ihrer Fähigkeit zur Selbstpräsenz-Erfahrung zu schulen, wurde die Methode der Achtsamkeit in die Psychotherapie eingeführt.

Zu den prominentesten achtsamkeitsbasierten Therapieverfahren zählen etwa die Mindfulness-Based Stress Reduction (MBSR) (Kabat-Zinn, 1995), die Mindfulness Based Cognitive Therapy (Segal et al., 2008) und die Dialectical Behavior Theory (Linehan, 1996). Der erste achtsamkeitsbasierte Interventionsansatz stammt aus den 1970er Jahren von Jon Kabat-Zinn (2011). Mit seinem achtwöchigen Gruppenprogramm „Stressbewältigung durch Achtsamkeit" (MBSR) ist er Pionier bei der Implementierung von Achtsamkeitsprinzipien innerhalb eines psychotherapeutischen Settings. Mithilfe einer Kombination aus drei Hauptübungen:

- Body-Scan,
- Yogaübungen und
- Sitzmeditation

(vgl. Kabat-Zinn, Kesper-Grossmann, 1999) soll Patienten dabei geholfen werden, den Umgang mit Stress, Schmerzen, Krankheit und Verlusterfahrungen zu verbessern. Dabei sind zwei Aspekte der Achtsamkeit von besonderer Bedeutung: Konzentration (shamata) und Einsicht (vipassana). Während durch Konzentration der Abschweifung von Gedanken in Zukunfts- oder Vergangenheitsszenarien entgegengewirkt werden soll, dient der Aspekt der Einsicht dazu, bewusst zu registrieren, dass eine Empfindung beispielsweise als schmerzhaft erlebt wird und sich dies innerlich zu vergegenwärtigen: „Da ist Schmerz". Empirische Nachweise über die Effektivität dieses Programms bestätigen positive Wirkungsweisen in Bezug auf eine verbesserte Körperwahrnehmung und Emotionsregulation, ein erhöhtes Selbst-Mitgefühl, Entspannung sowie eine Wirkung auf den Prozess der Disidentifikation, d. h. auf die Fähigkeit zur Distanzierung bzw. die Kultivierung einer Beobachterhaltung (metacognitive awareness). In diesem Sinne trägt das MBSR nicht nur zur Beseitigung von Stresssymptomen bei, sondern auch dazu, die Funktionsweise des Bewusstseins kennenzulernen und damit zu arbeiten (vgl. Heidenreich, Michala, 2013, S. 165pp.).

Das Prinzip der Achtsamkeit wird auch in der achtsamkeitsbasierten kognitiven Therapie (MBCT) als zentrales Therapieelement eingesetzt, anders als beim MBSR jedoch durch kognitiv-verhaltenstherapeutische Elemente ergänzt. Als achtsamkeitsbasierte Therapieelemente werden weitgehend jene aus dem MBSR-Programm übernommen. Zu den wichtigsten Übungen zählen

- die Rosinenübung,
- der Body-Scan,
- die Atemmeditation,
- Achtsamkeit in Bewegung sowie
- die Kurzmeditation namens Atem-Raum.

Bei der Rosinenübung wird das Prinzip der Achtsamkeit beim Verzehr einer Rosine illustriert. Dabei werden die Teilnehmer dazu angehalten, die Rosine mit allen fünf Sinnen wahrzunehmen (vgl. Koppenhöfer, 2014). Der Body-Scan, der insbesondere im MBSR eine zentrale Rolle spielt, ist eine Achtsamkeitsübung zur Verbesserung der Körperwahrnehmung. TeilnehmerInnen werden dazu angeleitet, ihre Aufmerksamkeit von Kopf bis Fuß wandern zu lassen und dabei eine konzentrierte und beobachtende Haltung einzunehmen. Die Atemmeditation sowie die Kurzmeditation „Atem-Raum" dienen dazu, die Aufmerksamkeit auf den Atem und die Empfindungen im Unterbauch zu richten. Achtsamkeit kann nicht nur in statischen Positionen geschult werden, sondern auch in Bewegung, etwa im Zuge der Durchführung von Dehnübungen oder beim entschleunigten Gehen. Die kognitive Therapie umfasst psychoedukative Elemente, wobei insbesondere auf den Umgang mit Kognitionen eingegangen wird, aber auch Hinweise zur Veränderung des eigenen Verhaltens gegeben werden. Die MBCT ist insbesondere bei Vorliegen einer Major Depression bzw. zur Rückfallprophylaxe indiziert (vgl. Heidenreich, et al., 2013, S. 121pp.).

Radikale Akzeptanz spielt auch in der Dialektisch-Behavioralen Therapie (DBT) von Linehan (vgl. Heidenreich et al., 2013, 102pp.), die sie speziell zur Behandlung von Borderline-Persönlichkeitsstörungen konzipiert hat, eine wichtige Rolle. Angesichts der oft äußerst unangenehmen biografischen Erfahrungen von Personen mit diesem Störungsbild ist es wichtig, eine annehmende, realitätsorientierte Haltung einzunehmen.

Als verhaltenstherapeutische Methode zur Förderung der Metakognitiven Selbstkontrolle (Identitätssäule Nr. 2) eignet sich der Sokratische Dialog, mit dessen Hilfe überprüft werden kann, ob dominante metakognitive Glaubenssätze zutreffend, hilfreich oder angemessen sind. Indem wir durch verbale Reflexion erkennen, dass wir für unsere Bewusstseinsinhalte und Gedankenprozesse selbst verantwortlich sind und diese auch positiv verändern können, machen wir eine wichtige Erfahrung der Selbstwirksamkeit und damit auch für unser Grundbedürfnis nach Orientierung und Kontrolle. Grundsätzlich ist festzuhalten, dass dysfunktionale Metakognitionen immer Resultat chronischer Bedürfnisfrustration sind. Anders als in der klassischen kognitiven Therapie ist in der Metakognitiven Therapie (MKT) nach Wells (2009, 2011) nicht das „Was" des Denkens für die Entstehung und Aufrechterhaltung von Leid und psychischen Problemen entscheidend, sondern das „Wie" des Denkens. Während in der klassischen Kognitiven Therapie *kognitive Inhalte*, wie zum Beispiel negative automatische Gedanken und Überzeugungen, zentrale Therapieinhalte sind, werden in der Metakognitiven Therapie *kognitive Prozesse*, wie etwa das Grübeln, ein sich unaufhörlich Sorgen-Machen und/oder ein persistent potenzielle Gefahren-Fokussieren etc. ins Visier genommen. Verhaltenstherapeutische Interventionen zur Förderung der Metakognitiven Selbstkontrolle zielen darauf ab, dysfunktionale

8 Methodik

Metakognitionen, die zu psychischen Missempfindungen führen, zu identifizieren und durch funktionale Metakognitionen zu ersetzen. Achtsamkeitsbasierte Therapieelemente der MKT sind das Konzept der „Losgelösten Achtsamkeit" (detached mindfulness, DM) sowie ein Aufmerksamkeitstraining (vgl. Heidenreich, Michala, 2013, S. 180pp.). Bei der Fertigkeit der Losgelösten Achtsamkeit geht es darum, sich negativer Gedanken, Intrusionen oder Gefühle bewusst zu sein (mindfulness), diese jedoch nicht zu analysieren bzw. sich in anderer Art und Weise inhaltlich damit auseinanderzusetzen. So werden innere Erlebnisse „disidentifiziert", d.h. losgelöst von der Identität betrachtet. Als Metapher für intrusive Gedanken führt Wells (2011) Wolken am Himmel an:

„Wolken sind Teil des sich selbst regulierenden Wettersystems, man kann auf sie keinen Einfluss nehmen. Versuche, Wolken wegzuschieben oder sich über das Aufziehen von Wolken Sorgen zu machen, ist weder hilfreich noch sinnvoll." (Heidenreich et al., 2013, S. 189p.)

Losgelöste Achtsamkeit kann auf unterschiedliche Art und Weise geschult werden. Als eine Methode schlägt Wells (2011) die freie Assoziation vor: Dem Patienten werden dabei unterschiedliche Wörter vorgelesen, deren freie Assoziationen in der Folge lediglich beobachtet werden sollen. Ziel dieser Übung ist es, mithilfe eines distanziert-beobachtenden Umgangs mit Gedanken eine Identifikation mit diesen Gedanken und damit eine inhaltliche Auseinandersetzung zu vermeiden. Die Methode der freien Assoziation ist umso anspruchsvoller, je eher emotional relevantere Wörter miteinbezogen werden. Eine weitere Möglichkeit zur Schulung Losgelöster Achtsamkeit ist das wiederholte Anhören eines Tonbands mit eigenen negativen Gedanken, wie beispielsweise „Ich bin nicht liebenswert" oder „Ich bin ein Versager". Das Ziel dieser Übung ist es, die entsprechenden negativen Gedanken durch das wiederholte Abspielen des Tonbands mehr als Geräusch, denn als Tatsache wahrzunehmen. Im Rahmen des Aufmerksamkeitstrainings werden Übungen zur selektiven Aufmerksamkeit, zum raschen Aufmerksamkeitswechsel und zur geteilten Aufmerksamkeit eingesetzt (vgl. Wells, 2011, S. 75pp.).

Realität ist nicht unbedingt abhängig von äußeren Gegebenheiten, sondern kann auch mithilfe von Imaginationen und Selbstinstruktionen selbst erzeugt werden (Identitätssäule Nr. 3). Um Realität unabhängig von den äußeren Gegebenheiten zu erzeugen und positive Selbstgespräche und Gefühle zu initiieren, eignen sich insbesondere Imaginationen im Sinne einer imaginativen Therapie (vgl. Lazarus, 2000).

Dysfunktionale Selbstgespräche basieren immer auf dysfunktionalen Kognitionen bzw. Bewusstseinsinhalten. Der Übergang von der dritten zur vierten Identitätssäule ist daher fließend. Während Aaron Beck (2010) die Grundannahmen („core beliefs") als fundamental für die Identität des Menschen ansieht, postuliert Grawe (2004), dass das Verhalten und Erleben des Menschen auf die Befriedigung bzw. Frustration von Grundbedürfnissen zurückzuführen ist. Auch nach Lazarus (1991) ist die Identität Teil eines motivationalen Konzepts. Er legt die Betonung auf sechs verschiedene Arten der Identifikationsstiftung, nämlich auf die soziale und Selbst-Achtung, auf moralische Werte, Ich-Ideale, zentrale Welt(be-)-Deutungen und Ideen, andere Menschen und ihr Wohlergehen sowie auf Lebensziele (vgl. Zarbock, 2012, S. 229p.). Vertreter narrativer Therapieansätze (Meichenbaum, 1996; Payne 2006) sehen die Konstruktion einer als stimmig erzählten Lebensgeschichte als zentrales Element der Selbsterklärung eines Menschen. Auch Schlüsselerlebnissen wird in Bezug auf die Identitätsstiftung eine besondere Rolle eingeräumt (Zarbock, 1994). Young (2008b) erweitert das Konstrukt der einheitlichen Ich-Identität durch sein Modell der „personalen Gesamtzustände" (Modi) und differenziert zwischen einem Modus des gesunden, strafenden, oder fordernden Erwachsenen und unterschiedlichen Kind-Modi (z. B. verletzbares, ärgerliches Kind). Je nachdem, welcher Modus gerade aktiviert ist, ist dieser identifikationsstiftend.

Eine der wohl grundlegendsten Erkenntnisse innerhalb der Verhaltenstherapie ist die Tatsache, dass sich ein Individuum immer so verhalten wird, um aversive Reaktionen wie Trauer, Schmerz und Angst zu vermeiden und um sich positiven Reaktionen wie etwa Begeisterung, Lust und Freude anzunähern (klassische Konditionierung). Gemäß diesem Grundsatz der klassischen Konditionierung (Reinecker, 1987) ist unsere Identität daher auch Teil unserer operanten Lerngeschichte (Identitätssäule Nr. 5).

Bisherige Befunde lassen den Schluss zu, dass Ressourcenaktivierung umso effektiver wirkt, je früher sie erfolgt. Es ist erwiesen, „dass Therapie bei jenen Patienten am besten wirkt, die sie am wenigsten nötig haben." (Grawe,

8 Methodik

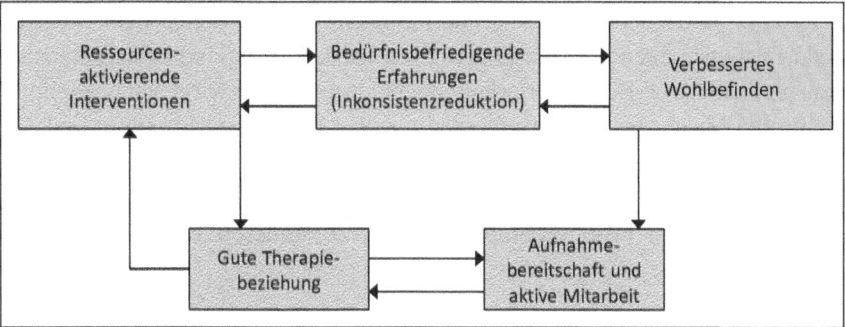

Abbildung 17: Ressourcenaktivierung als positiver Rückkopplungsprozess (vgl. Grawe, Grawe-Gerber, 1999, 68p)

Grawe-Gerber, 1999, 65p.) Trotz überzeugender Befundlage versteht sich Psychotherapie weiterhin ausschließlich als „Krankenbehandlung" und nicht auch als eine sehr effektive Möglichkeit zur Gesundheitsförderung.

Theoretisch lassen sich die positiven Wirkungen der primordialen Ressourcenaktivierung mithilfe der Interaktionsannahmen des „Generic Model of Psychotherapy" von Orlinsky und Howard (1986; in: Grawe, Grawe-Gerber, 1999, S. 68p) wie folgt darstellen: Sowie psychische Probleme eine sich selbst aufrechterhaltende negative Eigendynamik gewinnen, bringt Ressourcenaktivierung einen positiven Rückkopplungsprozess in Gang (vgl. Grawe, Grawe-Gerber, 1999, 66pp.). „Je mehr der Patient Gelegenheit erhält, sich in der Therapie im Sinne seiner Stärken und positiven Intentionen zu verhalten, je mehr also seine Ressourcen prozessual aktiviert werden, umso mehr Gelegenheit zu selbstwerterhöhenden Wahrnehmungen erhält er." (Grawe, Grawe-Gerber, 1999, 68p.)

Vertreter der Positiven Psychologie (vgl. Seligman 2011, 2014) machen sich den positiven Wirkmechanismus der Ressourcenaktivierung zunutze, indem sie die Förderung von Charakterstärken zum zentralen Therapie- und Forschungsinhalt erheben.

> Charakterstärken und Tugenden werden als Kern-Charakteristiken des optimalen menschlichen Funktionierens angesehen (Seligman, 2014).

Wird man im Sinne seiner Ziele und Fähigkeiten aktiv, macht man wichtige bedürfnisbefriedigende Erfahrungen. So trägt der Einsatz von Charakterstärken nicht nur zur Selbstwerterhöhung bei, sondern bewirkt auch wichtige Kontrollerfahrungen. Dadurch werden positive Emotionen stimuliert und das Wohlbefinden einer Person auf direktem Wege erhöht. Erfolgserlebnisse führen wiederum zu positiven Zukunftserwartungen, die im Sinne einer sich selbst erfüllenden Prophezeiung wiederum zu weiteren Erfolgserlebnissen führen.

Seligman (2014) verweist auf insgesamt sechs allgemein gültige Tugenden („virtues"), die als Grundlage eines glücklichen, gelingenden Lebens („Flourishing") angesehen werden:

1) Weisheit und Wissen,
2) Mut,
3) Menschlichkeit,
4) Gerechtigkeit,
5) Mäßigung und
6) Transzendenz.

Diese sechs Tugenden beinhalten zeitlose ethische Werte und stellen dar, was man unter einem „guten Charakter" versteht. Erlangt werden diese Tugenden, indem sie durch menschliche Stärken gelebt werden. Sie sind nicht als normative Wertvorstellungen zu verstehen, sondern werden lediglich als Verhaltensmöglichkeiten angeboten. Als kognitive Stärken führt er Kreativität, Neugierde, Urteilsvermögen, Freude am Lernen und Weitsicht an und weist sie der Tugend Weisheit und Wissen zu. Zu den emotionalen Stärken, die gemeinsam die Tugend Mut charakterisieren, zählt er insbesondere Tapferkeit, Ausdauer, Authentizität und Enthusiasmus. Der Tugend Menschlichkeit ordnet er die drei interpersonalen Stärken Bindungsvermögen, Freundlichkeit und soziale Intelligenz zu. Die Tugend Gerechtigkeit kennzeichnet er mit den Charakterstärken Teamwork, Fairness und Führungsvermögen. Bescheidenheit, Vorsicht und Selbstregulation sind die drei Stärken, die unter die Tugend Mäßigung subsumiert werden und als sinnstiftende Stärken der Tugend Transzendenz führt er den Sinn für das Schöne, Dankbarkeit, Hoffnung, Vergebungsbereitschaft, Humor und Religiosität/Spiritualität an (vgl. Seligman, 2014, 207pp.). Auf Basis dieser 24 Charakterstärken wurde der Test der Charakterstärken (VIA-IS-Persönlichkeitstest, www.charakter staerken.org) entwickelt.

Tabelle 9: Menschliche Tugenden und Stärken (nach Seligman, 2014)

	Tugenden	Stärken
1.	**Weisheit und Wissen:** *Kognitive* Stärken, die den Erwerb und den Gebrauch von Wissen beinhalten	– Kreativität – Neugierde – Urteilsvermögen – Freude am Lernen – Weitsicht
2.	**Mut:** *Emotionale* Stärken, die mit Willenskraft innere und äußere Hindernisse beim Erreichen von Zielen überwinden	– Tapferkeit – Ausdauer – Authentizität – Enthusiasmus
3.	**Menschlichkeit:** *Interpersonale* Stärken, die liebevolle menschliche Begegnungen ermöglichen	– Bindungsvermögen – Freundlichkeit – Soziale Intelligenz
4.	**Gerechtigkeit:** Stärken, die das *Gemeinwesen* fördern	– Teamwork – Fairness – Führungsvermögen
5.	**Mäßigung:** Stärken, die *Exzessen* entgegenwirken	– Bescheidenheit – Vorsicht – Selbstregulation
6.	**Transzendenz:** Stärken, die *Sinn* stiften, einer höheren Macht näher bringen (Religiosität, Spiritualität)	– Sinn für das Schöne – Dankbarkeit – Hoffnung – Vergebungsbereitschaft – Humor – Religiosität/Spiritualität

8.1 Weisheit

Kreativität, Einfallsreichtum, Originalität, praktische Intelligenz, Gewitztheit: Kennzeichnend für diese Stärke ist, dass man einfallsreich ist, auch unkonventionelle, neue Wege geht und Originelles zu leisten vermag. Bei ausgeprägter Kreativität zeigen Menschen diese Stärke meistens in mehreren Lebensbereichen.

Neugier, Interesse an der Welt: Kennzeichnend für diese Stärke ist, dass man stets für neue Erfahrungen offen ist und die nötige Flexibilität besitzt, sich auf all das interessiert einlassen zu können, was man nicht aus eigener Erfahrung kennt. Neugierige Menschen haben viele Interessen und suchen nach Abwechslungen im täglichen Leben.

Urteilsvermögen, kritisches Denken, Aufgeschlossenheit: Kennzeichnend für diese Stärke ist, dass man die Dinge gern logisch und kritisch durchdenkt, genau überprüft und Urteile nicht aus dem Bauch heraus fällt. Menschen mit ausgeprägtem Urteilsvermögen betrachten Probleme und Gegebenheiten des Alltags aus unterschiedlichen Perspektiven, hinterfragen sie kritisch und entwickeln Argumente für wichtige Entscheidungen, die an der Realität orientiert sind. Sie werden für ihre Objektivität geschätzt.

Freude am Lernen: Kennzeichnend für diese Stärke ist, dass man wissbegierig ist und begeistert Neues lernt, auch indem man z.B. Ausstellungen, Museen oder Vorträge besucht. Das ständige Lernen wird als Herausforderung angesehen. Man hat den Wunsch, mehr über das Leben und die Welt wissen zu wollen. Der eigene Lerneifer kann dazu beitragen, dass man vom eigenen Umfeld als Experte für ein bestimmtes Gebiet angesehen wird.

Weisheit, Perspektive: Kennzeichnend für diese Stärke ist ein Blick für das Wesentliche. Menschen mit Weisheit haben einen guten Überblick und eine reife Sichtweise auf das Leben. Ihr Wissen ist erfahrungsgebunden und ermöglicht es ihnen, eine sinnvolle Lebensbilanz zu ziehen. Sie können gut zuhören und werden aufgrund ihrer Erfahrung gern von anderen Menschen um Rat gefragt.

8.2 Mut

Tapferkeit, Heldenmut: Kennzeichnend für diese Stärke ist, dass tapfere und mutige Menschen vor Hindernissen, Bedrohlichem oder Scherz nicht zurückschrecken, sondern sich unerschrocken damit auseinandersetzen. Sie können couragiert einen Standpunkt einnehmen, der auch persönlich nachteilig sein kann. Sie können gefasst und in Würde erlittenes Leid durchstehen. Sie können sich einer gefährlichen Situation trotz körperlicher Belastung stellen. Sie können ihren eigenen Standpunkt gegen eine starke Opposition vertreten und Zivilcourage an den Tag legen.

Ausdauer, Tüchtigkeit, Sorgfalt: Kennzeichnend für ausdauernde Menschen ist, dass sie schwierige Projekte, ohne viel zu klagen, zu Ende führen, Zusagen einhalten und sich beharrlich und ausdauernd mit großem Fleiß einsetzen, ohne aufzugeben. Beharrliche Menschen können sich flexibel und realistisch an die gegebenen Bedingungen anpassen, ohne perfektionistisch zu werden, sie lassen sich aber nicht von ihren Zielen abbringen.

Authentizität, Integrität, Ehrlichkeit: Kennzeichnend für diese Stärke ist, dass man in Worten und Taten ein aufrichtiger, ehrlicher Mensch ist, Versprechen immer hält und dass man so auch von seinen Freunden gesehen wird. Aufrichtige Menschen sind fähig, für sich selbst Verantwortung zu übernehmen, und handeln in Übereinstimmung mit ihren Gedanken, Gefühlen und Überzeugungen.

Begeisterung, Leidenschaft, Enthusiasmus: Kennzeichnend für diese Stärke ist, dass man der Welt mit Begeisterung und positiver Energie gegenübertritt, mit Leidenschaft an die Dinge herangeht und sich mit Leib und Seele einbringt. Enthusiastische Menschen freuen sich auf jeden Tag. Sie werden oft als energisch, flott und schwungvoll beschrieben, setzen sich voll ein und bringen ihre Vorhaben auch zu Ende.

8.3 Menschlichkeit

Bindungsvermögen, lieben und zulassen, geliebt zu werden: Kennzeichnend für diese Stärke ist, dass man Nähe zu anderen Menschen herstellen kann und engen, herzlichen Beziehungen einen hohen Wert beimisst. Man ist fähig zu Nächstenliebe, kann aber auch freundliche Zuwendung und Liebe anderer Menschen annehmen. Die mitmenschlichen Beziehungen zeichnen sich durch gegenseitige Hilfeleistungen, Akzeptanz und Verpflichtung aus.

Freundlichkeit, Großzügigkeit: Kennzeichnend für diese Stärke ist, dass man anderen Menschen gerne einen Gefallen tut und sich ihnen gegenüber nett, hilfsbereit und wohlwollend verhält. Freundliche Menschen machen andere gerne glücklich. Die Interessen anderer Menschen werden ebenso ernst genommen wie die eigenen.

Soziale Intelligenz, persönliche Intelligenz, emotionale Intelligenz: Kennzeichnend für diese Stärke ist, dass man gutes Wissen über sich selbst und die eigenen Gefühle besitzt, sich selbst ausreichend versteht, auch die Bedürfnisse und Wünsche anderer Menschen wahrnehmen kann und auf deren Stimmungen, Motivationen und Absichten angemessen reagiert. Man weiß, in welcher Umgebung man am besten aufgehoben ist, und kann sich auch gut der jeweiligen Situation anpassen.

8.4 Gerechtigkeit

Teamwork, Gemeinschaftssinn, Pflicht, Loyalität: Kennzeichnend für diese Stärke ist, dass man sich als Mitglied einer Gruppe sieht, im Team loyal seinen Beitrag leistet und anderen Menschen Respekt entgegenbringt. Die Gruppenzugehörigkeit wird als sehr wichtig erlebt. Eigene Interessen werden zugunsten der Gruppe zurückgesteckt. Es geht hier auch um Bürgerverantwortung.

Fairness und Gerechtigkeit: Kennzeichnend für diese Stärke ist ein ausgeprägter Sinn für Gerechtigkeit. Man räumt jedem eine Chance ein und nimmt das Wohlergehen anderer ebenso wichtig wie das eigene. Faire Menschen bemühen sich um Gleichbehandlung, können Fehler zugeben, haben keine Vorurteile und sind kompromissbereit.

Führungsvermögen: Kennzeichnend für diese Stärke ist, dass man gut organisieren kann und nicht nur dafür sorgt, dass die Arbeit getan wird, sondern auch ein gutes Gruppenklima herrscht. Menschen mit Führungsvermögen können Entscheidungen treffen, übernehmen die Verantwortung für Fehler und fördern das Zugehörigkeitsgefühl in einer Gruppe, indem sie unterschiedliche Meinungen einbeziehen.

8.5 Mäßigung

Bescheidenheit, Demut: Kennzeichnend für diese Stärke ist, dass man nicht das Rampenlicht sucht, mit Erfolg prahlt, sondern Leistungen eher für sich sprechen lässt. Bescheidene Menschen ziehen es vor, andere reden zu lassen, und können Fehler und Mängel zugeben.

Vorsicht, Besonnenheit, Diskretion: Kennzeichnend für diese Stärke ist, dass man sorgfältig nachdenkt, vorausschauend handelt und abwarten kann, bis alle Seiten berücksichtigt sind. Man tut nichts, was man später bereuen müsste.

Selbstregulation, Selbstkontrolle: Kennzeichnend für diese Stärke ist, dass man seine Wünsche und Bedürfnisse ohne große Anstrengung eingrenzen kann. Man hat die eigenen Gefühle gut im Griff, ist selbstdiszipliniert und kann auch in Krisensituationen gelassen bleiben.

8.6 Transzendenz

Sinn für das Schöne, Wertschöpfung: Kennzeichnend für diese Stärke ist, dass man Schönheit, Vortrefflichkeit und Können in allen Lebensbereichen (z.B. Musik, Kunst, Natur, Sport, Wissenschaft) zu würdigen vermag, darüber staunen und sich darüber freuen kann.

Dankbarkeit: Kennzeichnend für diese Stärke ist, dass man das Gute, was einem widerfährt, bewusst wahrnimmt und wie ein Geschenk sehr zu schätzen weiß. Man kann die empfundene Dankbarkeit anderen Menschen gegenüber ausdrücken. Die Dankbarkeit kann sich außer Menschen auch auf die

Natur, die Tierwelt oder Gott richten und sogar als eine besondere Gnade erlebt werden.

Hoffnung, Optimismus, Zukunftsorientiertheit: Kennzeichnend für diese Stärke ist, dass man von der Zukunft das Beste erwartet und sich optimistische Ziele setzt mit der klaren Hoffnung, sie auch erreichen zu können. Bei Rückschlägen blicken zuversichtliche Menschen hoffnungsvoll in die Zukunft.

Bereitschaft zum Vergeben: Kennzeichnend für diese Stärke ist, dass Menschen mit dieser Stärke anderen eine zweite Chance einräumen und denjenigen vergeben können, die ihnen persönliches Unrecht zugefügt haben. Sie sind eher in der Lage, Konflikte aus der Vergangenheit ruhen zu lassen.

Humor und Verspieltheit: Kennzeichnend für diese Stärke ist, dass man gern lacht und die angenehmen Seiten des Lebens sehen kann. Man kann witzig sein, bringt auch andere gern zum Lachen und begegnet der Welt mit einer eher spielerischen Haltung.

Spiritualität, Sinnorientiertheit, Glaube, Religiosität: Kennzeichnend für diese Stärke ist, dass man davon überzeugt ist, dass alles im Leben einen höheren Sinn hat. Das Denken und Handeln ist von religiösem Glauben geprägt, der Orientierung gibt und Trost schenkt. Entsprechend der eigenen Lebensphilosophie hat man einen festen Platz im Universum gefunden.

Jeder kann frei entscheiden, menschliche Stärken mit der Absicht zu leben, Lebensfreude oder den Lebenssinn zu erhöhen. Stärken beruhen auf Willenskraft und sind damit für jede Person in jedem Alter und Gesundheitszustand gut auszubilden. Es sind solche Eigenschaften, mit denen sich Menschen in besonderer Weise identifiziert sehen. Der Einsatz eigener Stärken führt meistens zu etwas Gutem, Vorzeigbarem, Wirkungsvollem und wird von positiven Gefühlen begleitet, die als glaubwürdig und echt erlebt werden. Zutreffend wird das dabei entstehende Wohlbefinden als ein echtes, ganz authentisches Gefühl von Zufriedenheit und Wohlbefinden („authentic happiness") bezeichnet. Es geht dabei um Begeisterung, Freude, Stolz, Zufriedenheit, Erfüllung und Harmonie. Lebt man die eigenen Stärken, so ermüdet oder erschöpft das nicht, sondern es verleiht im Gegenteil sogar Kraft, gibt Schwung und kann Enthusiasmus bis hin zu Ekstase hervorrufen.

8.6 Transzendenz

Betrachtet man therapeutisches Geschehen aus der Ressourcenperspektive, gilt es unterschiedliche Perspektiven zu differenzieren: die intrapersonale versus die interpersonale Perspektive (Systemdimension), die nonverbale versus die inhaltliche Kommunikation (Kommunikationsdimension/Funktionsmodus), die motivationale versus die potenziale Perspektive (Bedeutungsdimension) sowie die Zustands- versus die Veränderungsperspektive (Veränderungsdimension). Daraus ergibt sich eine große Vielfalt an ressourcenaktivierenden Therapiemöglichkeiten (vgl. Grawe, Grawe-Gerber, 1999, S. 69p.).

Auf der inhaltlichen Ebene geht es in erster Linie darum, Verhalten sowohl unter dem motivationalen Aspekt als auch unter dem Fähigkeitsaspekt zu betrachten. Die zentralen Fragestellungen lauten daher: Was sind die wichtigsten positiven Ziele des Patienten? Was sind dessen größten Stärken und Fähigkeiten? Stimmen diese miteinander überein? Ziele und Fähigkeiten hängen meist, aber nicht notwendigerweise, eng miteinander zusammen. Grundsätzlich tut der Mensch das, was er gern tut, möglichst oft (Motivationsaspekt) und damit auch gut (Fähigkeitsaspekt). Sind die motivationalen Ressourcen einer Person jedoch mangels entsprechendem Bewusstsein nicht aktiviert, verhält er sich in vielen Lebenssituationen nicht im Sinne seiner Fähigkeiten, welche in Folge auch nicht besonders gut ausgebildet sind. Daher ist es nützlich, den Fähigkeitsaspekt vom motivationalen Aspekt zu differenzieren. Eine Nicht-Übereinstimmung zwischen dem Motivations- und Fähigkeitsaspekt kann ein wichtiger Hinweis auf eine vorhandene Inkongruenz-Quelle im Sinne von brachliegenden Ressourcen (vgl. Grawe, 2004, S. 347p.) sein, die bei entsprechender motivationaler Aktivierung eine Verringerung des Inkongruenz-Niveaus und damit eine Wohlbefindens-Optimierung nach sich ziehen würde.

> Eine der wichtigsten Aufgaben primordialer Psychotherapie ist es daher, das Bewusstsein für die eigenen Stärken und Fähigkeiten zu aktivieren. Je besser es einer Person gelingt, sich im Sinne ihrer Stärken und Fähigkeiten zu verhalten, desto größer ist das damit einhergehende Wohlbefinden.

Die Fokussierung auf den inhaltlichen Aspekt setzt eine ressourcenorientierte Wahrnehmungs-, Denk- und Vorgehensweise seitens des Therapeuten voraus.

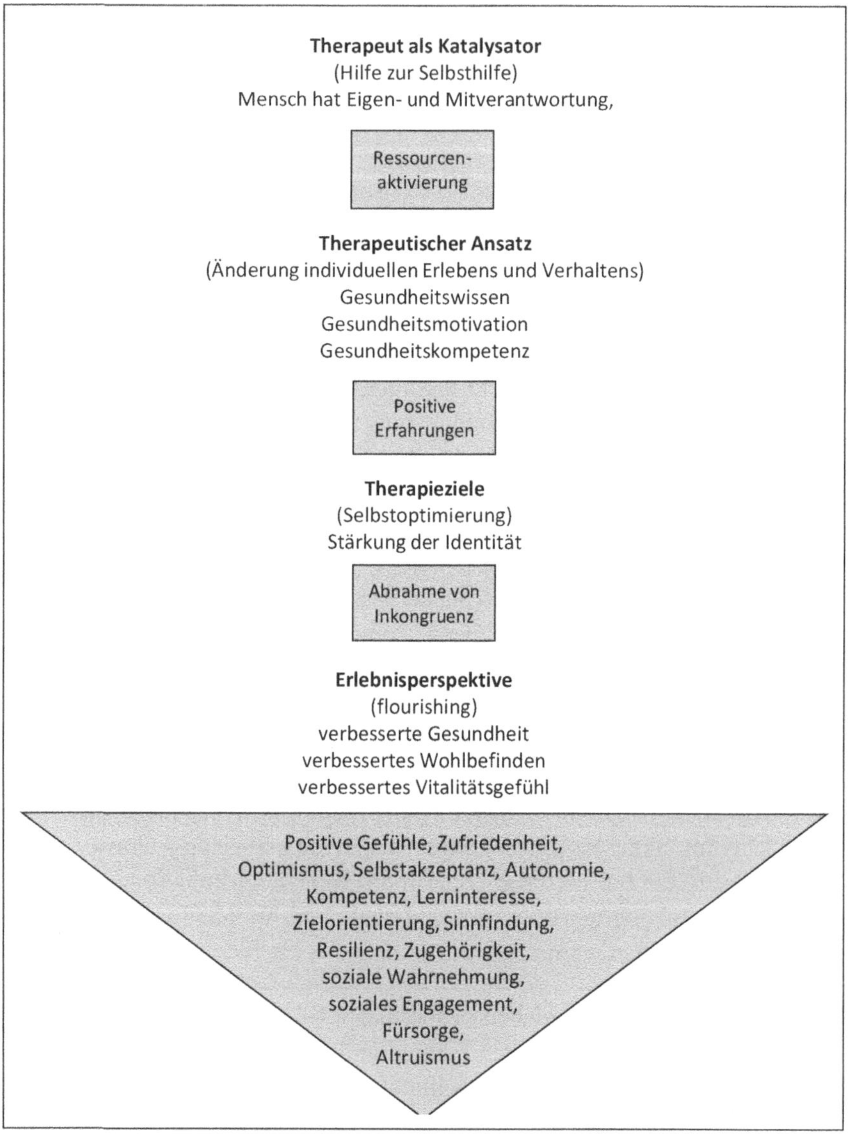

Therapeut als Katalysator
(Hilfe zur Selbsthilfe)
Mensch hat Eigen- und Mitverantwortung,

Ressourcen-
aktivierung

Therapeutischer Ansatz
(Änderung individuellen Erlebens und Verhaltens)
Gesundheitswissen
Gesundheitsmotivation
Gesundheitskompetenz

Positive
Erfahrungen

Therapieziele
(Selbstoptimierung)
Stärkung der Identität

Abnahme von
Inkongruenz

Erlebnisperspektive
(flourishing)
verbesserte Gesundheit
verbessertes Wohlbefinden
verbessertes Vitalitätsgefühl

Positive Gefühle, Zufriedenheit,
Optimismus, Selbstakzeptanz, Autonomie,
Kompetenz, Lerninteresse,
Zielorientierung, Sinnfindung,
Resilienz, Zugehörigkeit,
soziale Wahrnehmung,
soziales Engagement,
Fürsorge,
Altruismus

Abbildung 18: Wellnessfaktor psychische Gesundheit (Jerich)

8.6 Transzendenz

Bei der prozessualen Aktivierung motivationaler Ressourcen sowie der Fähigkeiten und Stärken sollte möglichst großer Wert auf eine „komplementäre Beziehungsgestaltung" gelegt werden, z.B. indem man einer Person nicht nur die Möglichkeit gibt, sich durch eigene Berichte von seinen positiven Seiten darzustellen, sondern dies auch durch ressourcenorientierte Äußerungen in Form von Ausdrücken, Begriffen, Inhalten, Bildern etc. unterstützt und bestätigt. In diesem Sinne versteht sich der Therapeut als Wegbegleiter bzw. Prozesshelfer.

Entlang der fünf Eckpfeiler nach Zarbock (2012) soll im nachfolgenden Untersuchungsteil aufgezeigt werden, mithilfe welcher primordialen psychotherapeutischen Interventionen die Identität im Sinne einer

> „(e)inzigartige(n) Persönlichkeitsstruktur, die durch Selbstverständnis bzw. Selbsterkenntnis der eigenen Person sowie deren Wahrnehmung durch andere bzw. deren subjektive Konstruktion entsteht" (Margraf, Schneider, 2009a, S. 689p.),

positiv gefördert werden kann. Therapeutisches Ziel ist es, Menschen dabei zu unterstützen, sich selbst zu optimieren, d.h. ihre Ressourcen, die sie in sich tragen, zu entdecken und weiterzuentwickeln. Strebt man das Therapieziel einer gut gedeihlichen Lebensführung („Flourishing") an, geht es darum, bestimmte Erlebens-, Denk- und Verhaltensweisen zu diagnostizieren, aufzubauen und zu optimieren, sodass eine gesunde, erfüllende Lebensführung gelingen kann. Dabei kommt der Förderung der Charakterstärken nach Seligman eine zentrale Rolle zu.

9 Untersuchung

In Anlehnung an die oben erwähnte Forschungsfrage setzt sich der Untersuchungsteil aus zwei aufeinander aufbauenden Arbeitsschritten zusammen: In einem ersten Schwerpunkt soll untersucht werden, inwiefern ressourcenorientierte Psychotherapie einen Beitrag zur ganzheitlichen Förderung von Gesundheit leisten kann. Die entsprechenden Untersuchungsergebnisse bilden schließlich die Basis für die Ableitung primordialer Interventionen[1] im Setting Wellness in Form von High-Level Wellness-Workshops. Im Zentrum des Interesses stehen dabei verhaltenstherapeutische Interventionsmöglichkeiten zur Selbstoptimierung durch Ressourcenaktivierung. Per Anleitung zur Selbstreflexion soll „Identitätsarbeit" (vgl. Frank, 2011, S. 200pp.) geleistet werden, um die Entwicklung eines möglichst kohärenten Selbst anzuregen. Therapeutisches Ziel ist die Promotion einer „größtmögliche(n) Passung zwischen dem Innen-Selbst und dem Außen-Ich" (vgl. Reuter; in: Frank, 2011, S. 202p.). Die Schulung des inneren Wahrnehmens und Erlebens durch den Prozess des selbstentdeckenden Lernens soll zu neu erprobten Umgangsformen mit sich und anderen führen, die sich auf der Erlebnisebene positiv auf das hedonistische, eudaimonische sowie soziale Wohlbefinden im Sinne einer gut gedeihlichen Lebensführung („Flourishing") auswirken. Dem Therapeuten kommt dabei die Rolle eines „Katalysators" zu. Seine Aufgabe ist es, Hilfe zur Selbsthilfe zu gewährleisten, indem er Gesundheitswissen vermittelt und die Gesundheitsmotivation und -kompetenz der Workshop-Teilnehmer fördert (vgl. Abb. 18).

---

1 Primordiale Interventionen richten sich an Menschen in gutem Gesundheitszustand und sind von präventiven Interventionsmaßnahmen strikt zu differenzieren (vgl. Hurrelmann, 2012, S. 665pp.).

9.1 Primordiale Interventionen zur ganzheitlichen Gesundheitsförderung

Legt man vorausgehende methodische und konzeptionelle Überlegungen zugrunde und erklärt die Identitätsstärkung im Sinne einer Förderung authentischen Erlebens und Verhaltens zum konstitutiven therapeutischen Ziel einer primordialen Psychotherapie kann folgendes Portfolio an wissenschaftlich fundierten Strategien und Hilfsmitteln zur Selbstkonzeptverbesserung beitragen.

9.1.1 Primordiale Interventionen zur Förderung der Selbstpräsenz-Erfahrung

Psychotherapeutisches Ziel achtsamkeitsbasierter Ansätze ist die Abkopplung der Identifikation von Bewusstseinsinhalten durch die gezielte Förderung der Selbstpräsenz-Erfahrung. Achtsamkeit als psychotherapeutische Methode ist von dem Konzept der Achtsamkeit als geistige Haltung im Sinne einer Religion in der Tradition des Zen-Buddhismus strikt abzugrenzen. Als Methode hilft uns Achtsamkeit dabei, unsere Selbstwahrnehmung zu intensivieren und das Bewusstsein entsprechend zu erweitern. Dabei ist „Akzeptanz" ein Schlüsselbegriff. Akzeptanz meint, die Dinge in ihrem So-Sein anzunehmen. Dies ist jedoch weitgehend unabhängig von spiritueller Erfahrung.

Bohus und Wolf-Arehult (2011) stellen in ihrer Audio-CD zahlreiche Achtsamkeitsübungen zusammen und gehen darüber hinaus auf die zu erlernenden Modalitäten der Achtsamkeit in Anlehnung an Marsha Linehan ein, die kurz dargestellt werden sollen. Grundsätzlich werden „WAS-Modalitäten" von WIE-Modalitäten unterschieden. Während sich WAS-Modalitäten auf den Inhalt des zu Erlernenden beziehen, geben WIE-Modalitäten darüber Anleitung, wie die Übungen durchgeführt werden soll.

Die erste Achtsamkeitsfertigkeit ist das Beobachten. Der Fluss der Informationen soll nicht-bewertend, konzentriert und ohne Handlungen zu erwägen, registriert werden. Beobachten bezieht sich in diesem Zusammenhang nicht

Tabelle 10: Modalitäten der Achtsamkeit (vgl. Bohus, Wolf-Arehult, 2011, S. 9p.)

WAS-Modalitäten	WIE-Modalitäten
beobachten	nicht-bewertend
beschreiben	konzentriert
teilnehmen	wirkungsvoll

ausschließlich auf die Wahrnehmung durch unseren Sehsinn. Wahrnehmungswerkzeuge sind vielmehr all unsere fünf Sinne, also das Hören, das Sehen, das Riechen, das Schmecken und das Tasten. Auch die zweite WAS-Modalität, das Beschreiben, soll das Beobachtete gemäß den WIE-Modalitäten, das heißt ohne Bewertungsprozesse, konzentriert und wirkungsvoll versprachlichen. Die dritte und letzte WAS-Fertigkeit ist das Teilnehmen, im Sinne einer hochkonzentrierten Hingabe an eine Tätigkeit. Durch Achtsamkeit entfalten wir einen wohlwollenden Abstand zu uns selbst, ohne jedoch dabei emotional abzustumpfen.

9.1.1.1 Achtsamkeitsmeditation

Alt bekannt und gut bewährt sind alle Arten von Achtsamkeitsmeditationen. Sie dienen dazu, vorübergehend aus destruktiven Gedanken- und Gefühlsmustern auszusteigen. Als besonders effektiv haben sich dabei unterschiedliche Atemmethoden erwiesen:

„Der HA-Atem: Sieben Sekunden lang einatmen, sieben Sekunden den Atem anhalten, sieben Sekunden lang ausatmen, sieben Sekunden lang den Atem ausgeatmet lassen, das Ganze fünf Mal.

Der 4/11-Atem: Vier Sekunden lang einatmen, sieben Sekunden ausatmen. Beim Einatmen stellen Sie sich vor, dass ein Licht, das sich etwa vierzig Zentimeter über Ihrem Kopf befindet, hell aufleuchtet, beim Ausatmen, dass es in Sie einströmt.

Der Nähr-Atem: Beim Einatmen denken Sie „Annahme", beim Ausatmen „Verbundenheit". Sie atmen also Annahme ein und Verbundenheit aus, fünf Minuten lang. Alternativ können Sie auch andere Qualitäten ausprobieren, wie z. B. Liebe/Dankbarkeit, Vergebung/Offenheit o.ä.

Umkehratem (für schwierige Situationen): Nehmen Sie wahr, was Sie belastet. Beim Einatmen atmen Sie genau das, was Sie belastet, ein (z. B. Ihren Stress,

Ihren Ärger, Ihre Schwere). Beim Ausatmen atmen Sie das, was gerade am dringendsten gebraucht wird (z. B. Freude, Entspannung) aus und schenken es dadurch sich und Ihrer Umgebung.

Atembeobachtung (Vipassana): Beobachten Sie Ihren Atem, wie er an Ihren Nasenflügeln ein- und ausströmt. Weder treiben Sie den Atem voran, noch unterdrücken Sie ihn. Wann immer Sie abgelenkt sind, kehren Sie liebevoll wieder zu Ihrer Atembeobachtung zurück. Erleben Sie, wie Sie in die Lage kommen, Gedanken und Gefühle als das anzusehen, was sie sind: Von Ihnen unabhängige Erscheinungen, die von selber kommen und gehen." (vgl. Becker, 2013, S. 33pp.).

Die Atembeobachtung stellt auch ein zentrales Element des MBSR von Jon Kabat-Zinn dar, weshalb an dieser Stelle eine beispielhafte Anleitung für eine Atemmediation wiedergegeben werden soll:

„Eine sehr einfache und damit sehr wirkungsvolle Übung ist, den Atem zu beobachten. Setze Dich ruhig und aufrecht hin und nimm dir fünf Minuten Zeit. Beobachte Deinen Atem. Beobachte Deinen Atem, wie er einströmt und ausströmt. Suche Dir eine Stelle, an welcher der Atem gut spürbar ist. Vielleicht beobachtest Du, wie sich die Bauchdecke hebt und senkt. Vielleicht spürst Du den Lufthauch an den Nasenflügeln. Suche Dir eine Stelle aus und richte alle Aufmerksamkeit darauf. Du brauchst ihn nur zu beobachten, der Atem macht alles richtig. Er strömt ein und aus. Gib ihm Zeit und gib ihm Aufmerksamkeit. Bleibe mit Deiner Aufmerksamkeit beim Atem. Wenn Du bemerkst, dass Deine Gedanken abschweifen, so begrüße sie und lass sie ziehen. Bleibe mit Deiner Aufmerksamkeit bei Deinem Atem. Folge seinem Rhythmus. Der Atem macht alles richtig. Du brauchst ihn nur zu beobachten." (vgl. Bohus, Wolf-Arehult, 2011, Track 16)

9.1.1.2 Staunen

Die WAS-Modalität des nicht-bewertenden, konzentrierten und wirkungsvollen Beobachtens ist den Vertretern der Positiven Psychologie zufolge am ehesten mit „Staunen" im Sinne der emotionalen Charakterstärke „Enthusiasmus" vergleichbar. Begeistert staunen heißt, sich bewusst zu machen: Ich existiere im Hier und Jetzt! Ich bin lebendig und habe das außergewöhnliche Privileg erhalten, ein menschliches Leben zu leben. Staunen ist die Fähigkeit, seine Aufmerksamkeit auf das zu richten, was schön und gut ist, auf „die Lebenskraft (...), (die) Hilfe von Angehörigen, die Schönheit der Natur, das Lächeln eines Kindes, den Glauben an eine höhere Macht" etc. (vgl. Poletti, Dobbs, 2013, S. 7p.). Als weitere Quellen des Staunens führen sie die Lebenskraft, den Komfort, den technischen Fortschritt, die Liebe, das Mitgefühl, den Mut und die Widerstandskraft mancher Menschen, den Glauben und auch die Stille, die auf das Staunen folgt, an (vgl. ebd., S. 40pp.). Staunen ist die Fähigkeit, „Kategoriendenken zu überwinden, empfänglich und offen zu sein!" (vgl. ebd., S. 25p.). „Sich zu begeistern heißt gewissermaßen, der Welt wieder einen Zauber zu verleihen, einen Teil der Kindheitsfreude wiederzuentdecken! Es heißt, alles, was die Welt und die Menschen an Schönem, Gutem, Außergewöhnlichem und Heldenhaftem haben, vollständig zu sehen, zu hören, zu riechen, zu spüren und zu schmecken." (vgl. ebd., S. 11p.) Die Fähigkeit zu staunen hilft dabei, um über das Alltagsgrau hinwegblicken zu können und Zynismus und Nihilismus zu widerstehen, und es kann gezielt gefördert werden (vgl. Workshop „YAHOOO – Wieder Begeisterung empfinden", Abschn. 9.2.1.1).

9.1.1.3 Leidenschaftlich sein

Der amerikanische Philosoph und Psychologe Mihaly Csikszentmihalyi (2014) konzentriert seine Forschungsbemühungen auf die WAS-Achtsamkeitsmodalität des Teilnehmens und bezeichnet den Prozess des völligen Aufgehens und Einswerdens mit einer Tätigkeit als „Flow". Ziel, Anspruch, Regeln und Rückmeldung tragen dazu bei, dass man mit voller Aufmerksamkeit bei der Sache ist und sich der Herausforderung mit ganzem Wissen und Können stellt. Anfänglich ist viel Aktivierungsenergie aufzubringen, später vor allem Durchhaltevermögen nötig. Ohne die Entfaltung dieser Fähigkeiten ist das Flow-Erlebnis nicht zu haben, das mit unterschiedlicher Intensität von Mikro-Flow bis tiefem Flow gehen kann. Als „Flow-Persönlichkeit" bzw. „autotelische Persönlichkeit" (Csikszentmihalyi, 2014, S. 118pp.) bezeichnet er Menschen, die in der Lage sind, all ihre psychische Energie für eine bestimmte Tätigkeit aufzubringen. Sobald eine Person mit dem Selbst und dessen Bedürfnissen beschäftigt ist, ist eine Flow-Erfahrung nicht mehr möglich. Um derart im Tun aufgehen zu können, ist es erforderlich, dass dieses Tun deutlich wünschenswert ist und seinen persönlichen Zielvorstellungen entspricht. Verhält man sich entgegen seinen persönlichen Zielen, etwa um gesellschaftlichen Anforderungen zu genügen, spricht man von Entfremdung (vgl. Jerich, 2007). Auf individueller Ebene stehen Entfremdung wie Anomie, darunter ist die Zerstückelung des Aufmerksamkeitsprozesses zu verstehen, einer Flow-Erfahrung im Wege. Csikszentmihalyi (2014) differenziert körperliche und gedankliche Flow-Zustände (vgl. ebd., S. 131pp.). Körperlich induzierte Flow-Erfahrungen können insbesondere über unsere Sinnesorgane, etwa durch die Freude am Sehen, die Freude an der Musik oder die Freude am Schmecken etc., stimuliert werden. Koppenhöfer (2014) zeigt mit ihrem verhaltenstherapeutischen Behandlungsansatz „Die Kleine Schule des Genießens" eine sehr effektive Methode zur Förderung körperlich induzierter Flow-Erfahrungen. Therapeutisches Ziel ihres Ansatzes ist der Aufbau positiven Erlebens und Handelns mithilfe der Sensibilisierung unserer fünf Sinne. Genussfähigkeit ist zwar über unsere fünf Sinne erfahrbar, setzt jedoch eine gewisse kognitive Kontrolle voraus. So werden euthyme Erlebnisbereiche unter Einhaltung wichtiger Verhaltensregeln (Genuss braucht Zeit, Genuss geht nicht nebenbei, Genuss muss erlaubt sein, Genuss ist Geschmacksache, Weniger ist Mehr, ohne Erfahrung kein Genuss, Genuss ist alltäglich) erfahrbar gemacht, um auf diesem Wege in unmittelbarer Weise das hedonistische Wohlbefinden zu fördern (vgl. Workshop „ENJOY – Die Kleine Schule des Genießens", Abschn. 9.2.1.2). Prinzipiell kann auch die Freude an der Bewegung oder an Sex Flow stimulieren. Anstatt sinnlicher Wahrnehmung können Flow-Zustände auch durch Informationen ausgelöst werden, die unsere Denkfähigkeit herausfordern. So eignen sich intellektuelle Tätigkeiten, wie etwa lesen, Rätsel lösen, die Auseinandersetzung mit Kunst etc., als unerschöpfliche Quelle der Freude. Die Grenze zwischen körperlichen und geistigen Flow-Zuständen ist jedoch fließend, da zu allen körperlichen Aktivitäten auch eine geistige Haltung gehört, um Freude empfinden zu können.

9.1.1.4 Positive Gefühle auskosten

In Abgrenzung zu dem Genusstraining von Koppenhöfer (2014) geht es bei Frederickson's Strategie, „positive Gefühle auszukosten" (Frederickson, 2011, S. 252pp.), nicht nur um das Auskosten gegenwärtiger Genüsse. Sie führt an, dass der Quell der Freude nicht unbedingt immer nur in der Gegenwart liegen muss, sondern dass die Befindlichkeit auch durch schöne Erinnerungen an die Vergangenheit und inspirierende Gedanken an die Zukunft positiv gefärbt werden kann. Sie leitet daher an, den positiven Blick für die Vergangenheit (vgl. Workshops „HIGHLIGHTS", Abschn. 9.2.2.4) und die

Zukunft (vgl. Workshop „HOPE – Hoffnung, das Beste erwarten", Abschn. 9.2.1.7) zu schärfen und mithilfe dieser Fähigkeit die Genussfähigkeit zu fördern.

Handler (2012) zeigt mit ihrem Programm: „In sieben lasterhaften Schritten zum Genuss" eine etwas andere Möglichkeit auf, Gelüste und Freuden zu stimulieren. Indem sie „böse" Leidenschaften enttabuisiert, wird aus der „bösen" Leidenschaft „Stolz" ein Tag des Selbstvertrauens, aus der „bösen" Leidenschaft „Geiz" ein Tag der Abgrenzung, aus der „bösen" Eigenschaft „Neid" ein Tag der Sehnsucht, aus der „bösen" Leidenschaft „Zorn" ein Tag der Wehrhaftigkeit, aus der „bösen" Leidenschaft „Wollust" ein Tag des Begehrens, aus der „bösen" Leidenschaft „Maßlosigkeit" ein Tag der Leidenschaft und aus der „bösen" Leidenschaft „Faulheit" ein Tag der Entspannung (vgl. ebd., S. 211pp.).

9.1.1.5 Selbstakzeptanz

Hurtado-Graciet (2014) greift auf das hawaiianische Wort Ho´oponopono, das sinngemäß „etwas in Ordnung bringen", „zur Vollkommenheit zurückkehren" (ebd., S. 3p.) bedeutet, zurück und stellt in ihrem Programm zahlreiche psychologische Übungen vor, mit deren Hilfe das Selbst als Kontext erfahrbar wird. Auch in ihren Darstellungen geht es um die Förderung von Selbstpräsenz-Erfahrung bzw. um die Loslösung der Wahrnehmung vom Selbst als Konzept. Die zentrale Säule ihres Programms bildet die Selbstliebe. Erst die uneingeschränkte Akzeptanz und Annahme seines Selbst überwindet das Gefühl der Trennung (vgl. ebd., S. 42pp.). Wesentliche Schritte sind dabei die hundertprozentige Übernahme von Verantwortung (vgl. Workshop „HO´OPONOPONO – auf dem Weg zu mehr Selbstliebe", Abschn. 9.2.1.5), Vergebung (vgl. Workshop „REACH – Vergebung", Abschn. 9.2.1.4) und Dankbarkeit (vgl. Workshop „THANK YOU – Dankbarkeit", Abschn. 9.2.1.3).

Mit Vergebungsbereitschaft und Dankbarkeit spricht Hurtado-Graciet zwei von insgesamt sechs sinnstiftenden Charakterstärken an, die den Vertretern der Positiven Psychologie zufolge der Tugend Transzendenz zugeordnet werden können (vgl. Seligman, 2014). Zu den verbleibenden vier Stärken dieser Tugend zählen „Sinn für das Schöne", „Hoffnung", „Humor" sowie

„Religiosität/Spiritualität". Während die Förderung der sinnstiftenden Charakterstärke „Sinn für das Schöne" sehr eng mit der (Wieder-)entdeckung der „Begeisterungsfähigkeit" (vgl. Poletti, Dobbs, 2013), aber auch mit der Charakterstärke „Dankbarkeit" zusammenhängt und an dieser Stelle auf eine Darstellung der ursprünglichsten und intensivsten Erfahrung von Achtsamkeit in der Tradition des Zen-Buddhismus (Charakterstärke „Religiosität/Spiritualität") verzichtet wird, soll in den nachfolgenden Darstellungen Bezug auf primordiale Interventionen zur Förderung der sinnstiftenden Charakterstärken „Dankbarkeit", „Hoffnung", „Vergebungsbereitschaft" und „Humor" genommen werden.

9.1.1.6 Dankbarkeit

Als eine der wichtigsten primordialen Interventionen hat sich die Kultivierung der sinnstiftenden Stärke „Dankbarkeit" erwiesen. Buddha sagte, dass Dankbarkeit einen wesentlichen Aspekt einer edlen Person ausmachen würde. Empirische Studien weisen einheitlich darauf hin, dass Dankbarkeit mit positiven Emotionen, wie Zufriedenheit, Glück, Stolz und Hoffnung, zusammenhängt und damit ein nachhaltiges Wohlbefinden erzielt und das Netz der positiven Beziehungen ausgeweitet werden kann. Es ist nicht besonders schwierig, sich dankbar zu fühlen, wenn im Leben alles glatt läuft. Aber wie sieht es mit Dankbarkeit aus, wenn alles schief geht oder wenn man schlimme Zeiten durchmacht? Wie häufig kommt es dann noch vor, dass Menschen dankbar sind? Eine große menschliche Kraft besteht darin, sich trotz widriger Umstände seines Glückes bewusst zu werden. Der Umgang mit Rückschlägen lässt sich erleichtern, wenn man sich regelmäßig in Erinnerung ruft dankbar zu sein.

Danke zu sagen bedeutet: „Ich weiß das zu schätzen was du für mich getan hast." (vgl. Thalmann, 2013a, S. 4p.) Thalmann vergleicht das Gefühl der Dankbarkeit mit „eine(r) nach außen gerichtete(n) Bewegung, die bewirkt, dass wir uns anderen und der Welt zuwenden, eine(r) Welle, die uns überrollt und uns gleichzeitig zur Ruhe kommen lässt, Wärme, die von unserem Herzen ausstrahlt, eine(r) Regung der Seele, die sich mit etwas verbindet, das größer ist als sie, ein(em) wohltuenden Eindruck, dass alles genau so ist, wie es sein sollte, ein(em) sanfte(n) und natürliche(n) Loslassen." (vgl. ebd., S. 22p.) Meistens wird jedoch das Gefühl des Glücks mit Dankbarkeit in

Verbindung gebracht. Dankbarkeit ist einer der wirkungsvollsten „Verstärker" des Glücks. Zu diesem Schluss gelangt die Positive Psychologie – auch als Glücksforschung bezeichnet. Lyubomirsky spricht sogar von einem „Königsweg zum Glück" (vgl. Lyubomirsky, 2013, S. 99p.). Insgesamt führt sie acht gute Gründe an: „Dankbarkeit verhilft Ihnen, die positiven Erfahrungen Ihres Lebens zu genießen, (...) steigert das Selbstwertgefühl, (...) hilft beim Umgang mit Stress oder traumatischen Erfahrungen, (...) fördert moralisches Verhalten (...), kann soziale Bande schaffen, indem sie bestehende Beziehungen stärkt und neue fördert, (...) verhindert Neid und den Vergleich mit anderen, (...) ist absolut nicht vereinbar mit negativen Emotionen und kann Gefühle wie Ärger, Verbitterung, Eifersucht oder Gier mindern oder sogar verhindern, (...) hilft uns schließlich, der hedonistischen Anpassung ein Schnippchen zu schlagen (...)" (vgl. ebd., S. 102pp.)

Dankbarkeit fördert jedoch nicht nur das Wohlbefinden und Glück derjenigen Person, die Dankbarkeit zum Ausdruck bringt, sondern auch dem Empfänger der Botschaft. Sofern Dankbarkeitsbekundungen an keine Bedingungen geknüpft sind, ist dies ein Zeichen uneingeschränkter, positiver Anerkennung und befriedigt auch das Bedürfnis nach Selbstachtung. Menschen mit geringem Selbstwertgefühl können Gesten der Dankbarkeit oft nicht annehmen und spielen sie herunter oder weisen sie von sich. Das widerspruchsfreie Entgegennehmen von Komplimenten, wie etwa „Danke, das freut mich." oder „Danke, es tut mir gut, das zu hören." (vgl. Thalmann, 2013a, S. 15p.), ist eine sehr gute Kommunikationsübung zur Stärkung des Selbstwertgefühls.

Um Dankbarkeit zu ritualisieren, empfiehlt Lyubomirsky (2013) die Wahrnehmung für das Gute zu sensibilisieren und in irgendeiner Form zum Ausdruck zu bringen, sei es durch das Schreiben eines Dankbarkeitstagebuchs oder durch das ehrwürdige Ritual des Danksagens vor einer Mahlzeit. Für welche Art der Rituale man sich auch immer entscheidet, sie helfen dabei, sich des Guten bewusst zu sein. Dabei geht es insbesondere auch darum, über Begebenheiten nachzudenken, mit denen man ursprünglich nicht besonders einverstanden war und die man eher pessimistisch interpretiert hat – Begebenheiten, bei denen es sich erst im Nachhinein herausgestellt hat, dass sie von Vorteil waren. Von allen Privilegien, die unser Leben kennzeichnen, ist das wertvollste sicherlich die Liebe. Meist sind es Menschen, die uns in positiver Weise zugewandt sind oder waren, die uns unterstützen und sich für uns einsetzen oder eingesetzt haben, Menschen, die uns geprägt haben und dazu beigetragen haben, die geworden zu sein, die wir heute sind, denen gegenüber wir zu größtem Dank verpflichtet sind. Eine wirkungsvolle Dankbarkeitsintervention ist es daher, über Mitmenschen nachzudenken und diesen Dank in Form eines Dankbarkeitsbriefes (vgl. Frank, 2010, Arbeitsblatt 28) zum Ausdruck zu bringen.

Zur Kultivierung der sinnstiftenden Charakterstärke Dankbarkeit wurde eine kognitive-verhaltenstherapeutische „Dankeschön-Therapie" (vgl. Thalmann, 2013a) entworfen, als Gegengewicht zu Materialismus und negativen Emotionen, wie Neid, Verbitterung, Depression und Enttäuschung. Im Workshop „THANK YOU – Dankbarkeit" (vgl. Abschn. 9.2.1.3) werden Teilnehmer dazu aufgefordert, über Menschen nachzudenken, für die sie dankbar sind oder eigentlich dankbar sein könnten, sowie an Ereignisse in ihrem Leben, bei denen sie in besonderer Weise begünstigt oder bevorzugt worden sind. In diesem Workshop geht es darum, das Gute, das jemandem widerfahren ist, bewusst wahrzunehmen und zu lernen, es wie ein wertvolles Geschenk zu schätzen.

9.1.1.7 Hoffnung

Eine weitere, sehr wirkungsvolle primordiale Strategie, bewusstseinserweiternde Wachstumsprozesse anzuregen, ist es, Hoffnung zu wecken. Die sinnstiftende Charakterstärke Hoffnung ist von den Konzepten Optimismus und Selbstwirksamkeit abzugrenzen und leistet einen außergewöhnlich hohen eigenständigen Varianzbeitrag bei der Vorhersage von Wohlbefinden und Lebenszufriedenheit, insbesondere auch im Zusammenhang mit Selbstachtung (vgl. Frank, 2010, S. 135pp.). Als ein kognitiv geleiteter Motivationszustand kann Hoffnung therapeutisch gut angeleitet werden. Dabei werden Ziele, gedankliche Wege und die entsprechenden Mittel zum Erreichen der Ziele als drei wesentliche Therapiemodule angesehen (vgl. Workshop „HOPE – Hoffnung. Das Beste erwarten", Abschn. 9.2.1.7).

9.1.1.8 Vergebung

Auch verzeihen und vergeben zu können und die damit verbundenen inneren Distanzierungsprozesse sind für das Wohlbefinden enorm wichtig, das bestätigen Ergebnisse empirischer Metastudien (Seligman, 2014). Menschen, die anderen und sich selbst vergeben können, sind lebenszufriedener und haben eine bessere Selbstachtung. Bitterkeit, Enttäuschungen, Ärger und sonstige negative Gefühle wirken sich nachweislich negativ auf das Fortbestehen der mitmenschlichen Bezüge und das Wohlbefinden aus. Nach Worthington (2001) geht es darum, sich von unangenehmen Erinnerungen im Umgang mit Mitmenschen zu befreien. Es geht um *Verzeihen* und *Vergeben*. Beide Begriffe sind nicht identisch: Beim Vergeben wird nicht die Tat entschuldigt, sondern es kommt lediglich zu einem bewussten Beenden eines Schuldvorwurfs, d. h., man erlässt ganz freiwillig und wohlüberlegt der Person, die Unrecht getan hat, ihr schuldhaftes Verhalten, das jedoch nach wie vor Unrecht bleibt. Beim Verzeihen hingegen wird nicht nur die Person, die Unrecht getan hat, miteinbezogen, sondern auch die Tat verziehen. Verzeihen hat somit eine geringere Sinntiefe. Der Prozess des Vergebens verläuft in mehreren Schritten. Worthington (2001) hat dafür die einprägsame englische Kurzformel „REACH" geprägt, was soviel heißt wie, „die Hand ausstrecken":

R steht für *recall*, Wiedererinnern aller emotionalen Verletzungen

E steht für *empathy*, einfühlender Perspektivenwechsel; Betrachtung aus Tätersicht

A steht für *altruism*, altruistisches Geschenk des Vergebens

C steht für *commit*, sich festlegen auf eine neue Haltung zum Geschehen

H steht für hold on *forgiveness*, für das Festhalten an dem Entschluss zu vergeben

Analog zu dem eben geschilderten Prozess ist der Workshop „REACH – Vergebung" (vgl. Abschn. 9.2.1.4) aufgebaut, bei dem es nicht nur darum geht, anderen zu vergeben und zu verzeihen, sondern insbesondere auch darum, sich selbst von belastenden Selbstvorwürfen zu befreien.

9.1.1.9 Humor

„Lachen ist die beste Medizin!" heißt es im Volksmund. In der Positiven Psychologie wird Humor als eine von vielen Charakterstärken angesehen. Humor ist Ausdruck einer heiteren Gelassenheit gegenüber den Widrigkeiten des Lebens, stellt Nähe her und heitert andere Menschen auf. Schon früh wurde Humor als effektive Strategie verstanden, um Stress und schwierige oder unerträglich erscheinende Situationen zu bewältigen. Forschungsbefunde zeigen, dass nicht jedes Lachen nützlich ist, sondern wenn, dann nur das Aufrichtige. Es geht eher um die heitere Sichtweise auf das Leben im Ganzen, um Verspieltheit und Leichtherzigkeit (im Gegensatz zu Schwermut). Es geht um die Herangehensweise, wie man mit kleineren und harmlosen Unfällen umgeht – das Essen fällt einem in der überfüllten Kantine zu Boden oder man schüttet kurz vor seinem Vortrag Kaffee über sein Hemd. Soll man sich aufregen und vor Scham im Erdboden versinken? Oder ist diese Situation nicht absurd genug, um über sich selbst zu schmunzeln? Selbst über sich lachen zu können, wird als Kernaspekt des Sinns für Humor angesehen.

Die Bedeutung von lautem, herzhaftem Lachen (strong laughter) wurde auch in der Psychotherapie eingehend untersucht. Dabei haben sich acht therapeutische Methoden, die lautes Lachen bei Patienten fördern, als besonders effektiv erwiesen: „1. *Angeleitetes interpersonales Risikoverhalten*: Der Therapeut leitet den Patienten an, sich die Ausführung eines riskanten interpersonalen Verhaltens konkret vorzustellen. Dieses Verhalten ist für den Patienten bedrohlich, ungewöhnlich und untypisch. 2. *Beschreibung eines riskanten Verhaltens des Patienten oder einer anderen Person*: Der Therapeut beschreibt im Detail ein riskantes Verhalten. 3. *Lächerliche Erklärung oder Beschreibung des Patienten*: Erklärungen oder Interpretationen des Therapeuten sind unrealistisch, übertrieben oder absurd. 4. *Instruktion, ein affektgeladenes Verhalten mit erhöhter Intensität durchzuführen*: Der Therapeut gibt die Anweisung, affektiv geladene Verhaltensweisen zu wiederholen und in ihrer Intensität zu steigern. 5. *Stellvertretende Durchführung eines riskanten Verhaltens für den Patienten*: Der Therapeut führt ein riskantes Verhalten stellvertretend für den Patienten aus. 6. *Instruktion zur Darstellung einer anderen Person oder Wesenheit*: Der Patient soll eine andere Person, einen Körperteil oder einen Sachverhalt darstellen. 7. *Deutliche Freude über das Risikoverhalten des Patienten*: Der Therapeut zeigt deutlich seine Freude oder Begeisterung über ein Risikoverhalten des Patienten. 8. *Angeleitetes Risikoverhalten gegenüber dem Therapeuten*: Der Patient wird dazu angeregt, dem Therapeuten gegenüber ein riskantes Verhalten zu zeigen." (vgl. Titze, 2011, S. 133pp.)

Im Workshop „LOGH LOUD – Haben Sie bitte Spaß" (vgl. Abschn. 9.2.1.6) werden Teilnehmer mithilfe einer verhaltenstherapeutischen Humortherapie (7 Humor Habits Program – 7HHP, vgl. Wild, 2012) dazu angeleitet, über eigene Macken, Missgeschicke oder peinliche Erlebnisse lachen zu lernen und sich dadurch nicht allzu wichtig zu nehmen. Menschen mit perfektionistischen Ansprüchen, die dementsprechend hart mit sich selbst ins Gericht gehen, haben hier jedenfalls nichts zu lachen!

9.1.2 Primordiale Interventionen zur Förderung der Metakognitiven Selbstkontrolle

Frederickson (2011) postuliert, dass Gedanken*prozesse* und Gedanken*inhalte* nicht getrennt voneinander betrachtet werden können. In ihrer „broaden and build theory" (vgl. ebd., S. 77pp.) zeigt sie eindrucksvoll auf, wie sich die Art der Gedanken auf unser Bewusstsein und damit auch auf Gedankenprozesse auswirkt: Je besser es uns gelingt, positive Gefühle zu stimulieren, desto weiter wird sich der Geist öffnen und uns durch diese Bewusstseinserweiterung neue Sichtweisen eröffnen. Negative Emotionen hingegen engen unser Bewusstsein ein und setzen dysfunktionale Gedankenprozesse, wie etwa Grübeln oder übertriebenes Sorgeverhalten, in Gang. Optimal für die Förderung funktionaler Metakognitionen sei die Kultivierung eines Verhältnisses von drei positiven Gefühlen zu einem negativen Gefühl. Das Verhältnis von 3:1 vorausgesetzt wird an die Stelle perspektivischer Katastrophenantizipationen Optimismus und Zuversicht treten; anstatt nach möglichen Bedrohungen zu suchen, wird Ausschau nach neuen Herausforderungen gehalten, neugierige Konfrontation und Mut wird Vermeidung ersetzen (broaden and build effect).

„Positive Gefühle und Offenheit bedingen sich gegenseitig und wirken wie Katalysatoren füreinander. Eine positive Lebenseinstellung setzt also eine Aufwärtsspirale in Gang. Sie eröffnet Wege, die inneres Wachstum und Gedeihen ermöglichen." (Frederickson, 2011, S. 87p.)

Als Manifestation einer positiven Lebenseinstellung differenziert Frederickson (ebd., S. 57pp.) zehn Varianten positiver Gefühle: Freude, Dankbarkeit, Heiterkeit, Interesse, Hoffnung, Stolz, Vergnügen, Inspiration, Ehrfurcht und Liebe. Primordiale therapeutische Intention auf einer metakognitiven Ebene müsse es daher sein, dieses emotionale Repertoire aktiv zu fördern und damit auf indirektem Wege auf dysfunktionale Gedankenprozesse Einfluss zu nehmen.

9.1.2.1 Für Ablenkung sorgen

Frederickson (2011) empfiehlt die Strategie „Für Ablenkung sorgen" als eine sehr effektive Möglichkeit zur metakognitiven Selbstkontrolle. Ablenkungsmanöver sollen möglichst von negativen Gedanken ablenken und sind umso effektiver, je eher sie die volle Aufmerksamkeit erfordern (vgl. Csikszentmihalyi, 2014). Damit lehnt sie sich an die verhaltenstherapeutische Tradition an, Patienten mit Grübelzwang, etwa bei Vorliegen einer depressiven Episode, eine „Liste positiver Aktivitäten" auszuhändigen (vgl. Hautzinger, 2013, S. 94pp.). Frederickson (2011) schlägt vor, in einer Art Selbststudium verschiedene Ablenkungsmanöver auszuprobieren und eine Liste mit den effektivsten Strategien anzufertigen, um sie in kritischen Situationen griffbereit zu haben. Dabei ist zwischen „gesunden" und „ungesunden" Ablenkungen zu differenzieren. In der Natur Kraft zu tanken, etwa bei der Gartenarbeit oder bei einer Radtour, ist beispielsweise eine sehr gesunde Möglichkeit, den Kopf frei von Grübeleien oder Sorgen zu bekommen. Die Natur bietet vielfältige Möglichkeiten, eine positive Grundhaltung zu fördern. Eine vertiefende Darstellung dieses Selbststudiums erfolgt im Rahmen der Darstellung des Workshops „Projekt Ich. Strategien für ein besseres Leben." (vgl. Abschn. 9.2.2.6).

9.1.3 Primordiale Interventionen zur Förderung der Selbsterzeugung von Realität

Imagination, Visualisierung und Tagträume zeigen als Schöpfung des Unbewussten brachliegende Ressourcen auf und tragen so zu einer lösungsorientierten Psychotherapie bei. Motive für das therapeutisch begleitete Erleben von inneren Bildern und Szenarien sind vielfältig, je nachdem welches Therapieziel verfolgt wird.

9.1.3.1 Die Zukunft visualisieren

Bei der Visualisierung des „Wunsch-Ich" (vgl. Frank, 2010, S. 144pp.) handelt es sich um eine äußerst wirkungsvolle Wohlbefindensstrategie zur Förderung der Charakterstärke Optimismus. Durch das imaginative Nachdenken über sein bestmögliches Selbst kommt es nachweislich zu einer signifikanten Verbesserung der Stimmungslage (vgl. Lyubomirsky, 2013) sowie zu einer verbesserten Selbstwahrnehmung und Selbstregulation (vgl. Frank, 2013, S. 146p.). Indem Teilnehmer dazu aufgefordert werden, sich möglichst plastisch vorzustellen, wie ihr Leben in fünf, zehn, fünfzehn oder fünfzig Jahren aussehen könnte, nachdem sie hart gearbeitet haben und selbst ihre ambitioniertesten Ziele erfolgreich umsetzen konnten, werden positive Emotionen, insbesondere die Emotionen Hoffnung und Zuversicht, geweckt. King (2001; in: Frank, 2010, S. 145p.) weist auf die stichhaltigen Vorteile der Verschriftlichung der imaginativen Vorstellungsbilder in Form von Tagebucheintragungen hin. Der Prozess des Schreibens veranlasst zum Innehalten und Verlangsamen und fördert auf diese Art und Weise das affektiv-kognitive Involviertsein (vgl. Frank, 2010, S. 138pp.). Mithilfe des expressiven Schreibens werden nachweislich neue positive Erkenntnisse über die eigene Person angeregt und vertiefende Einsichten und Erkenntnisse über schlummernde Sehnsüchte und Wünsche generiert.

Um durch die Methode des Nachdenkens und des imaginativen Vorstellens eine möglichst euphorische Stimmung hervorzurufen, ist es wichtig, sich die bestmögliche Zukunft vorzustellen – eine Zukunft, die keine Wünsche mehr offen und die kühnsten Träume in Erfüllung gehen lässt. Wichtig ist, dass dabei nicht allzu analysierend vorgegangen wird, d.h. Fragen des Warum, Wie und Weshalb sollten möglichst vermieden werden, um den Gesamteindruck des Positiven nicht zu zerstören (vgl. Lyubomirsky, 2013). Das imaginative Vorstellen und Ausmalen des Wunsch-Ichs ist sehr hilfreich dabei, wenn es darum geht, seine persönlichen Lebensziele zu identifizieren (vgl. Workshop „PERSONAL PROJECTS – Setzen Sie sich Lebensziele", Abschn. 9.2.1.8).

9.1.3.2 Metta-Meditation

Auch bei der Metta-Meditation geht es darum, mithilfe von Imaginationen intrapsychische Dynamiken sichtbar zu machen. Initiiert wird diese Meditation mit der Aufforderung, an eine Person zu denken, für die man warme, zärtliche Gefühle hat, um auf diese Art und Weise warme Empfindungen wachzurufen. In einer Weiterführung dieser Übung soll das Gefühl der Wärme festgehalten, allmählich von der Erinnerung, die es ausgelöst hat, losgelöst und auf sich selbst gerichtet werden. Das Ziel der Metta-Meditation ist es, dass dieses Gefühl der Liebe sich selbst gegenüber echt und aufrichtig wird und nicht einfach nur auf sich selbst gerichtet bleibt. Hat man dieses Ziel erreicht, beginnt man diese Selbstliebe und Güte nach außen hin auszustrahlen und sie auf andere Menschen zu übertragen. Als Beispiele für anleitende Formeln führt sie die folgenden an: „Möge er (oder ich, wir, sie) sicher und geborgen sein. Möge er glücklich sein. Möge er gesund sein. Möge er frei von innerer und äußerer Not sein." (vgl. Frederickson, 2011, S. 251p.) Entscheidend ist nicht der genaue Wortlaut der Formeln, sondern dass sie den Meditierenden mit wahrhaftiger Liebe erfüllen.

Während Achtsamkeitsmeditationen darauf abzielen, den Geist zu öffnen, zielt die Metta-Meditation eher darauf ab, das Herz zu öffnen und die eigenen Gefühle zu trainieren. Mithilfe dieser Art von Meditationsübungen wird das Gefühl der Liebe und Fürsorge für sich selbst und für seine Mitmenschen gesteigert.

9.1.3.3 Das Erzählen von Geschichten und Parabeln, Anekdoten und Metaphern

Peseschkian (2006) führt das Erzählen von Geschichten und Parabeln als weitere Möglichkeit zur Regressionshilfe an. „Sie öffnen das Tor zur Phantasie, zum bildhaften denken[2], zum Staunen und Wundern." (vgl. ebd., S. 149p.) Über die Funktion als Regressionshilfe hinaus weisen Geschichten und Parabeln nach Peseschkian auch andere wichtige Funktionen, wie etwa eine Spiegel-, Modell- und Mediatorfunktion, auf (ebd., S. 149pp.). Lankton

---

2 Korrekterweise müsste es: „zum bildhaften **D**enken" heißen. Der Rechtschreibfehler wurde aus dem Quellentext übernommen.

und Lankton (2008) bieten in ihrem Sammelwerk einen Fundus an Metaphern an, der je nach Zielsetzung, Situation und therapeutischem Setting besonders effektiv eingesetzt werden kann.

9.1.3.4 Selbstinstruktionen

Im Sinne einer sich selbst erfüllenden Prophezeiung spielt auch das Konzept der Selbstwirksamkeitserwartung eine tragende Rolle bei der Selbsterzeugung von Realität. Die Art der Selbstgespräche, die immer Resultat internalisierter Elternäußerungen und/oder entsprechender Lebenserfahrungen sind, hat erhebliche Auswirkungen auf unsere Selbst(un)wirksamkeitserwartung und somit auch auf unsere Identität. Je nachdem, ob wir unsere innere Stimme dazu anleiten, uns zu er- oder entmutigen, werden wir mit den emotionalen Stärken der Tapferkeit, Ausdauer, Authentizität und Enthusiasmus innere und äußere Hindernisse beim Erreichen von Zielen überwinden und erfolgreich durch Lebens gehen oder uns gebückt unseren Ängsten überlassen, deren Bürde mit der Zeit immer schwerer und irgendwann untragbar wird.

Dem Konzept der Selbstwirksamkeit liegt die Vorstellung zugrunde, dass man selbst einen Einfluss auf ein gewünschtes Ergebnis hat, indem man sich auf eine bestimmte Art verhält. In diesem Sinn handelt es sich hierbei nicht um eine bestimmte Fähigkeit, sondern um die eigene Meinung darüber, was man mit seinen Fähigkeiten unter bestimmten Umständen erreichen kann. Es geht nicht so sehr darum, was man meint tun zu *sollen*, sondern darum, was man meint tun zu *können*. Selbstwirksamkeit umfasst menschliches Potenzial und Möglichkeiten, was sie zu einer wahrhaftig wirksamen primordialen psychotherapeutischen Intervention macht. Im Workshop „YES I CAN – Ich schaffe es!" (vgl. Abschn. 9.2.1.9) geht es darum, seine Selbstwirksamkeitserwartung zu testen und zu vergrößern, um sich zukünftig mit vollem Vertrauen und Optimismus auf bestimmte Situationen einlassen zu können. Ziel des Workshops ist es, sich durch die gezielte Förderung der Selbstwirksamkeitserwartung seine bestmögliche Zukunft zu schaffen!

9.1.4. Primordiale Interventionen zur Förderung der Identifikation mit Bewusstseinsinhalten

9.1.4.1 Positive Lebensbilanzierung

Eine sehr effektive verhaltenstherapeutische Methode zur Förderung der Identifikation mit Bewusstseinsinhalten ist die positive Lebensbilanzierung. Jedes Jahr sollte mit einem Rückblick und einer Zielfestlegung für das neue Jahr beginnen. Eine solche positive Lebensbilanzierung verdeutlicht, ob man zufrieden mit dem abgelaufenen Jahr war, Wertschätzung erfahren hat, auf etwas stolz ist, die Erfüllung wichtiger Wünsche erlebt hat und mit innerer Ruhe das Jahr abschließen und ein neues beginnen kann. Stellt man in irgendeinem Bereich fest, dass man unzufrieden ist, gibt dies Anlass zum Überdenken der bisherigen Ziele und führt gegebenenfalls zur Ableitung neuer Ziele. Gelangt man hingegen zu dem inneren Urteil, dass sich das Leben in wesentlichen oder zumindest in einigen Punkten als sinnstiftend erwiesen hat, dann spricht das dafür, dass man in seinem Leben etwas wirkungsvoll gestaltet hat und seine Existenz wertvolle Spuren hinterlassen hat. Im Workshop „HIGHLIGHTS" (vgl. Abschn. 9.2.2.4) werden Teilnehmer dazu aufgefordert, nicht nur Teil der Welt zu sein, sondern diese auch aktiv mitzugestalten. In diesem Workshop geht es darum, die „Highlights" seines Lebens ausfindig und sich schöne Erlebnisse, Erfolge und alles, worauf man stolz sein kann, ins Gedächtnis zu rufen. Es geht um persönliche Schätze, die funkelnde Lebensspuren hinterlassen haben und andeuten können, was für einen den Sinn des Lebens ausmacht. In jedem Leben gibt es solche leuchtenden Spuren. Man muss nur genau hinschauen, dann kann man nach und nach immer mehr davon entdecken.

9.1.4.2 Lobrede

Als weitere, sehr effektive Intervention zur Förderung der Identifikation mit positiven Bewusstseinsinhalten führt Seligman (2014) das Verfassen einer Lobrede an. Dabei werden Teilnehmer dazu aufgefordert, sich selbst anlässlich eines privaten oder beruflichen Jubiläums, wie etwa einem runden Geburtstag, einem Hochzeitstag oder einer Weihnachtsfeier, eine Laudatio zu verfassen, wie dies eine nahe stehende, geschätzte Person tun würde. In dieser Rede sollten möglichst jene Lebensausschnitte angesprochen werden, in denen tatsächlich vorhandene Stärken, Fähigkeiten und Vorzüge besonders gut zum Ausdruck kommen. Es geht darum, wohlwollende Worte zu finden, um all seine Stärken und Fähigkeiten möglichst bewusst in Szene zu setzen. Die Herausforderung dieser Intervention ist es, über eigene Erfolge berichten zu lernen und diese in angemessener Weise zu würdigen und zu feiern (vgl. Workshop „PERSONAL PROJECTS – Setzen Sie sich Lebensziele, Abschn. 9.2.1.8).

9.1.4.3 Stärken erkennen und nutzen

Magnin (2013) sieht Träume als produktive Inspirationsquelle, seine wahrhaftigen Interessen zu erkennen: „Hinter seinen ureigenen Träumen liegt eine Goldmine: seine Wertvorstellungen. Und hinter diesen Wertvorstellungen wiederum stehen Ideale, die Sinn stiften." (vgl. ebd., S. 8p.) Träume werden in der Regel schon sehr früh durch das erzieherische Umfeld unterdrückt. Die Vorstellungen der Eltern oder der Gesellschaft darüber, was möglich ist und was nicht, führen oft zu irreführenden Selbstverständlichkeiten und Konditionierungen. Diese gilt es im Rahmen einer kognitiven Therapie in Frage zu stellen, um den Handlungsspielraum und auch die Vorstellungskraft entsprechend zu erweitern.

Als eine weitere Methode, Zugang zu seinen moralischen Wertvorstellungen zu erlangen, schlägt Magnin vor, sich reale oder fiktive Helden vor Augen zu halten und herauszufinden, für welche Werte diese eintreten. Dinge oder Personen, die das Gefühl der Bewunderung hervorrufen, eignen sich besonders gut als Wegweiser zur Selbstverwirklichung.

Zum Erkennen persönlicher Stärken erweist sich die Übung „Reflected Best Self Exercise" (vgl. Frederickson 2011, S. 246pp.) als ein ebenfalls sehr effektiver Weg, Kerncharakteristika zu identifizieren. Die Zeitung Harvard Business Review berichtet darüber als „effektivstes Hilfsmittel zur Persönlichkeitsentwicklung" (vgl. ebd., S. 229p.). Dabei werden zehn bis zwölf nahe stehende Personen dazu aufgefordert, ihre Wertschätzung zum Ausdruck zu bringen, indem sie drei charakteristische Szenen aus der Vergangenheit schildern sollen, die veranschaulichen, welchen wertvollen Beitrag man damit für die Gesellschaft geleistet hat. Diese Beiträge gilt es dann, in Bezug auf übergeordnete Themen hin zu analysieren.

Hilfreich bei der Entdeckung seiner persönlichen Ziele und Wertvorstellungen ist auch das Verfassen einer fiktiven Autobiografie, eine Methode, die zu den imaginativen Therapieverfahren zählt. Indem man sich darüber Gedanken macht, welcher Mensch man in zehn, fünfzig Jahren sein möchte, ist es möglich, daraus konkrete Ziele für das Hier und Jetzt abzuleiten.

Weitere Wege zur Identifizierung und erfolgreichen Umsetzung von Zielen werden im Workshop „PERSONAL PROJECTS – Setzen Sie sich Lebensziele" (vgl. Abschn. 10.2.1.8.) aufgezeigt.

9.1.4.4 Gegen negative Gedanken argumentieren

Die Methode „Gegen negative Gedanken argumentieren" ist tief in der Verhaltenstherapie verwurzelt und in der Fachsprache als „kognitive Umstrukturierung" bekannt. Bei dieser Übung geht es darum, typische negative Gedanken auf Karteikärtchen zu schreiben und systematisch dagegen zu argumentieren. Auf diese Weise soll das negative Denken entmachtet und positive Überzeugungen gefördert werden (vgl. Workshop HOPE – Hoffnung. Das Beste erwarten, Abschn. 9.2.1.7).

9.1.5 *Primordiale Interventionen zur Förderung der Selbst-Einbindung in die Umwelt*

9.1.5.1 Innige, zwischenmenschliche Beziehungen

Herzliche, vertrauensvolle Beziehungen zu anderen Menschen sind wohl die wichtigste Zutat auf dem Weg zu einem erfüllten, glücklichen Leben. Innerliches Wachstum steht in einem engen Zusammenhang mit befriedigenden sozialen Beziehungen. Je besser es einer Person gelingt, täglich soziale Verbindungen herzustellen und Gefühle des Mitgefühls, der Zärtlichkeit und der liebevollen Fürsorge auszutauschen, desto eher wird deren Leben mit positiven Gefühlen und Erfüllung bereichert.

> „Glückliche Menschen haben oft ein außergewöhnlich gutes Händchen für Freundschaften, Familien und intime Beziehungen. Je glücklicher jemand ist, desto größer ist die Wahrscheinlichkeit, dass er oder sie einen großen Freundeskreis, einen Partner und ein großes Netz an Unterstützern hat. Je glücklicher jemand ist, desto größer ist die Wahrscheinlichkeit, dass er oder sie verheiratet ist und eine er-

füllende, dauerhafte Ehe führt. Und je glücklicher jemand ist, desto größer die Wahrscheinlichkeit, dass er mit seinem Familienleben und seinen sozialen Aktivitäten zufrieden ist, seinen Partner als seine ‚große Liebe' bezeichnet und von Freunden, Vorgesetzten und Kollegen emotional und in jeder anderen Hinsicht unterstützt wird." (vgl. Lyubomirsky, 2013, S. 146p.)

Frederickson (2011) und Seligman (2014) sprechen sogar von einer „Vorbedingung für die mentale Gesundheit" (vgl. Frederickson, 2011, S. 230p.). Die Selbst-Einbindung in die Umwelt stellt daher eine wichtige Säule der Identität dar.

Zum Aufbau qualitativ hochwertiger, inniger Beziehungen empfiehlt Frederickson (2011) die Beachtung von vier Verhaltensregeln:

1) Respektvolle Verbindlichkeit,
2) Unterstützung,
3) Vertrauen,
4) Spiel.

Entscheidend ist, dass man nicht nur Menschen, denen man sich ohnehin schon nahe fühlt, aufmerksam, bejahend, unterstützend, vertrauens- und humorvoll entgegentritt, sondern insbesondere auch Menschen gegenüber, die einem (noch) nicht so nahe stehen. Lyubomirsky (2013, S. 147pp.) ergänzt diese Strategien um acht weitere: sich füreinander Zeit nehmen, seine Bewunderung, Anerkennung und Zuneigung zum Ausdruck bringen, die Gunst der Stunde nutzen, sein Konfliktverhalten ändern, kommunizieren, sich öffnen, sich unterstützend und loyal verhalten, einander umarmen (vgl. Workshop PERSONAL RELATIONS – Nähe herstellen und wertschätzen können, Abschn. 9.2.1.9).

9.1.5.2 Fünf gute Taten an einem Tag

Durch die Ausübung von fünf guten Taten an jedem Tag sollen zwischenmenschliche Beziehungen durch die Förderung der Charakterstärken Hilfsbereitschaft und Freundlichkeit verbessert werden. Lyubomirsky (2013) formuliert hierzu folgende Anweisung:

> „Im Alltag vollbringen wir alle gute Taten. Diese Taten können groß oder klein sein, und die Person, für die wir sie vollbringen, kann sie bemerken oder nicht. Wir werfen Geld in die Parkuhr eines Fremden, spenden Blut, helfen einem

Freund bei seinen Hausaufgaben, besuchen einen älteren Verwandten oder schreiben Dankesbriefe. Vollbringen Sie in der kommenden Woche fünf gute Taten. Diese Taten müssen nicht dieselbe Person betreffen, der Empfänger kann sich dessen bewusst werden oder nicht. Die Tat kann den oben beschriebenen ähneln, muss aber nicht. Tun Sie nichts, womit Sie sich und andere in Gefahr bringen." (vgl. ebd., S. 135p.)

Empirischen Studien zufolge ist der Effekt großzügigen Verhaltens größer, wenn man seine Großzügigkeit auf einen Tag in der Woche konzentriert. Ebenso wichtig wie das richtige Timing ist auch die Vielfalt der guten Taten. Beide Strategien zielen darauf ab, dass gute Taten nicht zur lästigen Pflicht und Routine werden, die es abzuhaken gilt (vgl. ebd., S. 271pp.).

9.1.5.3 Hilfsbereitschaft

So ehrwürdig und moralisch hilfsbereites Verhalten auch sein mag, so wissenschaftlich fundiert ist die Erkenntnis darüber, dass Gesten der Hilfsbereitschaft und Großzügigkeit nicht nur dem Empfänger, sondern auch dem Geber nachhaltige Vorteile bringt. Das Gewähren von Gutem kann also durchaus unserem eigenen Interesse dienen und darf auch ganz gezielt darauf ausgerichtet sein. Selbstloses Handeln, etwa in Form von ehrenamtlicher Arbeit, verleiht einem erhabene Gefühle des Mitgefühls und der Verbundenheit und Zugehörigkeit, verbessert die Selbstwahrnehmung und das Selbstwertgefühl, verringert Schuldgefühle, lenkt von eigenen Problemen und Grübeleien ab, usw. So gehen Hilfsbereitschaft und Glück stets Hand in Hand. Zu diesem Schluss kommen auch geistig Gelehrte, Philosophen und Theologen. Lyubomirsky (2013, S. 143pp.) verweist jedoch auf die Gefahren übertriebener altruistischer Verhaltensweisen für die körperliche und geistige Gesundheit. So sollten Gesten der Hilfsbereitschaft den Alltag nicht belasten und stets freiwillig und selbstständig erbracht werden. Solcherlei kleinen Gesten der Hilfsbereitschaft können sein: „Jemandem beim Überqueren einer Straße helfen", „Blut oder Geld spenden", „Jemandem die Türe aufhalten", „Einer Freundin das Auto leihen" etc.

9.1.5.4 Freundlichkeit

Freundlich zu sein, ist eine weitere sehr effektive Methode, um seine Befindlichkeit positiv zu färben. Kleine Akte der Güte, wie beispielsweise jemandem die Türe aufhalten, ein charmantes Kompliment machen oder ein wohlwollendes und bejahendes Lächeln schenken, wirken sich nachweislich positiv auf die Stimmung eines Menschen aus. Indem man sich seiner Güte anderen gegenüber bewusst wird und nach neuen Wegen und Möglichkeiten sucht, um seine Freundlichkeit zum Ausdruck zu bringen, bedient man sich einer sehr einfachen und kostenlosen Methode, um seine positive Grundhaltung zu steigern.

9.1.5.5 Teilhaben (lassen)

Sich anderen gegenüber mitzuteilen, ist eine weitere Quelle für Genuss und Freude und schafft Vertrauen, Nähe und Verbundenheit. Positive Ereignisse mit anderen Menschen gemeinsam zu feiern, trägt wesentlich zu einer Vervielfachung positiver Gefühle bei.

9.1.5.6 Aufrichtig sein

Es ist besser, auf Strategien der Hilfsbereitschaft und der Freundlichkeit zu verzichten, soern diese nicht ehrlich und aufrichtig gemeint sind. Eine unaufrichtige Geste der Höflichkeit wirkt sich gleichermaßen schädlich auf das Wohlbefinden aus wie ein aufgesetztes Lächeln. In der Studie über die Ursachen von Burnout (Jerich, 2007) hat die Autorin aufgezeigt, dass Berufsgruppen, bei denen man Freundlichkeit und Hilfsbereitschaft voraussetzt, wie etwa Stewardessen, Polizisten, Lehrer, Ärzte, Hebammen, zu den gefährdetsten Berufsgruppen zählen – nicht zuletzt deshalb, weil eine maskierte Negativität zu einer vermehrten Ausschüttung von Stresshormonen führt. Gesten der Verbundenheit sollten daher immer aus tiefstem Herzen kommen und ehrlich gemeint sein.

9.2 High-Level Wellness-Workshops

High Level Wellness kann definiert werden als wissenschaftlich fundierte Promotionsstrategie zur Förderung eines gesundheitsbewussten Lebensstils. In diesem Sinne ist der Begriff „Wellness" Synonym für ein positiv geprägtes Verständnis von Gesundheit, ganz im Sinne der Weltgesundheitsorgani-

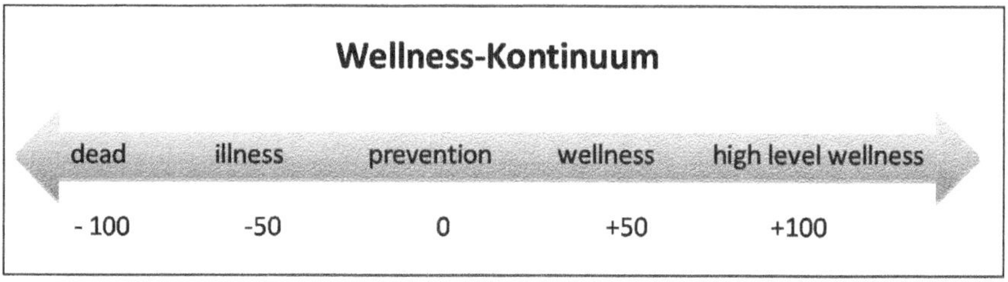

Wellness-Kontinuum

dead	illness	prevention	wellness	high level wellness
-100	-50	0	+50	+100

Abbildung 19: Wellness-Kontinuum (Jerich)

sation und der Salutogenese-Forschung. Dieses Begriffsverständnis vorausgesetzt stellt High Level Wellness einen neuartigen Zugang zum Thema Wellness her. Herkömmliche Wellness-Programme zielen in erster Linie auf eine Steigerung des körperlichen Wohlbefindens ab. Damit wäre der Wohlbefindensbereich zwischen 0 und 50 des Wellness-Kontinuums angesprochen.

In den High-Level Wellness-Programmen geht es um die Ausbildung von Potenzialen zur Erreichung einer maximalen Lebensqualität. Damit wäre der Bereich von fünfzig bis plus hundert des Wellness-Kontinuums angesprochen. Es geht also um „Selbstoptimierung", d.h. um eine maximale Steigerung der gesundheitsbezogenen Lebensqualität.

Den Grundstein für die gesundheitswissenschaftliche Wellness-Bewegung setzte Halbert Dunn im Jahr 1959 mit seinem Artikel „High-Level Wellness for Man and Society" im American Journal of Public Health. Auch wenn andere bedeutsame Protagonisten, wie zum Beispiel Donald Ardell, Bill Hettler und John Travis, eine wichtige Rolle dabei gespielt haben, die moderne Wellness-Auffassung im US-Gesundheitssystem fest zu verankern, bleibt Dunn's High-Level Wellness-Modell bis heute Grundlage der modernen, gesundheitswissenschaftlichen Wellness-Bewegung. Essentiell für Dunn's Entwurf ist das zugrundeliegende ganzheitliche Menschenbild, das in seinem „High-Level Wellness-Symbol" zum Ausdruck gebracht wird (s. Abb. 20).

Der Mensch mit seinen interdependenten Elementen des Körpers, des Geistes und der Seele steht im Zentrum seiner Überlegungen. Der Pfeil in der

9.2 High-Level Wellness-Workshops

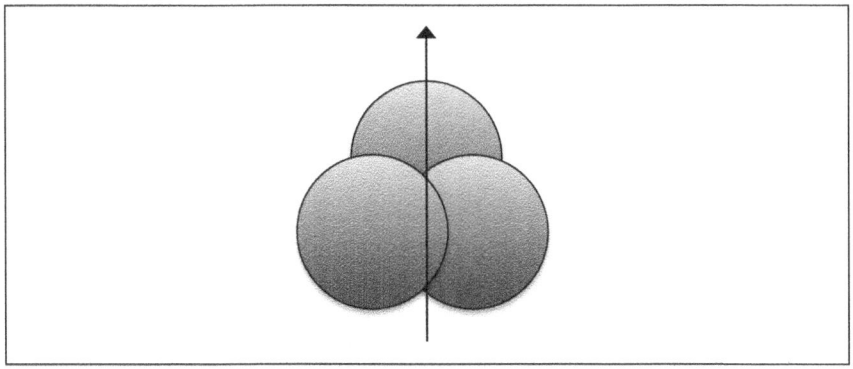

Abbildung 20: High-Level Wellness Symbol (vgl. Dunn, 1961, in: Miller, 2005, S. 90p.)

Mitte repräsentiert den Lebenszyklus einer Person, die danach strebt, sich selbst zu verwirklichen. Obwohl der modernen, gesundheitswissenschaftlich fundierten Wellness-Bewegung ein ganzheitliches Menschenbild zugrunde liegt (vgl. Dunn, 1977), zielen herkömmliche Wellness-Programme im europäischen Raum in erster Linie auf eine Steigerung des körperlich-seelischen Wohlbefindens ab.

Nachfolgende Promotionsstrategien zur proaktiven psychischen Gesundheitsförderung haben die Förderung des geistig-seelischen Wohlbefindens im

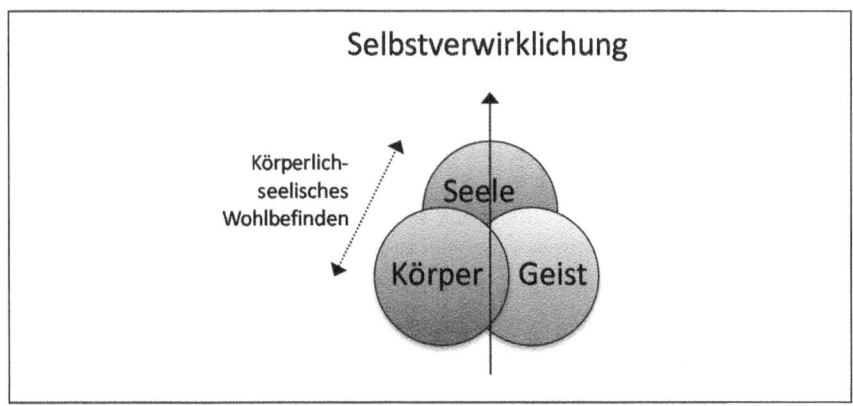

Abbildung 21: Steigerung des körperlich-seelischen Wohlbefindens

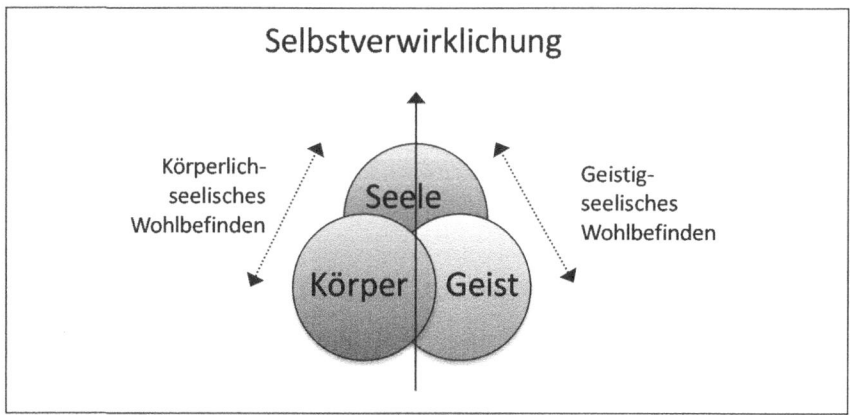

Abbildung 22: Förderung des geistig-seelischen Wohlbefindens

Blickpunkt und stellen somit eine sinnvolle Ergänzung zu bestehenden Programmangeboten dar. High-Level Wellness-Workshops verstehen sich in diesem Sinne als „Wellness für den Geist", wenn man so will.

Unser Geist speist sich durch unsere Fähigkeit, zu denken und dadurch Erkenntnisse zu generieren. Synonyme sind daher auch Denkfähigkeit, Denkvermögen, Verstand oder Intellekt. Menschen mit einem „feinen Geist" zeichnen sich durch ein besonders hohes und differenziertes Denkvermögen aus. Rousseau (2009) bezeichnet den Geist als unseren „sechsten Sinn". Im Unterschied zu den üblichen fünf Sinnen ist ihm jedoch kein besonderes Organ zugeordnet. Vielmehr hat er seinen Sitz im Gehirn und äußerst sich durch Ideen und Begriffe, Bewusstsein und Vorstellungskraft.

In den nachfolgenden Wellness-Programmen sind Teilnehmer dazu eingeladen, sich selbst in Bezug auf unterschiedlichste Themenschwerpunkte entlang der fünf Identitäts-Säulen nach Zarbock (2012) zu reflektieren. In diesem Sinne versteht sich Wellness als individueller Lernprozess. Ziel dieses Lernprozesses ist die Selbsterkenntnis. Erst durch die Erkenntnis des Selbst ist die Entwicklung eines authentischen Lebensstils sowie die Verwirklichung des innewohnenden Potenzials möglich. Das nachhaltige Ziel besteht darin, die als allgemein gesundheitsförderlich erwiesenen Verhaltensweisen und Einstellungen in den individuellen Lebensalltag so zu integrieren, dass spürbar aktuelles und langfristiges Wohlbefinden resultieren.

9.2 High-Level Wellness-Workshops

Encounter-, Selbsterfahrungs- und Wachstumsgruppen waren das dominierende Konzept einer weltweiten Gruppenbewegung seit den 1960er und 1970er Jahren und verstehen sich als „Therapie für Normale". Sie haben das Ziel, nicht nur psychisch gestörten Menschen, sondern allen Interessierten Möglichkeiten einer persönlichen Weiterentwicklung durch die Teilnahme an professionell geleiteten Gruppen zu ermöglichen. Das therapeutische Ziel solcher Gruppenangebote ist die Freisetzung des Selbstverwirklichungspotenzials von Menschen mithilfe einer professionellen Gesprächsleitung. Ausgebildete Psychotherapeuten forcieren dabei eine ehrliche, fassadenfreie Begegnung der Gruppenmitglieder und vermeiden deutlich steuernde Einflussnahmen. Ihr Handeln soll vielmehr als Anleitung für förderliche und hilfreiche Gruppenprozesse verstanden werden. Zu diesem Zweck werden eine Reihe von Übungen zur Reflexion persönlicher und zwischenmenschlicher Prozesse eingesetzt (vgl. Fiedler, 2005, S. 5p.). Die Gruppe versteht sich dabei als Übungsfeld und ermöglicht die Einübung zwischenmenschlicher Kompetenzen und Konfliktlösungsstrategien, aber auch als Beziehungsfeld, in dem durchgängig Interaktion und Beziehungsgestaltung stattfinden. Durch das Feedback und die Rückmeldungen anderer Gruppenteilnehmer eröffnen Gruppenreflexionen auch Formen der existentiellen Einsicht in unabgeschlossene Erfahrungen (vgl. ebd., S. 6pp.).

Vor dem Hintergrund der salutogenetischen Orientierung macht es keinen Sinn, spezifische Indikationsgruppen zu identifizieren. Programme zur proaktiven psychischen Gesundheitsförderung wurden allgemein für Menschen entwickelt, die ihre Gesundheit verbessern und ihr Wohlbefinden steigern möchten, die nach neuen Möglichkeiten suchen, mit den Belastungen des Alltags umzugehen, und ihre gesundheitlichen Ressourcen erweitern möchten. Die salutogenetischen Therapieangebote helfen dabei, die eigenen gesunden Anteile zu stärken und die Position auf dem „Gesundheits-Krankheitsspektrum" in Richtung des Gesundheitspols zu verschieben. Dabei sind die Therapieangebote an die Bedürfnisse der Teilnehmer anzupassen – nicht umgekehrt.

Was den Aufbau und die Struktur der einzelnen Workshops betrifft, so erfolgt nach einer kurzen Darstellung der theoretischen Grundlagen die Ableitung von konkreten Workshop-Zielen und -Inhalten. Bevor mit den jeweiligen Programmschwerpunkten gestartet wird, werden die Workshop-Teilnehmer dazu aufgefordert, sich Gedanken darüber zu machen, wie sie sich im Verlauf des Workshops den Umgang miteinander vorstellen. Um die gemeinsam erarbeiteten Gruppenregeln schriftlich festzuhalten, damit bei Bedarf während der einzelnen Workshop-Tage darauf hingewiesen werden kann, werden die Teilnehmer dazu aufgefordert, ihre wichtigsten drei Anliegen auf Karteikärtchen zu schreiben und diese den anderen Teilnehmern mitzuteilen. Die Kärtchen werden dann gesammelt und auf einer Wandzeitung angebracht. Unbedingt zu berücksichtigen sind folgende Punkte:

- Einhalten der Schweigepflicht gegenüber Dritten: Was in der Gruppe besprochen wird, bleibt in der Gruppe.
- pünktliche und regelmäßige Teilnahme bis zum Ende der Sitzung,
- keine Seitengespräche,
- nur Einer kann sprechen,
- wertschätzender Umgang miteinander, keine abwertenden Beurteilungen oder Bewertungen zu dem, was ein anderer Teilnehmer gesagt hat.

Es sollte eindringlich darauf hingewiesen werden, dass eine regelmäßige Teilnahme unbedingt erforderlich ist. Dies nicht nur deshalb, um die Gruppenkohäsion nicht negativ zu beeinflussen, sondern auch aus dem Grund, weil die Übungen inhaltlich aufeinander aufbauend konzipiert sind. Am Ende eines jeden Seminartages gibt es ein sog. Blitzlicht, das ist eine kurze Bestandsaufnahme, die zum Abschluss der Sitzung einen Eindruck von der Stimmung in der Gruppe vermitteln soll. Alle Anwesenden sagen reihum, wie sie sich im Moment fühlen oder was sie denken. Diese Aussagen werden nicht kommentiert, sondern einfach nur zur Kenntnis genommen. Zur finalen Evaluation der einzelnen Workshops werden speziell auf die einzelnen Workshop-Inhalte abgestimmte Tests jeweils zu Beginn und am Ende des Workshops durchgeführt. Dabei wird großer Wert darauf gelegt, dass die verwendeten Testungen der Kriterien der Objektivität, Reliabilität und Validität entsprechen, damit die Testergebnisse auch für wissenschaftliche Zwecke verwendet werden können.

9.2.1 High-Level Wellness-Workshop: YAHOOO – Wieder Begeisterung empfinden!

Poletti und Dobbs (2013) führen die Fähigkeit, Begeisterung zu empfinden, in erster Linie auf die bewusste Wahrnehmungsfähigkeit zurück: „Je wacher man ist, je bewusster man den Augenblick wahrnimmt, desto mehr kann man sich begeistern." (ebd., S. 10p.) Achtsamkeit, d.h. die Fähigkeit, die Aufmerksamkeit voll und ganz auf etwas zu richten, ist jedoch nur einer von mehreren Aspekten, die es zu berücksichtigen gilt, will man seine Fertigkeit zu Staunen schulen. Den beiden Resilienz-Forscherinnen Poletti und Dobbs zufolge beinhaltet das (Wieder-)Erlernen von Begeisterung insgesamt sechs Elemente:

- den Wunsch,
- die Aufmerksamkeit,
- das Ablegen der Gewohnheit zu analysieren und kategorisieren,
- Empfänglichkeit, offen zu sein für das Unerwartete, für Wunder,
- Dankbarkeit und
- Beharrlichkeit.

(ebd., S. 12p.)

Um den Wunsch, seine ursprünglich angeborene Begeisterungsfähigkeit wiederzuentdecken, anzuregen, werden Teilnehmende in einer ersten Reflexionsübung dazu eingeladen, darüber nachzudenken, wie sich ihr Leben verändern könnte, wenn sich ihre Begeisterungsfähigkeit steigern würde.

Arbeitsblatt: der Wunsch zu staunen (vgl. Poletti, Dobbs, 2013, S. 12p.)

Was regt den Wunsch zu staunen in Ihnen an? Wie könnte Ihr Leben sich ändern, wenn Sie Ihre Begeisterungsfähigkeit steigern?

Die wichtigste Voraussetzung, um Begeisterungsfähigkeit entwickeln zu können, ist, innehalten zu können und achtsam zu sein. Die Fähigkeit, willentlich Kontakt zum gegenwärtigen Augenblick herzustellen, lässt sich mithilfe unterschiedlichster Achtsamkeitsübungen, die sich auf alle unsere fünf Sinne oder aber auch auf den Atem beziehen können, gut einüben (vgl. Bohus, Wolf-Arehult, 2011). Zahlreiche Untersuchungen über Achtsamkeit haben gezeigt, dass regelmäßige Achtsamkeitsübungen das Erleben des gegenwärtigen Augenblicks derart verändern, dass aus dem umfassenderen Gewahrsein eine Quelle der Vitalität und des klaren Sehens wird (vgl. Kabat-Zinn, 2011, S. 267p.).

Eine der ältesten Meditationstraditionen besteht darin, Alltagsaktivitäten für die Achtsamkeitspraxis nutzbar zu machen. Das Erleben des gegenwärtigen Augenblicks ist daher bei der Ausübung der banalsten Alltagsaktivitäten möglich. Um dies den Teilnehmern zu veranschaulichen, wird das Schälen einer Orange als Beispiel für eine gemeinsame Achtsamkeitsübung herangezogen.

Arbeitsblatt: Schälen Sie eine Orange
(vgl. Strosahl, Robinson, 2009, S. 277pp.)

Deine Hände liegen auf deinen Oberschenkeln, und du betrachtest die Orange. Achte auf ihre Farbe und Größe. Riechst du sie? Achte darauf, ob deine Gedanken abzuschweifen beginnen und ob du an etwas denkst, das du später tun willst oder das du zu einem früheren Zeitpunkt hast tun wollen. Lasse die Gedanken kommen und gehen, und richte deine Aufmerksamkeit wieder auf die Orange. Wahrscheinlich musst du mit der Aufmerksamkeit immer wieder bewusst zu der Orange zurückkehren; vermutlich wird dir dein reagierender Geist zahlreiche Anweisungen geben, und er wird viele Gedanken äußern, während du dich dem gegenwärtigen Augenblick näherst, wobei die Orange vor dir auf dem Tisch liegt.

Wenn du dich bereit fühlst, dann lege deine Hände auf die Orange. Berühre sie leicht, und spüre ihre Konsistenz. Welche Wörter beschreiben sie am besten? Ist sie kühl? Ist ihre Oberfläche uneben? Nun halte sie fester. Fühlt sie sich fest an? Weich? Wenn du dich bereit fühlst, grabe mit einem Fingernagel unter die Haut, um sie aufzubrechen. Spürst du das Öl der Schale? Wie fühlt es sich an? Rieche an deinem Finger, und koste den Geruch aus. Achte auf die Gedanken und Gefühle, die auftauchen, während du das Orangenöl riechst; schau sie dir an, und lasse sie vorüberziehen.

Nun entferne die Schale Stück für Stück. Beobachte, ob bei dir ein Drang auftaucht, die Arbeit schnell zu beenden oder „es richtig zu machen", und fahre einfach fort, die Orange langsam zu schälen. Nachdem du die Schale entfernt hast, halte die Orange wieder in deinen Händen, und untersuche die Linien, die die natürlichen Teile des Fruchtfleisches erkennen lassen. Schaue dir ihr Muster an; jede Orange unterscheidet sich ein wenig von allen anderen.

Wenn du bereit bist, breche die Orange an einer natürlichen Unterteilung auf. Schaue in das Zentrum der Orange. Untersuche, wie die einzelnen Stücke in der Orange miteinander verbunden sind.

Registriere eventuell auftauchende beurteilende Gedanken. Lasse Sie einfach zu, und löse dich wieder von ihnen. Untersuche weiter die Orangenstücke, und wenn du bereit bist, dann wähle ein Stück aus, und löse es von den übrigen ab. Führe es zu deiner Nase, und rieche daran. Wenn du möchtest, kannst du es dir in den Mund legen. Lasse es dort einen Augenblick lang liegen, und denke über seine Geschichte nach – wie es in diesen Augenblick gelangt ist. Dann kannst du, wenn du bereit bist, so lange auf dem Stück kauen, bis du es herunterschluckst. Spüre beim Schlucken, wie es sich vom Mund in die Kehle, die Speiseröhre und schließlich in den Magen bewegt. Wenn du willst, kannst du weiter an einem Stück nach dem anderen riechen, es schmecken, kauen und schlucken und schließlich seinen Weg in den Magen verfolgen. Nimm zum Abschluss die Schale in deine Hände, und halte sie eine Weile, während du nur dasitzt und beobachtest.

Sinn dieser Übung ist es herauszufinden, in welcher Zeitzone die einzelnen Teilnehmer überwiegend verweilen bzw. wo sich ihr reagierender Geist am liebsten aufhält, wenn der Versuch gestartet wird.

Arbeitsblatt: Zeitkontinuum (vgl. Strosahl, Robinson, 2009, S. 273pp.)

Zeitkontinuum				
ferne Vergangenheit	jüngere Vergangenheit	gegenwärtiger Augenblick	nähere Zukunft	ferne Zukunft

Wie oft sind bei Ihnen Gedanken aufgetaucht, die sich auf den gegenwärtigen Augenblick bezogen?

Welchen Punkt auf dem Zeitkontinuum haben Sie häufig aufgesucht, wenn Sie sich nicht im gegenwärtigen Augenblick befanden?

Haben bestimmte Gedanken, Gefühle, Erinnerungen oder Empfindungen Sie mehr als einmal oder sogar ständig aus dem gegenwärtigen Augenblick gelockt? Wenn ja, dann beschreiben Sie diese:

Als dritte Voraussetzung, wieder Begeisterung empfinden zu können, nennen Poletti und Dobbs (2013) die Fähigkeit und die Bereitschaft, die Gewohnheit zu analysieren und zu kategorisieren, abzulegen. Es geht darum, nicht bewertend wahrzunehmen, d. h. geistige Bewertungsraster und Schubladendenken möglichst zu vermeiden. Nicht-Urteilen bedeutet, die Rolle eines neutralen Beobachters einzunehmen und Urteile und Reaktionen mit Abstand zu betrachten.

Um den Teilnehmern die bewertenden Aktivitäten des Geistes vor Augen zu halten, wird erneut eine Orange als Wahrnehmungsobjekt herangezogen. Es werden zunächst stereotype Reaktionsmuster hinterfragt. Typische Assoziationen dabei sind: Eine Orange ist gesund, saftig, beinhaltet viel Vitamin C, ist wohlschmeckend, erfrischend, duftet gut etc. All das sind Werturteile, die sich auf gemachte Erfahrungen stützen. Auf jede unserer Erfahrungen reagieren wir im Sinne des Nutzwerts, den sie aus unserer Perspektive für uns besitzt und bewerten sie entweder mit „gut", „schlecht" oder „neutral". Der erste Schritt zu einer rechten Haltung von Achtsamkeit ist es, dieses urteilende Wesen des Geistes zu erkennen. Diese Erkenntnis setzt voraus, die Rolle eines neutralen Beobachters einnehmen zu können.

Arbeitsblatt: Nicht-Urteilendes Beobachten (Jerich)

Nehmen Sie sich einen Moment lang Zeit und lassen Sie Ihren Blick auf der Orange ruhen. Betrachten Sie sie lange und lassen Sie die Eindrücke kommen. Registrieren Sie den Fluss der Informationen aufmerksam, ohne Worte dafür zu finden, ohne Bewertungen zu aktivieren, ohne Handlungen zu erwägen. Staunen Sie!

Staunen heißt, nichts zu fordern, nichts zu erwarten und offen zu sein für das Unerwartete. Es bedeutet, die Dinge uneingeschränkt in ihrem „So-Sein" zu akzeptieren. Die Fähigkeit zur radikalen Akzeptanz erfordert ein allumfassendes Loslassen. Loslassen ist das Gegenteil von Festhalten, wobei die Art und Weise, wie wir etwas festhalten, uns eine ganze Menge über das Loslassen lehrt, indem wir unsere Aufmerksamkeit darauf richten, was das Festhalten in uns bewirkt (Kabat-Zinn, 2011, 69pp.). Wir halten fest an unseren Bedürfnissen, an Dingen, die wir meinen zu brauchen, an unseren Besitztümern, Glaubenssätzen, Einstellungen, Urteilen. Wir halten fest an unseren Ängsten, Bedenken, Gedanken, an der Vergangenheit und der Zukunft.

Die Parabel vom Seil (Randow-Tesch, Cattani, 2010, S 139pp.)

Er hält daran fest, weil ihm sein Leben lieb ist, denn er weiß, wenn er loslässt, wird er abstürzen und sterben. Seine Eltern, seine Lehrer und viele andere haben ihm gesagt, dass das so ist. Wenn er sich umschaut, sieht er, dass alle anderen es auch tun.

Nichts bewegt ihn loszulassen.

Eine weise Person kommt vorbei. Sie weiß, dass Festhalten unnötig ist, dass die vermeintliche Sicherheit eine Illusion ist und ihn nur dort festhält, wo er ist. Also sucht sie nach einem Weg, die Illusionen aufzuzeigen und ihm zu helfen, frei zu sein.

Sie spricht von wirklicher Sicherheit, von tieferer Freude, vom Frieden des Geistes. Sie sagt ihm, er kann dies kosten, wenn er nur einen Finger vom Seil loslässt.

„Ein Finger", denkt der Mann, „das ist kein zu großes Risiko, um einen Eindruck davon zu bekommen." Also stimmt er diesem ersten Schritt zu.

Und er spürt größere Freude, Glück und einen Frieden des Geistes.

Aber es reicht nicht, ihm die endgültige Erfüllung zu bringen.

„Noch größere Freude, Glück und Frieden erreichst du", sagt sie zu ihm, „wenn du einfach nur den zweiten Finger loslässt."

„Dies", sagt er zu sich selbst, „ist wesentlich schwieriger. Kann ich das tun? Ist es sicher? Habe ich den Mut?" Er zögert, dann löst er langsam den Finger, fühlt erst einmal, wie es ist ... und geht das Risiko ein.

Er ist erleichtert, dass er nicht fällt; stattdessen erfährt er größeres Glück und inneren Frieden.

Aber könnte er noch weiter gehen?

„Vertraue mir.", sagt sie, „Habe ich mich bis hierhin geirrt? Ich kenne deine Ängste, ich weiß, was deine Gedanken dir einreden – es ist verrückt, es widerspricht allem, was du bisher gelernt hast – aber bitte, vertraue mir. Schau mich an, bin ich frei? Ich verspreche dir, dass du in Sicherheit sein wirst, und du wirst größere Freude und Zufriedenheit erfahren."

„Will ich Glück und Frieden wirklich so sehr", fragt er sich, „dass ich riskiere, alles aufzugeben, was ich bisher geschätzt habe? Im Prinzip, ja; aber kann ich sicher sein, dass ich nicht falle?" Mit ein wenig Überredungskunst schaut er auf seine Ängste, um ihre Grundlage zu erkennen, um zu erkennen, was er wirklich will. Langsam fühlt er, wie seine Finger sich lösen. Er weiß, er kann es tun. und wer weiß, er muss es tun. Es ist nur eine Frage der Zeit, bis er seinen Griff löst.

Und er fühlt einen noch größeren Strom der Freude und des Friedens durch sich fließen.

Nun hängt er nur noch an einem Finger. Die Vernunft sagt ihm, dass er schon längst hätte fallen müssen, aber es ist nicht passiert. „Ist möglicherweise irgend etwas am Festhalten falsch?" fragt er sich. „Habe ich mich etwa die ganze Zeit geirrt?"

„Das musst du selber entscheiden", sagt sie. „Ich kann dir nicht mehr helfen. Erinnere dich einfach daran, dass alle deine Ängste grundlos sind."

Er vertraut seiner inneren Stimme und lässt langsam seinen letzten Finger los.

Und nichts passiert.

Er steht da, wo er immer stand.

Dann bemerkt er, warum das so ist. Er stand die ganze Zeit auf dem Boden.

Er schaut auf den Boden und weiß, dass er nie wieder festhalten muss. Und er findet den wahren Frieden des Geistes.

Die Fähigkeit zu staunen ist sehr eng mit der Fähigkeit Dankbarkeit (vgl. Workshop THANK YOU – Dankbarkeit, Abschn. 9.2.1.3) zu empfinden verbunden bzw. setzt diese voraus. „Je tiefer die Dankbarkeit ist, die man empfindet, desto stärker ist auch das Staunen – das eine ist mit dem anderen verknüpft." (vgl. Poletti, Dobbs, 2013, S. 20p.)

Arbeitsblatt: Dankbarkeit (vgl. Poletti, Dobbs, 2013, S. 21p.)

Finden Sie fünf Elemente in Ihrem Leben, die Sie mit Dankbarkeit erfüllen und zugleich zum Staunen bringen und begeistern (das können Dinge sein, Lebewesen, Personen, Handlungen, Kunstwerke, etc.):

Das sechste Element, das es bei der Förderung der Charakterstärke Begeisterungsfähigkeit unbedingt zu berücksichtigen gilt, ist die Beharrlichkeit. „Achtsamkeit stellt sich nicht einfach von selbst ein, weil man zu der Überzeugung gelangt, es wäre eine gute Idee, mehr in der Gegenwart und weniger aus dem urteilenden Verstand heraus zu leben. Zur Achtsamkeit gehört mehr als nur eine gute Idee. Es bedarf eines festen Entschlusses, die Energie und die zum Durchhalten nötige Disziplin aufzubringen, um (...) einen hohen Grad an Achtsamkeit zu entwickeln (vgl. Kabat-Zinn, 2011, S. 71p.). Um über das Alltagsgrau hinwegblicken zu können, ist ein starker Wunsch nach Staunen und Begeisterung nötig, üben doch die meisten Menschen in unserer Umgebung und insbesondere die Medien einen starken Druck auf uns aus, den Blick auf Tragödien, auf das Trübe und auf Probleme zu richten.

9.2.2 High-Level Wellness-Workshop: ENJOY – Die ‚Kleine Schule des Genießens'!

Koppenhöfer (2014) zeigt mit ihrem verhaltenstherapeutischen Behandlungsansatz „Die Kleine Schule des Genießens" eine sehr effektive Methode zur Förderung körperlich induzierter Flow-Erfahrungen auf. Die ‚Kleine Schule des Genießens' ist das zentrale Therapieprogramm zur Förderung euthymen Erlebens und Verhaltens und kann sowohl als Gruppen- als auch als Einzeltherapie umgesetzt werden. Euthym bedeutet wörtlich übersetzt: „Was der Seele gut tut". Euthymes Erleben und Verhalten ist durch Freude,

Lust und Wohlbefinden geprägt. Therapeutisches Ziel ist der Aufbau positiven Erlebens und Handelns mithilfe der Sensibilisierung der fünf Sinne. Genussfähigkeit ist zwar über unsere fünf Sinne erfahrbar, setzt jedoch eine gewisse kognitive Kontrolle voraus. So werden euthyme Erlebnisbereiche unter Einhaltung wichtiger Verhaltensregeln erfahrbar gemacht, um auf diesem Wege in unmittelbarer Weise das hedonistische Wohlbefinden zu fördern.

Genießen wird zunächst meist mit einem besonders guten Essen und Trinken in Verbindung gebracht. Sehr leicht wird auch ein Bezug zu exzessivem oder gar schädigendem Verhalten hergestellt. Man denkt sich: Na, ab und zu kann ich mir das ja mal leisten! Ich kann danach ja wieder kürzer treten, einen Entlastungstag machen, eine Extrarunde Sport einlegen. So ganz unbeschwert kann man sich offensichtlich diesem Genießen nicht hingeben. Durch die ‚Kleine Schule des Genießens' erfährt man einen anderen Zugang zum Thema Genuss. Dabei geht es nicht nur um genussvolles Essen. Denn nicht nur Essen und Trinken stellen eine elementare Form der Regulation des Lebensgefühls dar. Der Zugang zum positiven Erleben erfolgt vielmehr über die Schärfung unserer fünf Sinne: also über Schmecken, Riechen, Tasten, Schauen und Hören. Im euthymen Ansatz geht es darum, einer hedonistischen Tretmühle entgegenzuwirken, um Genuss zu bewahren. Genussverhalten setzt eine gewisse Distanz und kognitive Kontrolle voraus, die es zu erlernen gilt.

Den übergeordneten Leitfaden für das Programm stellen sieben Genussregeln (vgl. Koppenhöfer, 2014, S. 25pp.) dar, die zu Beginn des Workshops als Anleitung für den Umgang mit potenziell genussvollen Stimulanzien erläutert werden. Folgende sieben psychologische Prinzipien gilt es also zu berücksichtigen, um genussvolles und gesundes Verhalten und Erleben zu fördern:

1. *Genuss braucht Zeit:* Es ist eine beklagenswerte Erscheinung unserer Zeit, zu wenig Zeit zu haben. Da die Entwicklung eines emotionalen Zustandes jedoch ein Prozess ist, der eine gewisse Zeit beansprucht, ist es nötig, sich Zeit für positives Erleben und Handeln zu nehmen. Das bedeutet jedoch nicht, dass man viel Zeit haben muss, um genießen zu können! Es geht um Augenblicke, die als angenehm und genussvoll erkannt und

als solche festgehalten und genutzt werden. Augenblicke, wie z.B. ein Blick aus dem Fenster oder die bewusst gespürte morgendliche warme Kaffeetasse. Automatismen hindern uns oft daran, solche Augenblicke des Alltags bewusst wahrzunehmen und zu genießen. Die Teilnehmer werden daher aufgefordert, sich Zeit für Genuss zu verschaffen. Sie sollen kleine umgrenzte Freiräume wahrnehmen und aufgreifen lernen: Zeit für einen Blick aus dem Fenster, Zeit zu duschen, etc.

2. *Genuss muss erlaubt sein:* Die Fähigkeit zum genussvollen Empfinden ist den Menschen von Geburt an mitgegeben. Leider wird diese Fähigkeit oft vernachlässigt, unterdrückt bzw. „verlernt", indem negative bestrafende Konsequenzen zum Tragen gekommen sind. Aus einem lerntheoretischen Verständnis führt das dazu, dass Genussverbote und Tabus, wie beispielsweise „Erkenne den Ernst des Leben", „Ohne Fleiß kein Preis", „Zuerst die Arbeit, dann das Vergnügen", „Das Leben ist hart" (vgl. Thalmann, 2013c, S. 52pp.), den Zugang zu genussvollen Momenten versperren. Teilnehmer mit Genussverboten reagieren erfahrungsgemäß mit Kommentaren wie: Das ist ja sinnlos, albern, Zeitvergeudung, etc. auf Übungen zur euthymen Therapie. Sie sind in hemmenden Grundüberzeugungen verhaftet, die Tätigkeiten verpönen, die lediglich der Muße und des Genusses willen ausgeführt werden, um Emotionen wie Scheu, Scham und Schuld zu vermeiden. Die Teilnehmer werden deshalb angehalten aufzuspüren, ihre Gültigkeit zu überprüfen und zu korrigieren. Es geht darum, alltägliche, kleine Genüsse zu entdecken, sie wertzuschätzen und bewahren zu lernen.

3. *Genuss geht nicht nebenbei:* Wieso nicht? Weil ganz einfach unsere Wahrnehmungsfähigkeit beschränkt ist. Will man wahren Genuss erleben, ist es nötig, sich ganz und gar auf eine Sache einzulassen und störende Bedingungen ausschalten. Hier geht es um ein Training der Aufmerksamkeitszentrierung. Will man wahren Genuss erfahren, muss man seine Konzentrationsfähigkeit erhöhen, um einer Sache gerecht zu werden. Durch ein Zuviel des Guten sind wir nicht mehr fähig, die ursprünglich anregenden Aspekte wahrzunehmen.

4. *Weniger ist mehr:* Erst durch die Beschränkung wird das Besondere fassbar. Sättigung schlägt in Ekel um. Ein Zuviel an Genuss schwächt die

Wirksamkeit des Angenehmen ab und wirkt störend. Es geht darum, den Zeitpunkt zu erspüren, an dem genug ist, um sich dadurch die Sehnsucht nach dem Genuss zu erhalten.

5. *Genuss: aussuchen, was dir gut tut:* Genüsse wirken unterschiedlich und jeder mag etwas ganz anderes schön finden. Das muss jeder selbst ausprobieren. Deshalb ist es notwendig, Teilnehmer darin zu unterstützen, ihre individuellen Genüsse auszukundschaften. Die Andersartigkeit gegenüber den Gruppenmitgliedern wird als Zeichen der persönlichen Selbstfindung wahrgenommen.

6. *Ohne Erfahrung kein Genuss:* Genuss will erlernt sein. Je mehr Erfahrung wir haben, z. B. beim Schmecken von Käse, Teesorten oder Wein, umso detaillierter können kleinste Unterschiede geschmacklicher Nuancierungen, der Zusammensetzung, Herstellung, Herkunft etc. registriert werden. Teilnehmer sollten daher dazu angeleitet werden, das positive Erleben durch die Erinnerung an ähnliche Vorerfahrungen zu verstärken. Indem das vorhandene Vorwissen in den Gesamtkontext integriert wird, erhöht sich das genussvolle Erleben.

7. *Genuss ist alltäglich:* Genuss sollte nicht in Zusammenhang mit außergewöhnlichen Ereignissen gestellt werden, sondern möglichst als etwas im Alltag Erfahrbares, wie z. B. ein Kaffee, ein Lächeln, ein Lied, ein gutes Gespräch etc.

Die sieben Genussregeln sollten auf einem Plakat vorgestellt werden, damit im Laufe des Workshops immer wieder darauf zurückverwiesen werden kann.

Im Anschluss an die theoretische Einführung wird ein gemeinsamer Wahrnehmungsspaziergang unternommen, um die Bereitschaft der Workshop-Teilnehmer zu fördern, sich für wohltuende sinnliche Eindrücke zu öffnen. Beim Themenbereich „Schauen" liegt die Konzentration auf drei Schwerpunkten: auf der Farbwahrnehmung, der Strukturwahrnehmung und der Beobachtung gleichförmiger Bewegungsabläufe. Um die Teilnehmer mit dieser Komplexität nicht zu überfordern, wird die bewusste Registrierung von Farben und farblichen Abstimmungen in den Mittelpunkt gestellt. Teilnehmer werden dazu aufgefordert, wach und sensibel für die Wahrnehmung von

Farben zu werden und Farben mit kräftigen Tönen, zarten Schattierungen, reine Farben, kontrastierende Farben, eine ganze Farbpalette mit vielfältigen Nuancen zu differenzieren. Es geht darum, eine ausgewählte Farbe auf sich wirken zu lassen, herauszufinden, inwieweit die Entfernung eine Auswirkung auf die Farbempfindung mit sich bringt, wie sich die Farbwahrnehmung verändert, wenn man den Gegenstand hin und her bewegt, etc. Danach werden Teilnehmer dazu angeleitet, so viele Assoziationen wie möglich herzustellen, etwa in der Form: Kennen Sie diese Farbe, was ist noch so gefärbt? Passt zu dieser Farbe vielleicht ein Duft? Töne eines Musikinstruments? Geräusche aus der Natur? Gibt es Worte, die zu dieser Farbempfindung passen? Führt Sie die Farbwahrnehmung an einen ganz bestimmten Ort? usw.

Danach folgt eine gemeinsame Exposition des Hör-Sinns. Auch in diesem Bereich gilt es, Teilnehmer dabei zu unterstützen, ihr ganz persönliches Gespür für genussbringendes Horchen zu entwickeln, insbesondere das Gehör für kleine Nuancen, die jedem Einzelnen zugänglich sind, für Unspektakuläres und Alltägliches, wie z. B. das Knirschen beim Gang über den Kiesweg, das Knacken von Ästen beim Querfeldeinlaufen, das Gezwitscher der Vögel, das Prasseln des Regens, das Fallen von Äpfeln und Nüssen, die Schreie der Krähen im Winter. Es geht darum, sich einen Moment lang Zeit dafür zu nehmen, um auf umliegende Geräusche zu achten und diese in Bezug auf deren Tonqualität, Tonlage, Intensität etc. und deren Einfluss auf die jeweilige Befindlichkeit zu hinterfragen. Die Übungen zur Sensibilisierung des Tastsinns konzentrieren sich auf drei Schwerpunkte: erstens auf das Erfassen der taktil wahrnehmbaren Charakteristik von Gegenständen (z. B. rau – glatt, weich – hart, leicht – schwer, warm – kalt), zweitens auf Bewegungsimpulse, d. h., es soll herausgefunden werden, zu welchen spielerischen Bewegungsimpulsen ein Gegenstand spontan herausfordert (z. B. eine Haselnuss zwischen den Fingerspitzen von Daumen und Zeigefinger hin- und herzudrehen), drittens soll die Aufmerksamkeit nun vom aktiven, bewussten Berühren von Gegenständen hin zu der eher passiven Empfindung des taktilen „Berührtwerdens" durch unterschiedliche Materialien gelenkt werden.

Erfahrungsgemäß sprechen Patienten auf die Übung zum Riechen besonders gut an. Nicht zuletzt deshalb, weil der Geruchssinn stammesgeschichtlich gesehen ein sehr alter, wichtiger Sinn ist, aber auch deshalb, weil durch umschriebene Gerüche meist sehr angenehme, positive Erinnerungen geweckt werden. Die Teilnehmer werden daher dazu eingeladen, sich einen Gegenstand, den sie als besonders gut duftend wahrnehmen, auszusuchen und sich damit auf eine gemeinsame Entdeckungsreise im Sinne einer geleiteten Vorstellungsübung zu machen.

Geleitete Vorstellungsübung zum Geruchsinn:
(vgl. Koppenhöfer, 2014, S. 36pp.)

Schließen Sie die Augen und nehmen Sie sich einen Augenblick Zeit für sich (Genuss braucht Zeit). Atmen Sie ruhig und regelmäßig ein und aus und lassen Sie nach jedem Ausatmen eine kurze Atempause entstehen. Ein, aus, Pause. Im Augenblick sind nur Sie wichtig, sonst nichts. Richten Sie nun Ihre Aufmerksamkeit auf Ihre Nase. Überlassen Sie ihr jetzt die Führung, sie wird sie leiten. Lassen Sie Ihre Nase ganz wach und lebendig werden. Sie spüren, wie die Atemluft an der Innenseite der Nasenflügel vorbei streicht. Machen Sie sich bereit für den Eindruck, den der Duft gleich auslösen wird (Genuss geht nicht nebenbei). Führen Sie nun Ihren Duft hoch und nehmen eine Nase voll davon. Gut, das genügt. Gönnen Sie Ihrer Nase nun eine Pause, um dem Eindruck, den dieser Duft hinterlassen hat, nachzuspüren. (Weniger ist Mehr). Nun erproben Sie die verschiedenen Intensitäten, die der Duft in sich birgt. Führen Sie den Duft ganz nah an Ihre Nase, sodass Sie ihn so intensiv wie möglich wahrnehmen. Gut. Führen Sie dann den Duft langsam von der Nase weg und beobachten Sie, in welcher Entfernung der Duft Sie noch erreicht. Und nun kundschaften Sie aus, an welcher Stelle Ihnen der Duft am angenehmsten erscheint. Atmen Sie den Duft ein und beobachten Sie, wie lange er Ihnen gut tut.

Gönnen Sie sich jetzt eine Verschnaufpause. Legen Sie im weiteren Ablauf immer selbstständig eine Riechpause ein, wenn Sie diese benötigen. Lassen Sie sich nun weiter auf den Duft ein. Woher kennen Sie den Duft? Was riecht noch so? Schauen Sie nach. Gibt es vielleicht unabhängig von der Farbe, die dieser duftende Gegenstand hat, eine Farbe, die Ihnen beim Wahrnehmen dieses Duftes einfällt? Eine helle oder dunkle Farbe, eine warme oder kalte, eine kräftige oder zarte. Forschen Sie weiter nach.

Gibt es vielleicht Töne eines Musikinstruments, die zu diesem Duft passen, der Klang einer Harfe, einer Flöte, einer Geige, einer Mundharmonika, einer Trompete, eines Saxophons, eines Schlagzeugs, einer E-Gitarre. Führt der Duft Sie vielleicht zu einer ganz bestimmten Art von Musik, klassische Musik, Rock, Pop, Jazz, Hipp-Hopp, Techno, Country-Musik, Volksmusik oder Kirchenmusik. Vielleicht taucht eine Melodie aus einer Symphonie, einem Musical, einer Oper, einer Operette, einem Schlager oder einem Jazz-Konzert auf. Vielleicht fällt Ihnen ein Stück Ihrer Lieblingsband ein oder ein ganz bestimmter Interpret mit seinem Instrumen, oder eine Sängerin mit dem typischen Klang Ihrer Stimme. Schauen Sie weiter nach.

Vielleicht passen auch Worte zu dem Duft – ein Werbeslogan, eine Zeile aus einem Gedicht, die Strophe aus einem Lied, der Name eines Märchens, eine Redewendung, ein Psalm aus der Bibel. Jetzt schauen Sie weiter nach.

Führt Sie der Duft vielleicht an einen ganz bestimmten Ort, z. B. in ein Haus, das Sie kennen oder das Ihnen einfach so einfällt. Und dort in die Küche, das Bad, das Wohnzimmer, auf den Speicher. Vielleicht führt er Sie aber auch in ein Gartenhaus, eine Waldhütte, in eine Gipfelhütte in den Bergen, in ein Barockschloss, in eine Kathedrale oder in eine Höhle unter der Erde. Vielleicht führt er Sie aber auch in eine ganz bestimmte Landschaft: in die Weite einer Flussebene, in die Berge, ans Meer, in eine Hügellandschaft mit Wiesen und Wald. Jetzt schauen Sie weiter nach.

Passt eine ganz bestimmte Jahreszeit zu dem Duft. Ist es der Frühling, der Sommer, der Herbst oder der Winter. Und dann passen am besten auch Naturgeräusche zu dem Duft. Vogelgezwitscher, Summen der Bienen, Regentropfen, Rascheln von Laub, Lärm eines Schneesturms, Meeresrauschen, der Schrei der Möwe, Kuhglocken in der Ferne, das Plätschern eines Brunnens, das Knistern eines Feuers, ein Sommergewitter, das sich entfernt, die Stille einer Winternacht oder ist es überhaupt nur Stille?

Ich überlasse Sie jetzt Ihren eigenen Gedanken, Phantasien und Bildern. Ich hole Sie nach einigen Augenblicken dann wieder in die Gegenwart zurück. So, nun verabschieden Sie sich langsam von Ihren Eindrücken, verabschieden Sie sich von Ihrem Duft. Kommen Sie langsam, langsam in Ihrem Tempo in die aktuelle Situation zurück. Was haben Sie bei der Übung erlebt? Vergegenwärtigen Sie sich nochmals Ihre Erlebnisse.

9.2 High-Level Wellness-Workshops

Die Teilnehmer werden reihum aufgefordert, über ihre Eindrücke während der Imaginationsübung zu berichten. Wichtig ist es hierbei, noch einmal auf die Regel „Jedem das Seine", „Genuss ist Geschmackssache" hinzuweisen. Als belohnender Abschluss erfolgt die Verkostung einer Schokolade zur Sensibilisierung des Geschmacksinns.

Aufbauend auf die Anleitungen zur Förderung der fünf Sinneswahrnehmungen werden Workshop-Teilnehmer dazu eingeladen, sich in den nächsten Tagen von ihren fünf Sinnen durch die Welt führen zu lassen, immer wieder kurz innezuhalten und den Tag mit Genussmomenten zu füllen. Es würde sich anbieten, allein oder in Begleitung mit einer bekannten und vertrauten Person einen Schnupperspaziergang zu unternehmen und dabei möglichst differenzierte sinnliche Eindrücke zu sammeln.

Arbeitsblatt: sieben Tage mit Genuss. Mein Genusstagebuch

Schmecken, hören, riechen, fühlen und schauen Sie genau hin: Was bieten Ihnen die Tage dieser Woche? Stellen Sie jeden Tag unter ein angegebenes Motto. Nehmen Sie sich am Abend 5 min. Zeit und notieren Sie den Sinneseindruck des jeweiligen Tages.

Tag des Schmeckens. Die heutigen Geschmacks-Erlebnisse sind gefragt. Was war der Wohlgeschmack dieses Tages?

Tag des Hörens. Die heutigen Hör-Erlebnisse sind gefragt. Welche schönen Klänge hat der Tag geboten? Welche Geräusche waren interessant? Was war heute Ihr schönstes Klang-Erlebnis?

Tag des Riechens. Spüren Sie den angenehmsten Geruch des Tages auf! Was war heute für Sie der angenehmste Geruch?

Tag des Spürens, Tastens, Fühlens. Finden Sie heraus, was diesen Tag in angenehmer Weise tast- und spürbar werden lässt! Was hinterließ heute bei Ihnen einen spürbar guten Eindruck?

Tag des Sehens. Finden Sie den schönsten sichtbaren Eindruck des Tages heraus! Was gab es heute Schönes zu sehen?

Tag des körperlichen Wohlbefindens. Achten Sie auf Folgendes: Fühlen Sie sich fit und vital? Spüren Sie nachlassende Anspannung oder Entspannung? Empfinden Sie Lust? Haben Sie eine gute Körperkoordination und gute Reaktionsfähigkeit? Fühlt sich Ihre Haut gut an, fühlen Sie sich gepflegt und frisch? Unterstreichen Sie, was heute für Sie zutraf, und ergänzen Sie andere angenehme Körpergefühle, die Sie heute verspürt haben.

9.2 High-Level Wellness-Workshops

Der Tag aller Sinne. Finden Sie heute heraus, welches Ihr schönstes Sinnes-Erlebnis ist. Bitte notieren Sie dies mit einigen Worten.

Metaziel der euthymen Therapie ist Selbstfürsorglichkeit. Alle Interventionen der euthymen Therapie fördern implizit Selbstfürsorge. Selbstfürsorge kann als erlernte Steuerungskompetenz begriffen werden, die z. B. regelt, wann und wie lange genossen wird oder wann es genug ist. Selbstfürsorgliches Verhalten sichert langfristig Wohlbefinden und bedeutet unter dem Gesichtspunkt der Selbstregulation, positive und negative Ereignisse, Genuss und Askese oder Belastung und Entspannung angemessen aufeinander zu beziehen und beispielsweise dem Wechsel zwischen solchen Phasen adäquat begegnen zu können. Selbstfürsorge im Sinne des euthymen Konzepts meint, dass die handelnde Person so mit sich selber umgeht, wie jemand, der es gut mit ihr meint. Sie übernimmt allerdings selbst die Verantwortung.

Im euthymen Therapieansatz werden unterschiedliche psychologische Einflussmöglichkeiten genutzt:

Kognitiver Zugang: Selbstfürsorglichkeit korrespondiert unter einem kognitiven Gesichtspunkt mit Oberplänen, das heißt mit typischen gedanklichen Mustern, die selbstfürsorgliches Verhalten initiieren und erlauben, z. B.: „Mir steht ein gutes Leben zu" oder „Ich kann Fürsorge und Gutes annehmen". Ein Zuwachs an Positiva muss in das Selbstkonzept einer Person passen. Mit euthymen Veränderungsprozessen sind häufig persönliche Werte, mitunter sogar die Lebensplanung tangiert. In der ‚Kleinen Schule des Genießens' wird mit Hilfe der Genussregeln systematisch eine kognitive Umstrukturierung angestrebt. Ist bei Teilnehmern aufgrund persönlicher Genusstabus, wie z. B. „Nimm Dich nicht so wichtig", „Wenn du dir's zu gut gehen lässt, kommt das dicke Ende nach" oder „Nur wenn ich gute Leistungen erbringe, bin ich wertvoll", weiterhin eine Ambivalenz zu beobachten, sollten Themen der Lebensziele oder Lebensplanung in Einzeltherapiesitzungen angesprochen werden. Selbstfürsorge und die Erlaubnis, ein gutes

Leben führen zu können, sind keine einfachen Themen für eine Therapie und Veränderungen sind nicht schnell erreichbar.

Emotionaler Zugang: Was von jemandem unter „sich etwas Gutes tun" verstanden wird, ist häufig eine rein kognitive Bewertung; die Emotion muss nicht eindeutig positiv sein. Ziel euthymer Therapie ist es, dass eine Person positive Gefühle uneingeschränkt als angenehm erleben und diese uneingeschränkt ohne eine „Ja, aber"-Kommentierung akzeptieren kann. Treten bei Teilnehmern problematische emotionale Aspekte auf, können auch diese im einzeltherapeutischen Kontext vertiefend aufgegriffen werden.

Verhaltensnaher Zugang: Das euthyme Verhaltensrepertoire wird in kleinen Schritten aufgebaut. Der Therapeut muss sorgfältig darauf achten, dass euthymes Verhalten tatsächlich gezeigt wird.

Sinnlicher Zugang: Die euthyme Therapie, insbesondere die ‚Kleine Schule des Genießens', ist in besonderer Weise durch ihren sinnlichen Zugang gekennzeichnet. Positive Emotionen, Genussfreude etc. werden über die Sinne vermittelt. Hierfür ist die Fähigkeit notwendig, Aufmerksamkeit auf positive sinnliche Reize zu richten. Stimulierung der Sinne ist der Königsweg, um positives Befinden und positive Gefühle herbeizuführen und die Kluft zwischen Kognitionen und Emotionen zu überbrücken.

Aufmerksamkeitsfokussierung: Die Fähigkeit, Aufmerksamkeit auf Positiva richten und halten zu können, ist daher von grundlegender Bedeutung für seelische Gesundheit. Wird Aufmerksamkeit auf angenehme Begebenheiten, Verhalten, Objekte etc. gerichtet, dann erhöht sich die Wahrscheinlichkeit für angenehmes Erleben. Da die Informationskapazität eingeschränkt ist, können unangenehme Informationen nur schwerlich berücksichtigt werden.

Auf einer Metaebene könnte man den Slogan formulieren: Genuss nicht nur ohne Reue, ja, Genuss sogar als Therapeutikum. Grundsätzlich geht es bei der Genusstherapie um folgende Zielsetzungen: Sensibilisierung der Wahrnehmung der einzelnen Sinnesbereiche (Der Zugang zu einem gesunden, positiven Erleben erfolgt über die fünf Sinne.); Aufbau eines genussspezifischen Umgangs mit potenziell genüsslichen Materialien (Der Genusstherapeut erwartet nicht, dass das alleinige Vorgeben von potenziell Genussvollem automatisch zu angenehmem Erleben führt. Er gibt deshalb entsprechende Anleitung in Form von sog. Genussregeln.); Aktualisierung angenehmer Vorerfahrungen (Jeder Mensch hat in seinem Gedächtnis positive Bilder und Fantasien gespeichert. In der je aktuellen Befindlichkeit und Lebenssituation ist der Zugang zu diesen Erinnerungen oftmals verschüttet und muss neu entdeckt und gepflegt werden.); Stärkung der Autonomie (Ein wichtiges Anliegen der Genusstherapie besteht darin, den Teilnehmern bewusst zu machen, dass sie auf ihre Gefühle und Stimmungen Einfluss nehmen können. Bei der Genusstherapie kann der Patient die Erfahrung machen, dass er auf seine Gefühle und Stimmungen zumindest über eine kurze Zeiteinheit hinweg Einfluss nehmen kann. Dadurch kann er etwas ganz Grundsätzliches lernen, nämlich die Fähigkeit, seine Selbstverantwortlichkeit und Unabhängigkeit zu stärken.). Somit wird auch dem Aspekt der Nachhaltigkeit Rechnung getragen. Positiva bleiben auf lange Sicht verfügbar. Ziel der euthymen Therapie ist es, dass sich Menschen mit ihren eigenen Mitteln ein gutes Leben einrichten können.

9.2.3 High-Level Wellness-Workshop: THANK YOU – Dankbarkeit!

Dankbarkeit bedeutet nicht etwa nur, jemandem „danke" zu sagen, sondern Dankbarkeit steht für etwas, was noch viel umfassender ist: „Dankbarkeit für den eigenen Körper und dass er so funktioniert, wie er funktioniert (...), für gute Begegnungen mit Menschen, die ihren Lebensweg auf ihre besondere Art geprägt haben (...), für schöne Momente (...)" (vgl. Engelmann, 2012, S. 173p.). Dankbarkeit steht letztendlich für die Entwicklung und den Weg, der uns zu denen gemacht hat, die wir heute sind. Robert Emmons, der weltweit führende Dankbarkeitsforscher, definiert Dankbarkeit als

„ein Gefühl des Staunens, des Dankbar-Seins und der Feier des Lebens." (vgl. Thalmann, 2013a, S. 24p.)

Dankbare Menschen sind nachweislich psychisch gesünder, optimistischer und glücklicher (vgl. Engelmann, 2012, S. 173p.). Dafür sprechen viele Gründe: Dankbarkeit hilft dabei, die positiven Erfahrungen des Lebens zu genießen, steigert das Selbstwertgefühl, hilft im Umgang mit Stress oder traumatischen Erfahrungen, fördert moralisches Verhalten, kann soziale Bande schaffen, indem sie bestehende Beziehungen stärkt und neue fördert, verhindert Neid und den Vergleich mit anderen, ist absolut nicht vereinbar mit negativen Emotionen und kann Gefühle wie Ärger, Verbitterung, Eifersucht oder Gier mindern oder sogar verhindern und hilft uns, der hedonistischen Anpassung ein Schnippchen zu schlagen (vgl. z.B. Seligman, 2014; Lyubomirsky, 2013, Thalmann, 2013a). Es lohnt sich demnach, über Dinge nachzudenken, für die man in seinem Leben dankbar ist oder eigentlich doch dankbar sein könnte.

Um diese Stärke zu kultivieren, werden die Teilnehmer zunächst psychoedukativ über Befunde informiert, nach denen mit Dankbarkeit ein Wohlbefinden erzielt werden kann, das längerfristig anhält und das Netz der positiven Beziehungen ausweitet. In einer ersten Reflexion geht es darum, die Aufmerksamkeit auf alle positiven Begebenheiten in seinem Leben zu richten.

Arbeitsblatt: Positive Lebensbilanzierung (vgl. Frank, 2011, Arbeitsblatt 27)

Betrachten Sie Ihr Leben bitte einmal nur unter positiven Gesichtspunkten: Ermitteln Sie, was Ihnen bisher gut gelungen ist. Schauen Sie sorgfältig und berücksichtigen Sie alles, was in irgendeiner Weise als positiv einzuschätzen ist. Es geht um die kleinen und großen ‚Highlights' Ihres Lebens, um Ihre persönlichen Schätze, die funkelnde Lebensspuren hinterlassen haben und Ihnen verdeutlichen können, was den Sinn Ihres Lebens ausmacht. In jedem Leben gibt es solche leuchtenden Spuren. Sie müssen nur genau hinschauen, dann können Sie nach und nach immer mehr davon entdecken. Betrachten Sie dabei die verschiedenen Lebensbereiche, die für Sie von Bedeutung sind: Ihr Zuhause, Ihre Partnerschaft, Ehe oder Liebesbeziehung, Ihre Familie, Ihre Freunde, Ihre Verwandten, Ihre Nachbarschaft, Ihre Arbeit, Ihren Beruf, Ihre Schulbildung, Ihre Kenntnisse und Fähigkeiten, Ihre Freizeit und Ihre Hobbys, Ihre Tätigkeit in der Gemeinde oder Vereinen sowie Ihr Aussehen, Ihre Gesundheit und was Ihnen darüber hinaus noch einfällt, wenn es um Positives geht. Es geht darum, all das, worüber Sie sich freuen und worauf Sie stolz sein können, aufmerksam in den Blick zu nehmen und dabei alle schönen Erlebnisse und Erfolge aufzufrischen und neu zu beleben. Wenn Sie ein wenig über sich und Ihr Leben nachdenken, wird Ihnen dazu einiges einfallen. Notieren Sie sich alles Positive, was Ihnen zu sich und Ihrem Leben einfällt.

9.2 High-Level Wellness-Workshops

Angesichts einer positiven Lebensbilanzierung steigt das Zutrauen in seine Fähigkeiten, seine Annäherungsziele für den zukünftigen Lebensabschnitt erfolgreich verwirklichen zu können. Dieses Selbstvertrauen soll in weiteren Reflexionsübungen noch vertieft werden. In einem nächsten Schwerpunkt wird die Aufmerksamkeit auf die Gegenwart gerichtet, um dankbar zu sein für das Leben, so wie es heute ist, und für alles, was dazu beigetragen hat. Teilnehmende können ihre Fähigkeit zur Dankbarkeit weiterentwickeln, in dem sie erkennen, wie gut sie es mit ihren Lebensumständen getroffen haben und wie viel schlechter es hätte laufen können.

Arbeitsblatt: Förderung der sinnstiftenden Stärke Dankbarkeit
(vgl. Frank, 2011, Arbeitsblatt 28)

Denken Sie über die Dinge in Ihrem Leben nach, die großen und die kleinen, für die Sie dankbar sind. Es gibt so manches, für das man dankbar sein kann. Denken Sie z. B. an Ereignisse in Ihrem Leben, bei denen Sie in besonderer Weise begünstigt oder bevorzugt worden sind. Vielleicht sind Sie auch einfach für Ihr Leben, Ihre Gesundheit und die Welt, in der wir leben, dankbar. Es kann auch sein, dass Sie vor allem an Menschen denken, die Ihnen in positiver Weise zugewandt sind oder waren, die Sie unterstützen und sich für Sie einsetzen oder eingesetzt haben.

Vielleicht bringt Ihr Nachdenken Sie zu der Erkenntnis, dass Sie für etwas dankbar sein könnten, was Sie bisher noch nie so recht bedacht haben. Notieren Sie, wofür Sie dankbar sind:

Ich habe das Glück, dass

Ich habe das Glück, dass.

Ich habe das Glück, dass

Bei der Dankbarkeits-Intervention geht es vor allem darum, über Mitmenschen nachzudenken, denen man in irgendeiner Weise dankbar ist. Ziel der nächsten Reflexionsübung ist es daher, sich bei den Menschen, mit denen man in Berührung kam, die einen begleitet, beeinflusst und geprägt haben, ohne die man nicht der geworden wäre, der man heute ist, zu bedanken. Teilnehmende sind dazu eingeladen, sich an alle entscheidenden Begegnungen zu erinnern, die ihren Lebensweg positiv beeinflusst haben, und ihre Dankbarkeit zum Ausdruck zu bringen.

Arbeitsblatt: Danke! (vgl. Thalmann, 2013a, S. 11p.)

Nehmen Sie sich einen Moment Zeit und überlegen Sie, welche Menschen Sie geprägt haben, Menschen, denen Sie verdanken, dass Sie der geworden sind, der Sie jetzt sind. Denken Sie an all die entscheidenden Begegnungen, die Ihren Lebensweg positiv beeinflusst haben: Lehrer, Freunde, Liebespartner etc.

Name	**Ich bin Dir zu Dank verpflichtet, weil**
Eltern	_____
Geliebte(r)	_____
Kinder	_____
Freunde	_____
Kollegen	_____
Nachbarn	_____

9.2 High-Level Wellness-Workshops

Vertretern der Positiven Psychologie zufolge steigert allein das Äußern von Dankbarkeit unser Wohlbefinden beträchtlich (vgl. Thalmann, 2014, S. 20pp.). Aus diesem Grund wird der gedankliche Anstoß dazu gegeben, diese Formulierungen als Inspiration zu verwenden, um den entsprechenden Personen seine Dankbarkeit auch tatsächlich zum Ausdruck zu bringen. Hierfür gibt es die unterschiedlichsten Methoden, von einem Telefonat bis hin zu einer kleinen Aufmerksamkeit.

Arbeitsblatt: Danke! (vgl. Engelmann, 2012, S. 174p.)

Wer?	Wann?	per Telefon	per E-Mail	Brief	Lächeln	Persönliches Gespräch	Kleines Geschenk

Wenn ein Lebensereignis eingekreist werden konnte, bei dem sich Teilnehmende besonders dankbar an einen Mitmenschen erinnern, werden sie dazu motiviert, an diese Person, der sie bisher vielleicht noch nie so richtig gedankt haben, einen *Dankbarkeitsbrief* (vgl. Thalmann, 2013a, S. 16p.) zu verfassen. Die amerikanische Intervention sieht vor, dass dieser Brief anschließend persönlich überreicht wird. Der Brief kann aber auch als vorbereitende Reflexion und Formulierungshilfe verstanden werden und lediglich als Grundlage dazu dienen, den Dank in geeigneter anderer Form zu übermitteln (z. B. telefonisch, im unmittelbaren Gespräch, durch Blumen oder ein anderes kleines Geschenk). Manchmal sind die Menschen, denen der Dank gilt, nicht mehr am Leben. Dann kann die Dankesbekundung auch in einer ritualisierten Form erfolgen (z. B. liebevoll oder anerkennend mit anderen über sie sprechen).

Arbeitsblatt: Eine Stunde voller Dankbarkeit
(vgl. Engelmann, 2012, S. 174p.)

Erleben Sie die wohltuende Wirkung eines „Ich möchte mich von Herzen bei dir bedanken"-Briefs. Schenken Sie sich eine ganz besondere Stunde, in der Sie einen Brief an jemanden schreiben, dem Sie immer schon einmal danken wollten. Wenn Sie sich wirklich Zeit dafür nehmen, dann werden Sie die überwältigende Wirkung spüren, die das Briefschreiben auf Sie hat. Selbst, wenn Sie diesen Brief nie abschicken ...

Bei den Dankbarkeits-Interventionen geht es nicht nur darum, über das Gefühl der Dankbarkeit nachzudenken und es verbal und schriftlich zu kommunizieren, sondern insbesondere auch darum, Dankbarkeit emotional erfahrbar zu machen. Wesentlich ist es daher, im Anschluss an die einzelnen Dankbarkeitsinterventionen nachzuspüren, welche Empfindungen sich durch den Ausdruck von Dankbarkeit auf der Gefühlsebene einstellen.

Arbeitsblatt: Dankbarkeit empfinden (vgl. Thalmann, 2013a, S. 22p.)

Danke zu sagen ist eine Sache der Kommunikation. Dankbarkeit zu empfinden spielt sich dagegen auf unserer Gefühls- oder sogar auf der spirituellen Ebene ab. Jemandem dankbar sein oder für etwas Dankbarkeit empfinden ist

- *eine nach außen gerichtete Bewegung, die bewirkt, dass wir uns anderen und der Welt zuwenden,*
- *eine Welle, die uns überrollt und uns gleichzeitig zur Ruhe kommen lässt,*
- *Wärme, die von unserem Herzen ausstrahlt,*

9.2 High-Level Wellness-Workshops

- eine Regung der Seele, die sich mit etwas verbindet, das größer ist als sie,
- ein wohltuender Eindruck, dass alles genau so ist, wie es sein sollte,
- ein sanftes und natürliches Loslassen.

Wie würden Sie das beschreiben, was in Ihnen vorgeht, wenn Sie Dankbarkeit empfinden?

Die Charakterstärke Dankbarkeit lässt sich wie jede andere Stärke auch trainieren. Zu diesem Zweck eignet sich das Führen eines Dankbarkeitstagebuches hervorragend dazu, um wöchentlich über Dinge und Menschen, für die man dankbar ist, zu reflektieren und damit sein Bewusstsein in Bezug auf positive Lebensinhalte entsprechend zu erweitern.

Arbeitsblatt: Dankbarkeitstagebuch (vgl. Engelmann, 2012, S. 175p.)

Kaufen Sie sich ein kleines Buch, das Ihr Dankbarkeitstagebuch wird. Tragen Sie einmal pro Woche all die Dinge ein, für die Sie in der vergangenen Woche dankbar sind. Es hat sich als hilfreich erwiesen, wenn Sie fünf Aspekte aufschreiben. Sie gehen dann in die nächste Woche mit dem Gefühl, in der letzten Woche reich beschenkt worden zu sein. Wenn Sie das regelmäßig machen, dann steigt Ihr persönliches Glücksniveau. (...) Viel Freude damit!

9.2.4   High-Level Wellness-Workshop: REACH – Vergebung

Vergeben ist eine wichtige Quelle von Wohlbefinden. Der Förderung der sinnstiftenden Charakterstärke ‚Vergebungsbereitschaft' kommt daher eine bedeutsame primordiale Funktion im psychotherapeutischen Prozess zu (vgl.

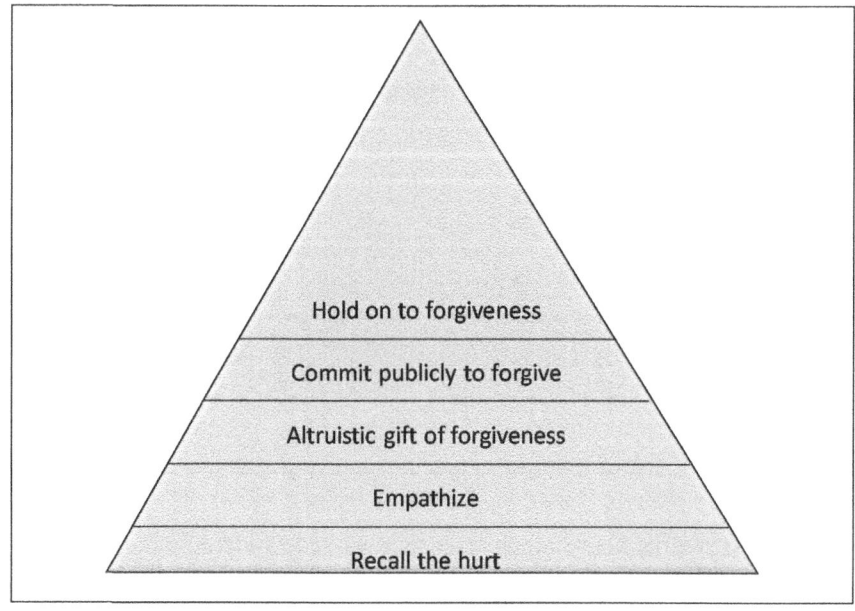

Abbildung 23: Das Pyramiden-Modell der Vergebung (vgl. Worthington, 2001, S. 73p.)

Abschn. 9.1.1.8.). Die Bewältigung und uneingeschränkte Annahme von Wut und Feindseligkeit mittels Vergebung ermöglicht einen Neuanfang, der mit neuem Selbstvertrauen und mit einer hinzugewonnenen Selbstverantwortung verbunden ist und somit wesentlich zu persönlichem Wohlbefinden beiträgt.

Der Workshop REACH orientiert sich am Prozess-Modell von Worthington (2008) und erfolgt in fünf Schritten (s. Abb. 23).

Phase 1: Recall the Hurt (sich mit seiner Wut und Verletzung konfrontieren) (vgl. Worthington, 2008, S. 44pp.)

Zu Beginn des Workshops erfolgt eine motivationale Abklärung, d. h. den Teilnehmern wird die Frage gestellt, wieso sie sich auf den Vergebungsprozess einlassen möchten. Welche Gründe auch immer angeführt werden, wichtig ist es, den Teilnehmern psychoedukativ zu vermitteln, dass Ärger und Wut Aufmerksamkeit und Energie binden und man damit in einer Opferrolle verharren bleibt. Vergebung hat somit in erster Linie einen befreienden Effekt. In dieser Phase geht es insbesondere auch darum, sich möglichst detailliert an die verletzenden Erfahrungen zu erinnern, was zumeist mit Gefühlen eines verminderten Selbstwerts, aber auch mit Schuld- und Schamgefühlen einhergeht.

Arbeitsblatt: Wiedererinnern

Welche Vorwürfe erheben Sie gegen welche Person/Personen? Begründen Sie Ihre Vorwürfe! Wie hat sich Ihr Leben durch die Wut und den Groll verkompliziert?

Die Reflexion der interpersonalen Problematik und das Wiedererleben der verletzten Gefühle erfordert von den Teilnehmern Mut zur Selbsterkenntnis und zum Durcharbeiten intensiver Leidgefühle. Das Wiedererinnern führt zu einer distanzierten Betrachtungsweise des Schuldvorwurfes und hilft dabei, aus der Opferrolle herauszuführen. Die veränderte Rollenzuschreibung von „Täter und Opfer" führt wiederum zu einer Modifikation bzw. Stabilisierung des Selbstkonzepts und innerer Bewegungsfreiheit.

Phase 2: Empathize (sich mit der verletzenden Person auseinandersetzen) (vgl. Worthington, 2008, 62pp.)

In der zweiten Phase des Vergebungsprozesses erfolgt die Einnahme eines Perspektivenwechsels, d. h. die Teilnehmer werden dazu aufgefordert, die verletzende Person aus einer veränderten Perspektive wahrzunehmen. Therapeutisches Ziel dabei ist es, die Empathie für die verletzende Person zurückzugewinnen und ein differenzierteres Verständnis der Beweggründe der anderen Person zu erlangen.

Arbeitsblatt: Wenn Sie sich einen Moment in die Position der verletzenden Person versetzen, was könnten deren Beweggründe für das Handeln gewesen sein? Auch wenn sich diese Gründe nicht rechtfertigen lassen, vielleicht lassen sie sich nachvollziehen?

Weder in der ersten noch in der zweiten Phase des Vergebungsprozesses geht es darum, die Tat der verletzenden Person zu entschuldigen, sondern lediglich darum, aus der Sicht des eigenen Verletztseins herauszutreten und eine Perspektivenveränderung bzw. eine emotionale Distanz herzustellen. Die Einnahme einer globalen Perspektive verhilft dabei, von enttäuschten persönlichen Erwartungen und Bewertungen in Bezug auf die verletzende Person abzusehen und diese als ein handelndes Subjekt zu betrachten. In diesem Sinne kommt es weniger auf die affektive, als vielmehr auf die kognitive Empathie-Fähigkeit an. Therapeutisches Ziel ist es, Attributions-Muster über die Verletzung und Motive des anderen für die Verletzung zu verändern.

Phase 3: Altruistic Gift of Forgiveness (Vergebungsbereitschaft)
(vgl. Worthington, 2008, S. 86pp.)

In dem Maße, in dem die Intention zur Vergeltung abnimmt, steigt diejenige zu Versöhnung und gutem Willen an. Vergebung wird nach Worthington (2008) als prosoziales Handeln verstanden, wobei Empathie gegenüber der verletzenden Person die wesentliche Bedingung für den volitionalen Akt der Vergebung ist. Um die freiwillige Entscheidung zur Vergebung zu treffen, ist es jedoch nicht nur notwendig, sich um Mitgefühl und Verständnis für die verletzende Person zu bemühen, sondern auch für sich selbst. Therapeutisches Ziel der dritten Therapiephase ist, dass an die Stelle von Wut und Groll angemessene Trauer und Selbstfürsorglichkeit treten. Die bewusste Entscheidung, vergeben zu wollen, geht somit einher mit der bewussten Entscheidung, nicht länger unter dem Vorfall leiden zu wollen.

Arbeitsblatt: Ich treffe die bewusste Entscheidung zu vergeben

Vergebung ist eine Handlung, die sowohl auf eine andere Person als auch auf das eigene Selbst gerichtet ist. Machen Sie sich nun bitte Gedanken darüber, wie Sie mit Ihrer eigenen und der gemeinsamen Vergangenheit mit der verletzenden Person umgehen und Ihre Zukunft gestalten möchten! Möchten Sie weiterhin in Verbitterung, Groll und Wut verharren oder diese negativen Gefühle loslassen? Treffen Sie eine Entscheidung!

Damit sich die verletzte Person von dem Schuldvorwurf endgültig befreien kann, ist es nicht nur notwendig, sich um Mitgefühl und Verständnis für die verletzende Person und sich selbst zu bemühen, sondern auch den Schmerz zu akzeptieren und negative Gefühle loszulassen.

Phase 4: Commit Publicly to Forgive (sich offiziell zur Vergebung bekennen) (vgl. Worthington, 2008, S. 107pp.)

Um die in Phase drei getroffene Entscheidung zu verzeihen offiziell zum Ausdruck zu bringen, werden Teilnehmer in der Commitment-Phase dazu eingeladen, an die verletzende Person einen Vergebungsbrief zu verfassen.

Arbeitsblatt: Write a letter (vgl. Worthington, 2008, S. 120p.)

Certificate of Forgiveness

On March 16, 2002, I decided to forgive my exhusband, Bill, for the years of neglect and the ugly arguments he provoked as we were headed toward divorce.

I acknowledge that I bahaved poorly toward him as well.

I hope that someday I might be able to talk with him calmly,

express my regret for my part, and ask his forgiveness.

For now, though, I hereby declare that I forgive Bill, and

I lay down the weight of my unforgiveness forever, to the best of my ability.

JEAN HRUSKA

Um die anderen Teilnehmer in seine persönliche Verpflichtung einzuweihen, werden die einzelnen Briefe in der Gruppe laut vorgelesen und honoriert.

Phase 5: Hold on to Forgiveness (Am Vergebungsprozess arbeiten, Neues beginnen) (vgl. Worthington, 2008, S. 126pp.)

In der abschließenden Phase geht es darum, mithilfe von symbolischen Handlungen, wie beispielsweise dem „Begraben der alten Geschichten", den alten Groll und die Bitterkeit zu beenden. In manchen Fällen ist auch eine Widerannäherung an die verletzende Person im Sinne einer Versöhnung denkbar. Meistens jedoch wird eine temporäre oder endgültige Distanzierung von der verletzenden Person bevorzugt. Unabhängig davon, ob eine Versöhnung zustande kommt oder nicht, ist es wichtig, dass neue Verhaltensweisen an die Stelle des alten Grolls treten.

Grundsätzlich sei angemerkt, dass der Workshop REACH höchste Ansprüche an die Teilnehmer stellt! Dies sollte zu Beginn des Workshops unbedingt mitgeteilt werden. Geht man den Weg der Vergebung, konfrontiert man sich mit vielen schmerzlichen Gefühlen, wie etwa Gefühlen der Traurigkeit, Enttäuschung und Wut. Auch die Entscheidung des Nicht-Vergeben-Wollens sollte jedem Teilnehmer bis zuletzt offen stehen und in jedem Fall respektiert werden. Keinesfalls sollte jedoch ein moralischer Druck zum Vergeben aufgebaut werden. Einer solchen Entwicklung ist rechtzeitig entgegenzusteuern.

9.2.5 High-Level Wellness-Workshop: HO'OPONOPONO – Auf dem Weg zu mehr Selbstliebe

Das Wort „Ho'oponopono"[3] ist hawaiianischen Ursprungs und bedeutet sinngemäß „etwas in Ordnung bringen", „zur Vollkommenheit zurückkehren" (vgl. Hurtado-Graciet, 2014, S. 3p.). Die Lehre des Ho'oponopono ist weder eine Methode noch eine Technik oder ein Wunderrezept, wenn es darum geht, inneren Frieden bzw. Heilung im weitesten Sinne des Wortes zu erlangen. Becker (2013) definiert Ho'oponopono als „eine Art im Leben zu sein" (vgl. Becker, 2013, S. 18p.). Sie legt nahe, dass „Alles im Inneren" (vgl. Hurtado-Graciet, 2014, S. 11p.) ist und fordert mit dieser Grundannahme dazu auf, uns wieder nach innen auszurichten und die hundertprozentige Verantwortung für unser Sein und Handeln zu übernehmen.

„Wenn wir zu 100 Prozent die Verantwortung für das übernehmen, was uns widerfährt, treten wir automatisch aus unserer Opferrolle heraus und gewinnen wieder Macht über unser Leben." (vgl. Hurtado-Graciet, 2014, S. 21p.)

Die Säule des Ho'oponopono bildet der Beschluss, sich selbst uneingeschränkt zu akzeptieren und zu lieben. Ein Mangel an Selbstakzeptanz und Selbstwert ist die häufigste Ursache für die Entstehung psychischer Störungen. Der Stärkung des Selbstwertes kommt daher schulenübergreifend eine wichtige Rolle zu. Dennoch finden sich in der psychotherapeutischen Literatur (auch bei den Vertretern der Verhaltenstherapie) kaum theoretische Überlegungen zum Selbstwert oder zum Selbst. Bestehende Ansätze sind eher

---

3 ho'o: machen, begründen, bewirken; pono: korrekt, richtig, stimmig, im Gleichgewicht; ponopono: in Ordnung bringen, kümmern um, auf das, was stimmig ist, bezogen sein (vgl. Becker, 2013, S. 15p.).

lösungsorientiert und konzentrieren sich darauf, einen Mangel an Selbstwert und Selbstvertrauen zu beseitigen (vgl. Potreck-Rose, 2010, S. 12pp).

Nach van Stappen (2014b) bedeutet Selbstliebe, dafür Sorge zu tragen, dass es uns gut geht, indem wir so leben, dass wir glücklich, in Frieden und im Einklang mit unseren Werten, Träumen und Bestrebungen sind. In diesem Sinne erfordert Selbstliebe fünf essentielle Fähigkeiten:

„1. Dass wir uns selbst achtsam wahrnehmen – unseren Körper, unsere Gefühle und Bedürfnisse

2. Dass wir den Mut haben, an uns zu denken – auch dann, wenn es anderen nicht gefällt –, indem wir gut für uns sorgen, uns selbst Freude bereiten, auf unsere Grenzen achten (beim Geben), unterscheiden können, was gut für uns ist und was uns schadet.

3. Dass wir einen mitmenschlichen Dialog pflegen, indem wir uns selbst aufrichtig und bestimmt anderen mitteilen (dem, was uns bewegt, Ausdruck verleihen, ohne andere anzugreifen, zu verurteilen oder zu kritisieren), dem anderen einfühlend und respektvoll zuhören und auf ihn eingehen (uns bemühen, unser Gegenüber zu verstehen, und bestrebt sind, dass er oder sie sich verstanden fühlt, ungeachtet der Art und Weise, wie die betreffende Person sich ausdrückt), unsere Dankbarkeit ausdrücken oder uns (bei uns selbst) bedanken können

4. Dass wir ein Leben kreieren, das mit unserem tiefsten Inneren im Einklang ist, indem wir in uns hineinhorchen, um uns besser zu erkennen (Selbst-Empathie), auf unsere Träume zugehen

5. Dass wir unseren Geist disziplinieren, indem wir uns von Bewertungen lösen und sie in Gefühle/Bedürfnisse verwandeln (‚das, was ich dir vorwerfe' umwandeln in ‚das, was ich gerne hätte'), die Schönheit jedes Augenblicks bestmöglich erkennen und genießen." (vgl. van Stappen, 2014b, S. 4pp.)

In einem psychotherapeutischen Kontext stellen Formen der Selbstzuwendung die unabdingbare Voraussetzung für Selbstakzeptanz und Selbstvertrauen dar. Alle drei Aspekte zusammen determinieren den stabil positiven Selbstwert einer Person. Demzufolge basiert die Interventionsplanung dieses Workshops auf dem Fundament der Selbstzuwendung in drei Schritten: 1. „Achtsam sein", 2. „Sich selbst liebevoll begegnen", 3. „Für sich sorgen" (vgl. Potreck-Rose, 2010).

In einem ersten Schritt der Selbstzuwendung geht es um Interventionen zur Erhöhung der Achtsamkeit (vgl. Abschn. 9.1.1). Dabei ist es sinnvoll, zwischen Achtsamkeitsübungen für den Körper, für die Sinne und für Gefühle und Bedürfnisse zu differenzieren. Zur Schulung der Achtsamkeit für den Körper werden tägliche Bewegungsabläufe herangezogen, wie etwa telefonieren, Treppen steigen, Auto fahren, am Computer arbeiten etc., da es als wichtig erachtet wird, Achtsamkeit möglichst gut in seinen Alltag zu integrieren. Zu diesem Zwecke sind die folgenden Instruktionen sehr allgemein gehalten.

Arbeitsblatt: Alltägliche Bewegungsabläufe
(vgl. Potreck-Rose, 2010, S. 104pp.)

1) Schritt: Wahrnehmen

Wählen Sie eine Alltagssituation und verhalten Sie sich so, wie Sie sich immer in dieser Situation verhalten. Verändern Sie im ersten Schritt Ihr Verhalten, Ihre Körperhaltung, Ihre Bewegungen nicht, sondern nehmen Sie nur wahr, wie Sie sind in der Situation. Lassen Sie sich Zeit, sich genau zu beobachten, und stellen Sie sich folgende Fragen:

- Wie fühlt sich Ihr Körper an? Wie bewegen Sie sich? Nehmen Sie eine angenehme Haltung ein, die möglichst wenig Energie kostet? Sind Ihre Bewegungen möglichst angenehm? Wie viel Anstrengung kostet Sie die Tätigkeit?
- Welche Aspekte der Situation nehmen Sie zuerst und am deutlichsten wahr? Welche sind eher im Hintergrund? Welche entgehen üblicherweise Ihrer Aufmerksamkeit?
- Sind Sie entspannt oder angespannt? Achten Sie auch auf Ihre Gesichtsmuskulatur, die Stirn, Zähne und Zunge. Wie geht Ihr Atem?
- Haben Sie es eilig oder können Sie sich Zeit lassen? Wie wirkt sich Eile oder Gelassenheit auf Ihren Körper und Ihre Stimmung aus?
- Wie ist Ihre Stimmung in der Situation?

2) Schritt: Variationen

Nachdem Sie sich in der Situation genau wahrgenommen haben, überprüfen Sie, was Sie verändern können und wie sich diese Veränderungen auswirken.

Hier einige Anregungen, die Sie unterstützen können, möglichst vielfältig und phantasievoll zu experimentieren:

- Lässt sich die Anspannung reduzieren, können Sie sich entspannter bewegen oder halten? Überprüfen Sie auch, ob Sie die Nacken- und Gesichtsmuskulatur stärker entspannen können.
- Falls die Tätigkeit mit Anstrengung verbunden ist: Können Sie die Anstrengung variieren, Bewegungsabläufe ändern (z. B. weniger auf einmal tragen, langsamer die Treppen hochsteigen)?
- Falls Sie es eilig haben: Was treibt Sie an? Haben Sie die Möglichkeit, sich mehr Zeit zu lassen?
- Wenn Sie Ihr Handeln in der Situation variieren, beobachten Sie auch die Auswirkungen auf Ihre Stimmung und die Auswirkungen auf andere.
- Versuchen Sie, es einmal ganz anders zu machen, einen für Sie ganz ungewohnten Weg zu wählen (z. B. den Telefonhörer ans andere Ohr halten, die Lautsprechervorrichtung am Telefon aktivieren).

3) Schritt: Überprüfen und Muster unterbrechen

Wenn Sie das nächste Mal in derselben Situation sind, überprüfen Sie: Gehen Sie nach Ihrem gewohnten Muster vor oder haben Sie es variiert? Meistens fallen wir immer wieder in dieselben Muster. Wie können Sie sich daran hindern, dass Sie unbemerkt und immer wieder in die gleichen Muster zurückfallen?

Indem Teilnehmer auf automatisierte Muster aufmerksam gemacht und dazu angehalten werden, diese in Frage zu stellen und zu variieren (d. h. etwas anders zu machen, etwas Ungewöhnliches zu tun oder etwas zu unterlassen), erhöhen sie nicht nur ihre Achtsamkeit in Bezug auf alltägliche Bewegungsabläufe, sondern erweitern durch die Flexibilisierung ihres Handelns auch ihren Handlungs- und Erfahrungsspielraum.

Neben der Sensibilisierung der Achtsamkeit für körperliche Aspekte geht es in einem nächsten Schwerpunkt darum, die Wahrnehmung für Gefühle und

9.2 High-Level Wellness-Workshops

Bedürfnisse zu erhöhen.[4] Eine der wichtigsten psychotherapeutischen Aufgaben ist es, verschüttete oder abgewehrte Gefühle wieder zu entdecken, zu bearbeiten und zu integrieren. Gefühle werden oft blockiert, da es ein weit verbreiteter Irrtum ist, dass Gefühle zu haben ein Anzeichen für Schwäche ist. In Wahrheit sind Gefühle wichtige biologische Signale, die letztendlich unser Überleben sichern. In diesem Sinne gibt es keine „guten" oder „schlechten" Gefühle. Gefühle sind immer ein Hinweis darauf, ob wichtige Bedürfnisse erfüllt sind oder nicht. Während angenehme Gefühle, wie beispielsweise Freude, Glück und Lust, darauf hinweisen, dass wichtige Bedürfnisse erfüllt sind, zeigen unangenehme Gefühle, wie etwa Wut, Ärger und Zorn, an, dass wichtige Bedürfnisse nicht erfüllt sind. Es gilt daher, Gefühle als Bedürfnisbarometer willkommen zu heißen und sie achtsam wahrzunehmen. Die achtsame Wahrnehmung von Gefühlen erfolgt wiederum auf einer körperlich-sinnlichen Ebene, weshalb sie die Wahrnehmungsfähigkeit des Körpers voraussetzt. Der Körper gibt unmittelbar darüber Feedback, ob wichtige Bedürfnisse erfüllt sind oder nicht.

Tabelle 11: Gefühle sind die Signallampen für unsere Bedürfnisse (vgl. Fritsch, 2010, S. 43pp.)

Gefühl	Bedürfnis
Abenteuerlust	Erleben, Entdecken, Inspiration
Abgeschnitten-sein	Verbindung, Kontakt, Lebendigkeit
Angestrengtheit	Leichtheit, Unkompliziertheit
Angst	Schutz, Sicherheit
Anziehung	Nähe, Kontakt, Kennenlernen
Ausgebrannt-Sein, Energielosigkeit	Kraft, Lebendigkeit
Befangenheit	Freimut, Unabhängigkeit
Befremden, Fremdheit	Vertrautheit, Verstehen, Sicherheit

---

4 Auf eine vertiefende Darstellung von Achtsamkeitsinterventionen zur Sensibilisierung der fünf Sinne wird an dieser Stelle verzichtet und stattdessen auf den Workshop „Authentic Happiness" verwiesen, in dem zur Steigerung des hedonistischen Wohlbefindens eingehend auf das Genussprogramm „Die Kleine Schule des Genießens" von Eva Koppenhöfer (2014) eingegangen wird.

Gefühl	Bedürfnis
Blockiertheit	Fließen, Kontakt, Sicherheit, Verstehen
Druck	Freiraum, Freiwilligkeit, Entlastung
Durcheinander, Verwirrung	Klarheit, Orientierung
Eifersucht	Wichtig sein, Einzigartigkeit, Zugehörigkeit, Sicherheit
Einsamkeit	Kontakt, Freundschaft, Nähe, Vertrautheit, Zugehörigkeit, Gemeinschaft, Liebe, Austausch, Unterstützung, wichtig und kostbar für jemanden sein, warmes Nest
Ekel	Distanz, Abstand, Hygiene, Schutz vor körperlicher Krankheit und Ansteckung, Schutz der Körpergrenzen, Schutz von kulturellen und moralischen Grenzen
Enge	Raum, Weite, Freiheit, Distanz
Entmutigung	Vertrauen, Erfolg
Enttäuschung	Verlass, Vertrauen, Sicherheit
Erschöpfung	Erholung, Kraft, Ruhe, Bewegung
Freude	Feiern
Härte, Versteinerung	Weichheit, Fließen
Hemmung	Freiheit, Sicherheit, Vertrauen
Hilflosigkeit, Ohnmacht, Resignation	Selbstwirksamkeit, Einflussnahme, Handlungsfähigkeit
Hoffnungslosigkeit	Perspektive, Aussicht auf Veränderung
Hunger	Nahrung
Interesse, Neugier	Information, Erforschen, Entdecken, Erwerb neuer Fertigkeiten und Kompetenzen, Wissen, Kreativität, Nähe
Irritation	Verstehen
Langeweile, Lustlosigkeit	Abwechslung, Erleben, Anregung, Inspiration, Erregung, Spannung, Lebendigkeit, Herausforderung
Leere	Verbindung zu sich oder anderen
Liebe	Nähe, Zugehörigkeit, soziale Bindung, Zusammenhalt, Gemeinschaft, füreinander sorgen, einander zuwenden, Loyalität, Unterstützung, Befruchtung
Müdigkeit	Schlaf, Erholung, Veränderung, Erfolg
Nervosität, Unruhe	Ruhe, Sicherheit
Ratlosigkeit	Klarheit, Unterstützung
Scham, Peinlichkeit	Zugehörigkeit, Achtung, Anerkennung, Respekt, Akzeptanz, Wahren der Intimgrenzen und Privatsphäre, Selbstwert

Gefühl	Bedürfnis
Schuld	Selbstwert, Zugehörigkeit, Integrität, zur Bereicherung des Lebens beitragen, Ausgleich, Wiedergutmachung
Schutzlosigkeit	Schutz
Schwere	Leichtigkeit
Skepsis	Vertrauen
Stolz	Feiern, Wahrgenommen werden
Stress, Überlastung	Entlastung, Unterstützung, Erholung
Traurigkeit	Verständnis, Anteilnahme, Beistand, Trost, Unterstützung, Erfolg, Mitgefühl, Trauern, Loslassen, Auflösen von Bindungen
Überraschung, Verwunderung	Klarheit, Verlass
Unbeteiligtsein	Einbezogen-Sein, innere Berührung
Unbewegtheit	Bewegtheit, Lebendigkeit
Ungeduld	Effektivität, Schnelligkeit
Verletzlichkeit, Zerbrechlichkeit	Schutz, Stärke
Wundheit	Ganzheit, Heilung, Schutz
Wut	Selbstbehauptung (sich für die eigenen Bedürfnisse und Ziele einsetzen und seine Grenzen verteidigen, um die körperliche oder seelische Unversehrtheit zu sichern), gehört und verstanden werden, Entwicklung, Selbstwirksamkeit, Respekt, Autonomie, Gerechtigkeit, Freiheit, Effektivität
Zerissenheit, Zwiespältigkeit, Unentschlossenheit	Klarheit, Eindeutigkeit, Entschiedenheit, Ganzheit

Mithilfe dieses Informationsblattes soll es Teilnehmern erleichtert werden, ihre Bedürfnisse zu erkennen und gezielt etwas dafür zu tun.

Arbeitsblatt: Vom Gefühl zum Bedürfnis (vgl. Fritsch, 2010, 45p.)

Richten Sie Ihre Aufmerksamkeit in Ihren Bauch-/Brustraum und sagen Sie innerlich: „Ich fühle .... (Gefühl). Hat das mit dem Bedürfnis nach ... (Bedürfnis) zu tun?", während Sie einzelne Bedürfniswörter der Bedürfnisliste abfragen. Versuchen Sie dabei die körperliche Resonanz (Stimmig? Nicht stimmig?) zu spüren.

In einem zweiten Schritt der Selbstzuwendung geht es um den Schritt von der Achtsamkeit zur liebevollen Begegnung mit sich selbst. Das Ziel dieser Gruppe von Interventionen ist es, sich selbst als liebevoller Beobachter und Begleiter gegenüberzutreten. Therapeutische Intention ist es, selbstwertschädigende Verhaltensweisen und Einstellungen zu identifizieren und entsprechend zu modifizieren. Dies erfordert insbesondere die Auseinandersetzung mit dem inneren Kritiker und damit verbundenen überhöhten Ansprüchen an sich selbst, schließt aber auch ein, sich zu loben und zu ermutigen.

Teilnehmer werden zunächst dazu eingeladen, sich zur Symbolisierung ihres liebevollen Begleiters eine Figur auszusuchen und diese namentlich zu benennen, wie etwa „mein Freund" oder „mein Begleiter". Diese Symbolisierung dient dazu, den wohlmeinenden Anteil der Persönlichkeit zu externalisieren.

Arbeitsblatt: Mein liebevoller Beobachter
(vgl. Potreck-Rose, 2010, S. 124pp.)

Starten Sie in den Tag mit einem liebevollen Satz Ihres wohlwollenden Begleiters (...) und schreiben Sie ihn auf eine kleine Karte (...) oder programmieren Sie den Satz als Begrüßungstext für Ihr Handy. So können Sie immer mal wieder einen Blick darauf werfen. (...) Halten Sie im Laufe des Tages immer mal wieder inne, ganz kurz, und fragen Sie sich: „Was würde mein liebevoller Begleiter jetzt sagen, wenn er mich so sieht, wie ich gerade bin, was ich gerade mache? Nehmen Sie sich am Abend eine halbe Stunde Zeit zur Zwiesprache mit Ihrem wohlwollenden Begleiter. Setzen Sie sich hin und lassen Sie ihn einen Brief an Sie schreiben, der folgendermaßen beginnt: „Mein(e) liebe(r) (Name des liebevollen Begleiters), ich habe Dich heute den ganzen Tag begleitet und dir wohlwollend zugeschaut ..." – einige Hinweise, worauf der liebevolle Begleiter geschaut haben könnte: Was Ihnen gelungen ist, was Sie gut gemacht haben, was Ihnen Positives widerfahren ist, was Ihnen Positives entgegengebracht wurde ... Lesen Sie den Brief zum Schluss noch einmal laut vor und spüren Sie Ihrer Stimmung nach.

9.2 High-Level Wellness-Workshops

Wie zuvor der wohlwollende Begleiter wird auch der innere Kritiker mithilfe einer Figur symbolisiert und namentlich benannt. Passende Namen sind etwa „Besserwisser", „Oberlehrer" oder „Richter", je nachdem, welche Kommentare er gerne von sich gibt.

Arbeitsblatt: Mein innerer Kritiker (vgl. Potreck-Rose, 2010, S. 131p.)

Beobachten Sie sich in der kommenden Woche an zwei/drei/vier typischen Wochentagen und an einem typischen Sonntag oder freien Tag in verschiedenen Alltagssituationen: Welche Kommentare gibt Ihr innerer Kritiker ab? Mit welchen Sätzen begleitet er Sie in Ihrem Alltag? Versuchen Sie, möglichst viele dieser Sätze etwa nach folgendem Schema zu notieren:

Kommentare des inneren Kritikers			
Datum	Uhrzeit, Dauer	Tätigkeit/ Situation was getan?	Kommentar des inneren Kritikers/ Bemerkungen dazu

Den Sätzen des inneren Kritikers können tief verankerte Normen und Werte entnommen werden. In der modernen Verhaltenstherapie spricht man von kognitiven Schemata oder Oberplänen, die im Laufe der Sozialisation durch die Einflussnahme der engsten Bezugspersonen erworben werden (vgl. Young et al., 2008b). Therapeutisches Ziel ist es, dysfunktionale oder anachronistische Lebens- und Benimmregeln zu erkennen, zu verwerfen und durch angemessenere Verhaltensregeln so zu ersetzen, dass sie mit den Prioritäten, Wünschen und Zielen der Teilnehmer besser vereinbar sind.

Nach der Exploration bestehender handlungsleitender Gebote erfolgt die Auseinandersetzung damit, welche Oberpläne heute noch Gültigkeit haben und welche bereits veraltet und überholt sind. Um die Differenzierung des Werte- und Normsystems zu erleichtern, erhält jeder Teilnehmer die Möglichkeit, sich einzelne Gruppenmitglieder als Stellvertreter für seine wichtigsten Gebote auszuwählen und sich diese von ihnen unterschiedlich laut, heftig, fordernd, anklagend, flehend etc. sagen zu lassen. Auf diese Weise werden Emotionen aktiviert, die entweder als bejahend oder verneinend wahrgenommen werden. Gebote, die als behindernd oder störend empfunden werden, werden verworfen und durch neue Gebote ersetzt. Dazu ist es hilfreich, „Ich-will/darf-Sätze" zu formulieren. Insgesamt sollte die Zahl der Gebote überschaubar bleiben, weshalb Potreck-Rose (2010) vorschlägt, sich auf „sieben Lebensgebote" zu beschränken:

Arbeitsblatt: Meine sieben Lebensgebote (vgl. Potreck-Rose, 2010, S. 180p.)

Meine sieben Lebensgebote
1. Ich will ...
2. Ich will ...
3. Ich will ...
4. Ich darf ...
5. Ich darf ...
6. Ich will nicht ...
7. Ich will nicht ...

Die neuen Gebote sind keineswegs als rigide Normen zu verstehen, da sonst die Gefahr bestehen würde, dass sie ebenso starr wie zuvor die entrümpelten Gebote das Leben und Verhalten der Teilnehmer beherrschen könnten. Teilnehmer werden vielmehr zur Flexibilisierung aufgefordert und sollten auch Ausnahmen und Abweichungen von den Regeln definieren (vgl. Potreck-Rose, 2010, S. 180pp.).

Ein dritter Schritt zur Sensibilisierung des Ichs ist die Planung und Durchführung konkreter Maßnahmen zur Selbstfürsorge. Nach Fritsch (2010) ist der Selbstwert eine notwendige Voraussetzung zur Selbstfürsorge. Während sich die selbstwertsteigernden Interventionen „Achtsam sein" und „Sich selbst liebevoll begegnen" (vgl. Fritsch, 2010, S. 68p.) eher auf die Grundhaltung, die eine Person zu sich und zur Welt einnimmt, beziehen, geht es bei diesem dritten Schwerpunkt darum, diese selbstfürsorgliche Haltung in aktives Handeln umzusetzen. „Das kann bedeuten, respektvoll mit wichtigen Grundbedürfnissen wie Schlafen oder Essen umzugehen und sich selbst nicht unnötig darauf warten zu lassen. Es kann auch bedeuten, rechtzeitig eine Pause einzulegen oder sich mehr Zeit für andere Menschen zu nehmen, (...) sich Muße zu gönnen." (vgl. Potreck-Rose, 2010, S. 149pp.) Je größer und vielfältiger das Strategien-Repertoire ist, das zur gezielten Bedürfniserfüllung eingesetzt wird, desto positiver wirkt sich dies auf das Wohlbefinden und die Lebensqualität aus.

Eine einfache, aber sehr wirkungsvolle Übung, eine wohltuende Handlung sich selbst gegenüber zum Ausdruck zu bringen, ist es, sich selbst ein Lächeln zu schenken.

Arbeitsblatt: Ich schenke mir ein Lächeln (vgl. Potreck-Rose, 2010, S. 134p.)

Stellen Sie einen Tag unter das Motto „Ich schenke mir ein Lächeln": Wann immer Sie Gelegenheit haben, sich selbst ins Gesicht zu schauen (beim Zähneputzen, Rasieren, beim Hände waschen, in der Garderobe, im Kaufhaus), schenken Sie Ihrem Spiegelbild ein Lächeln, ein schelmisches Grinsen, ein Lachen! Achten Sie darauf: Lächeln Sie mit den Augen, mit dem Mund? Hebt sich die Stirn? Was macht Ihre Nase? Wie ist Ihr liebevoller Blick, wenn Sie sich anlächeln? Und achten Sie auf Ihre Stimmung ...

Veränderungsziele sollten jedenfalls gewährleisten, es sich im Leben möglichst leicht zu machen. „Es sich leicht machen kann bedeuten: Fragen stellen (...), Hilfsmittel verwenden (...), die Anstrengung verringern (...)" (vgl. Potreck-Rose, 2010, S. 139pp.). Die Teilnehmer werden dazu eingeladen, Ideen zu sammeln, wie sie es sich zukünftig leichter machen könnten, und diese Ideen untereinander auszutauschen und zu diskutieren. Eine spezielle Art, es sich leicht zu machen, ist es, nicht alles allein zu machen. Die Fähigkeit, Unterstützung anzunehmen, soll daher mithilfe einer vertiefenden Reflexion gefördert werden.

Arbeitsblatt: Aktiv um Hilfe bitten (vgl. Potreck-Rose, 2010, S. 144pp.)

Beobachten Sie sich in der kommenden Woche ganz aufmerksam unter folgenden Gesichtspunkten: In welchen Situationen, bei welchen Tätigkeiten könnten Sie Hilfe, Unterstützung, Entlastung gebrauchen? In welchen Situationen, bei welchen Aufgaben wünschen Sie sich Hilfe, Unterstützung und Entlastung? (...) Überlegen Sie sich im nächsten Schritt, in welchen Situationen Sie üben wollen, tatsächlich um Unterstützung zu bitten. Und nun versuchen Sie, dies so oft wie möglich zu tun! Beobachten Sie genau, was geschieht, und notieren Sie Ihre Beobachtungen möglichst genau, etwa in der Form:

Datum	Situation: Wie gefragt? Um was gebeten?	Reaktion auf die Bitte

Sollten Teilnehmer Hemmungen spüren, wenn es darum geht, aktiv für sich selbst Sorge zu tragen, liegt die Ursache dafür meist in dem unerfüllten Kinderwunsch nach bedingungsloser Zuwendung und Liebe nahestehender Bezugspersonen. Diese Sehnsucht führt dazu, in einer Warteposition zu verharren, in der Hoffnung, dass jemand anderes einem die notwendige Fürsorge zuteil werden lässt. Die Übernahme zur liebevollen Selbstverantwortung setzt daher das Loslassen alter Sehnsüchte voraus. Es geht darum, Versorgungswünsche aufzugeben und das Wohlbefinden selbst in die Hand zu nehmen. Der Weg zu dieser Form der Autonomie soll mithilfe folgender Leitfragen erleichtert werden:

9.2 High-Level Wellness-Workshops

Arbeitsblatt: Leitfragen zum Loslassen alter Sehnsüchte
(vgl. Potreck-Rose, 2010, S. 154p.)

Wie lange warten Sie schon?

Wie viele Tage/Wochen/Monate wollen Sie warten?

Wie oft haben Sie sich das von X gewünscht, wie oft haben Sie es bekommen?

Wie sicher sind Sie, es wieder zu bekommen?

Wie aussichtsreich ist es, weiter zu warten?

Was spricht dafür, dass ein anderer Ihnen den Wunsch erfüllt, wenn Sie ihn sich nicht selbst erfüllen?

Die Entscheidung, sich wichtig zu nehmen, wirkt sich unmittelbar positiv auf den Selbstwert einer Person aus. In dem Ausmaß, in dem es jemandem gelingt, sich Zeit für sich zu nehmen und sich selbst zu verwöhnen, in dem Maße wächst auch sein Gefühl der Selbstachtung. Je geringer der Selbstwert eines Menschen ausgeprägt ist, desto weniger Wert wird er seinen Bedürfnissen beimessen. In diesem Fall sollte reflektiert werden, wozu Selbstfürsorge gut und wichtig ist, welche Dinge im Leben wichtiger sind als die Fürsorge sich selbst gegenüber, welche kurz-, mittel- und langfristigen Konsequenzen mangelnde Selbstfürsorge haben könnte, etc. Therapeutisches Ziel ist es, die Motivation für das Vorhaben, sich sich selbst gegenüber liebevoll zuzuwenden, zu erhöhen, sodass möglichst vielen kleinen Selbstfürsorge-Projekten im Alltag Platz eingeräumt wird. Um die Teilnehmer in Bezug auf potenzielle positive Aktivitäten zu inspirieren, wird ihnen ein Informationsblatt mit konkreten Vorschlägen ausgehändigt.

Informationsblatt: Was „Für sich sorgen" alles sein kann
(vgl. Potreck-Rose, 2010, S. 158pp.)

Sich Zeit nehmen für Sport, Entspannung, Pausen, Musik, Menschen und Begegnungen, Schlaf, ein Hobby, Einkaufen, Kochen etc.

Sich verwöhnen mit einem Bad, einer Mußestunde, einem Tag/Abend ohne Kinder, einem guten Buch etc.

Im Handeln folgende Prinzipien umsetzen: Prioritäten setzen, sich selbst am wichtigsten nehmen, Grenzen setzen und Nein sagen, dringende Aufgaben erledigen, benötigten Zeitbedarf sorgfältig und realistisch einschätzen etc.

Aus dieser Liste gilt es, sich dann besonders ansprechende Aktivitäten auszusuchen und möglichst reichhaltig in den Alltag zu integrieren.[5] Als Hilfestellung, den Prozess der Selbstzuwendung in Gang zu setzen, erhalten die Teilnehmer folgende Unterweisung:

Arbeitsblatt: Übungen zum Für sich sorgen
(vgl. Potreck-Rose, 2010, S. 161p.)

Beginnen Sie einen Tag einmal nicht mit dem üblichen/gewohnten Gedanken: Was muss ich heute alles erledigen? Wie kriege ich das alles hin? Sondern überlegen Sie: Was kann ich heute lassen, damit Zeit bleibt, um mir etwas Gutes zu tun? Wenn Sie sich entschieden haben, was Sie heute auslassen, dann legen Sie fest, was Sie für sich tun und wann genau Sie das tun. Und dann achten Sie im Laufe des Tages ganz genau darauf, dass dieser Zeitraum, den Sie sich durch das Nicht-Tun geschaffen haben, nicht unbemerkt wieder zuwächst! (...) Wählen Sie einen Wochentag als Bilanztag aus und lassen an diesem Tag die Woche Revue passieren – Wie habe ich diese Woche an den einzelnen Tagen für mich gesorgt? Schreiben Sie ein kleines Protokoll:

Wochentag/ Datum	Wie habe ich für mich gesorgt?
Montag	
Dienstag	
Mittwoch	
....	

---

5 Weitere Vorschläge für angenehme Aktivitäten in: Thalmann, 2013a, S. 49p.

9.2 High-Level Wellness-Workshops

Oft zeigt sich anhand solcher Protokolle, dass sich im Alltag viele „Hindernisse", wie etwa alte Gewohnheiten und Verhaltensautomatismen oder ungünstige Umgebungsbedingungen, den guten Vorsätzen in den Weg stellen. Dahinter steht die tief verankerte Grundhaltung negativer Selbstbewertung, die Widerstand erzeugt, wenn es darum geht, sich etwas Gutes zu tun. Sollten geplante positive Aktivitäten lediglich bei guten Vorsätzen bleiben, hat es sich als hilfreich erwiesen, schriftliche Selbstverpflichtungen einzugehen:

Arbeitsblatt: Selbstverpflichtungsvertrag

VERTRAG

Ich sorge für mich, indem ich

1) ...
2) ...
3) ...

Ich verpflichte mich, in der nächsten Woche an mindestens ... Tagen durch eine (oder mehrere) der oben genannten Aktivitäten für mich zu sorgen.

Dabei muss ich mit folgenden Hindernissen rechnen:

a) ...

b) ...

c) ...

Ich verpflichte mich, in der nächsten Woche mindestens ... Prozent meiner Energie dafür aufzuwenden, diese Hindernisse zu überwinden.

_____   _____
Datum   Unterschrift

Spätestens an dieser Stelle wird klar, dass Veränderungen schwer fallen, insbesondere wenn es darum geht, bisher abgewehrten Bedürfnissen Raum zu geben. Es bedeutet, vertrautes Terrain zu verlassen und aus der Komfortzone herauszutreten. Um Überforderung zu vermeiden, empfiehlt es sich in kleinen Schritten zu denken, neue Verhaltensweisen langsam zu erproben sowie deren Vor- und Nachteile zu beobachten. Durch den konservativen Umgang mit persönlichen Veränderungen ist gewährleistet, neue Fähigkeiten zu entwickeln, die notwendig sind, um den Herausforderungen in der Wachstumszone gerecht zu werden (vgl. Fritsch, 2010, S. 64pp.).

9.2.6 High-Level Wellness-Workshop: LOUGH LOUD – Haben Sie bitte Spaß!

Zu den wichtigsten transzendalen Charakterstärken der Positiven Psychologie zählt der Humor. Als wirksames Mittel zur Erzeugung positiver Emotionen leistet Humor einen unschätzbaren Beitrag zur Verbesserung und Aufrechterhaltung psychischer Gesundheit. Das folgende Interventionsprogramm zielt schwerpunktmäßig auf die Stärkung von Humorgrundfertigkeiten ab, die im Alltag insbesondere bei der Stressbewältigung eingesetzt werden können. Ein sehr effektives Humorinterventionsprogramm nennt sich „Humor as Survival Training for a Stressed-Out World: The 7 Humor Habits Program." (vgl. Wild, 2012, S. 197pp.) und soll im Folgenden als Workshop-Leitfaden herangezogen werden.

Die Humorfähigkeit ist grundsätzlich eine allen Menschen angeborene Fähigkeit. Dieser angeborene Sinn für Humor macht sich meistens an „guten" Tagen bemerkbar, d. h. an Tagen, an denen alles glatt läuft. Mit steigendem Stresspegel gehen diese grundsätzlichen Humorgewohnheiten und -fähigkeiten oft verloren, obwohl sie gerade in diesen Zeiten eine wirksame Copingfunktion hätten. Deshalb ist es wichtig zu lernen, Humor auch und gerade in schlechten Zeiten als therapeutisches Mittel einzusetzen. Das 7 Humor Habits Program (7HHP) zielt darauf ab, fundamentale Humorgewohnheiten und -Fertigkeiten zur Alltagsbewältigung auszubilden.

Humorgewohnheit Nr. 1: Umgeben Sie sich mit Humor (und denken Sie über die Art Ihres Humors nach)

Humor wird generell als eine Form des Spiels betrachtet, als Spiel mit Ideen. In einer einführenden Intervention werden Teilnehmer dazu aufgefordert, sich ausgiebig mit Witzigem zu beschäftigen und über ihre ganz individuelle Art des Humors nachzudenken. In dieser Anfangsphase erfolgt eine intensive Auseinandersetzung mit früheren und aktuellen Einflüssen des eigenen Humors sowie über dessen Stärken und Schwächen. Lerntheoretisch orientierte Verhaltenstherapeuten könnten sich etwa über folgenden Witz amüsieren: „Zwei Ratten unterhalten sich im Labor eines Lernpsychologen: Findest du nicht auch, dass wir diesen Verhaltensforscher wunderbar konditioniert haben? Wir brauchen nur ein paarmal auf den Hebel zu drücken und schon kommt er und gibt uns Futter!" (vgl. Titze, 2011, S. 81p.)

Humorgewohnheit Nr. 2: Kultivieren Sie eine spielerische Haltung

In einem nächsten Schritt sollen Teilnehmer eine Liste von Dingen anfertigen, die ihnen Spaß machen und sie in eine spielerische Stimmung versetzen. Als effektive Starthilfe haben sich dabei insbesondere körperliche Spiele erwiesen. Bei der Humortechnik des Körperhumors wird „der Körper als Ganzes oder auch nur bestimmte Körperpartien (...) eingesetzt, um nonverbal zu reflektieren, wie bestimmte fehlangepasste Manierismen auf die Umgebung wirken. Dadurch wird die Löschung derartiger Muster angeregt." (vgl. Titze, 2011, S. 133p.). Um die grundsätzliche Humorfähigkeit zu einer Fertigkeit auszubauen, erhalten Teilnehmer die Aufgabe, die angeführten Dinge in den kommenden zwei Wochen möglichst oft zu tun, vor allem auch in akut stressigen Situationen. Dadurch soll die Erfahrung gemacht werden, stressbedingten negativen Emotionen mithilfe einer spielerischen Haltung effektiv entgegenwirken zu können. In diesem Sinne soll Stress als ein Signal dafür fungieren, irgendeine Form des Spiels anzuwenden.

Humorgewohnheit Nr. 3: Lachen Sie öfter und herzhafter

Es ist erwiesen, dass Lachen eine erstaunliche gesundheitsförderliche Wirkung hat. Selbst ein „Lachen ohne Grund" wirkt sich positiv auf die Stimmung und damit auf die Lebensqualität aus (vgl. Wild, 2012, S. 205p.). Der durch ein Lächeln aktivierte gesundheitsförderliche neuronale Mechanismus nennt sich „Facial Feedback" (vgl. Thalmann, 2014, S. 35p.). Dabei werden durch ein Lächeln Botschaften an das Gehirn gesandt, die als Zeichen der Freude interpretiert werden – unabhängig davon, ob das Lächeln aufrichtig gemeint ist oder nicht. In jedem Fall sorgt eine Ausschüttung entsprechender Neurotransmitter für gute Laune.

Arbeitsblatt: Ein Gute-Laune-Experiment (vgl. Thalmann, 2014, S. 36p.)

Nehmen Sie einen Stift zur Hand und klemmen Sie ihn sich ein paar Minuten zwischen die Zähne. Beobachten Sie, was mit Ihrer Stimmung geschieht. Legen Sie ihn dann über Ihre Oberlippe und versuchen Sie, ihn im Gleichgewicht zu halten, indem Sie ihn unter der Nase einklemmen. Der Stift zwischen den Zähnen zwingt Sie zum Lächeln, während der Stift über der Lippe bewirkt, dass Sie eine Flappe ziehen. Sie stimmen mir sicherlich zu, dass die damit einhergehende Stimmung nicht dieselbe ist!

Humorgewohnheit Nr. 4: Finden Sie Ihren eigenen Sprachwitz

Eine der wichtigsten Humorfertigkeiten ist das Spiel mit der Sprache. In diesem Schwerpunkt geht es darum, den Sinn für verbalen Humor durch das Einüben von Wortspielereien zu kultivieren. Wortspiele sollen dabei helfen, das Wahrnehmen und Erfinden von Worten zu fördern. Eine metaphorische, humorvolle Methode sind beispielsweise verdrehte Sprichwörter, wie etwa: „Wenn Sie nicht groß sein können, verkleinern Sie sich eben! (...) Wenn Sie nicht gleich erfolgreich sein können, versuchen Sie es halt nochmals zu vermurksen! (...) Wenn Sie ein Heuchler sein wollen, sollten Sie es wenigstens damit ernst meinen!" (vgl. Titze, 2011, S. 75p.) Sie zielen darauf ab, festgefahrene Denkmuster aufzulockern und Überzeugungen zu relativieren. Teilnehmer werden dazu angehalten, aktiv nach Wortspielen zu suchen. Als erster Anhaltspunkt können Zeitungsschlagzeilen oder Alltagsgespräche herangezogen werden. Hilfreich für die Entwicklung seines eigenen Sinns für Humor ist es auch, sich an Witze oder komische Geschichten zu erinnern und diese einander zu erzählen. In einem nächsten Schritt werden Teilnehmer dazu eingeladen, eigenständig Witze und Wortspiele zu erfinden.

Humorgewohnheit Nr. 5: Suchen Sie den Humor im Alltag

Bei genauerem Hinsehen lassen sich auch und gerade im Alltag zahlreiche heitere Seiten des Lebens erkennen. Diese gilt es an dieser Stelle herauszufinden. Indem Teilnehmer über ganz gewöhnliche Tage ihres Alltags berichten, sollen gemeinsam jene Gelegenheiten eruiert werden, die potenziell dazu geeignet wären, im Alltag Humor zu erleben. Durch das Einnehmen unterschiedlicher Perspektiven fällt es leichter, im Alltag aktiv Ausschau nach Witzigem und Komischem zu halten. Um die Gewohnheit, Heiteres im Alltag wahrzunehmen, zu fördern, hat es sich als hilfreich erwiesen, sich fünf lustige Ereignisse als Tagesziel zu setzen, diese in schriftlicher Form festzuhalten und anderen Personen mitzuteilen.

Humorgewohnheit Nr. 6: Nehmen Sie sich nicht so ernst: Lachen Sie über sich selbst

Eine wichtige Humorfähigkeit ist die Fähigkeit, über sich selbst lachen zu können. Damit ist keineswegs ein selbstentwertendes Lachen gemeint, sondern vielmehr die Entwicklung einer heiteren Sichtweise in Bezug auf sich selbst, insbesondere auf seine Schwächen und Defizite. Titze spricht sehr treffend von einem „Mut zur Unvollkommenheit" (2011, S. 68p.). Um diese Fähigkeit zu entwickeln, werden Teilnehmer vorerst dazu aufgefordert, empfindliche Punkte, wie beispielsweise unerwünschte körperliche Eigenschaften, zu identifizieren und in „weniger wichtige" bzw. „sehr wichtige" Items zu unterteilen. In einem nächsten Schritt wird jeder Teilnehmer dazu eingeladen, über seine mehr oder weniger sensiblen Bereiche zu sprechen und Witze darüber zu machen.

Humorgewohnheit Nr. 7: Den Humor mitten im Stress finden

Während sich die bisherigen Interventionen auf „gute Tage" beziehen, geht es abschließend darum, die Teilnehmer auf den zentralen Grundsatz des Trainingsprogramms hinzuweisen, nämlich darauf, dass der Zugang zu allen Humorgewohnheiten auch unter Stress gefunden werden kann. Um Stress als Signalhinweis zu interpretieren, Humorgewohnheiten zur Anwendung zu bringen, ist es günstig, mit der Anwendung von Humor in leichten Stresssituationen zu beginnen und diese allmählich auf sehr starke Stresssituationen auszuweiten.

9.2.7 High-Level Wellness-Workshop:
HOPE – Hoffnung. Das Beste erwarten

Thalmann zeigt mit seinem kognitiv-verhaltenstherapeutischen Programm zum Aufbau des „Optimismus-Muskels" (vgl. Thalmann, 2013c, S. 4p.) effektive und erprobte Mittel und Wege auf, mit deren Hilfe es gelingen kann, dem Leben mehr positive als negative Aspekte abzugewinnen. Dabei stellt er das positive Denken in das Zentrum seiner Aufmerksamkeit und stützt sich hiermit insbesondere auf aktuelle Erkenntnisse der Positiven Psychologie.

Um den Teilnehmenden zu veranschaulichen, dass sie es selbst in der Hand haben, in welchen Farben sie ihr Leben ausmalen, ob sie optimistisch und voller Hoffnung oder pessimistisch und griesgrämig durchs Leben gehen, wird ihnen zu Beginn des Workshops eine Fabel als Regressionshilfe dargeboten:

Arbeitsblatt: Ein Lehrbeispiel (vgl. Thalmann, 2013c, S. 8p)

Der Stammesälteste eines Indianerstamms erklärt seinem Enkel das Leben:

„Weißt du, in jedem von uns stehen sich fortwährend zwei Wölfe gegenüber: der Wolf des Hasses, des Pessimismus und des Egoismus und der Wolf der Liebe, des Optimismus und der Großzügigkeit."

„Und welcher der beiden hat die Oberhand?" (...)

„Und Warum?"

Jeder Teilnehmer wird aufgefordert, seine ganz persönliche Sichtweise schriftlich festzuhalten und in einer anschließenden Gruppendiskussion einzubringen. Viele werden behaupten, dass das Leben nicht rosarot sei, angesichts all der Katastrophen, Krankheiten und Kriege, über die in den Medien ständig berichtet wird. Diese Gruppe von Menschen wird die anderen Teilnehmer davon überzeugen wollen, dass das Leben in Wirklichkeit grau ist, sehr grau sogar! Einige von ihnen werden dem entgegensetzen, dass es im Leben auch viele positive Aspekte gibt und dass es immer eine Möglichkeit gibt, Sachverhalte und Ereignisse positiv zu interpretieren. Bevor die Antwort auf die offene Frage erteilt wird, werden die Teilnehmer dazu eingeladen, die eben diskutierten Sachverhalte weiter zu vertiefen, indem jeder für sich positive und negative Aspekte des Lebens gegenüberstellt.

Arbeitsblatt: Die Farbe der Welt (vgl. Thalmann, 2013c, S. 12p., 17p)

Negative Aspekte der Welt	Positive Aspekte der Welt
die Großzügigkeit der Menschen	der Egoismus der Menschen
die Schönheit der Natur	der Klimawandel
die besseren Lebensbedingungen	die Wirtschaftskrise
....	....
....	....

Nach dieser Übung erhalten die Teilnehmer die Antwort auf die Frage, welcher Wolf letztendlich den Sieg davon trägt, der Wolf der Negativität und des Hasses oder der Wolf der Liebe und der Großzügigkeit? Die Antwort lautet: Es ist immer der Wolf, den man füttert. Teilnehmer, die in der Spalte „Negative Aspekte der Welt" am meisten Argumente eingetragen haben, sind daher eher pessimistisch eingestellt und füttern überwiegend den Wolf der Negativität. Teilnehmer, die dem Leben hingegen mehr positive Aspekte abgewinnen können, füttern den Wolf der Positivität und Hoffnung, weshalb in ihrem Leben der Wolf des Guten gewinnt. Die entscheidende Erkenntnis, die mithilfe dieser Einführungsübung vermittelt werden soll, ist die, dass das Leben weder gut noch böse, sondern vielmehr grau ist. Einzig und allein unsere Aufmerksamkeit bestimmt, was in unser Bewusstsein gelangt und sich im Sinne einer sich selbst erfüllenden Prophezeiung (vgl. Beck et al., 2010, S. 294pp.) in Realitäten verwandelt. In diesem Sinne kann jeder für sich die Entscheidung treffen, welche Art der Realität er erschaffen möchte – eine gute oder eine böse Welt.

Ist man der Überzeugung, die Welt sei schlecht, die Menschen seien böse und egoistisch und es gebe immer weniger Werte, dann hält man durch diese Grundannahmen das negativ verzerrte Bild von einer großen, bösen Welt aufrecht. Verstärkt wird dieses Weltbild durch schwerwiegende Konsequenzen: „Wenn die Welt verdorben ist, wozu sich überhaupt noch bemühen? Wenn es ohnehin keine Werte mehr gibt, dann tun wir doch einfach, was wir wollen! Wenn die Menschen böse und profitgierig sind, misstraut man ihnen am besten von vorneherein! Wenn alles so negativ ist, wozu dann überhaupt noch versuchen, etwas zu ändern? Ist doch verlorene Mühe!" (vgl. Thalmann, 2013c, S. 38p.) Die Folge einer solchen Denkweise und Geisteshaltung ist Resignation.

Eine optimistische Lebenshaltung bringt dagegen viele positive Nebeneffekte mit sich: Optimistische Menschen

> „sind im Allgemeinen beliebter, denn sie sind geselliger, aktiver und großherziger (...,) haben eine größere Wahrscheinlichkeit zu heiraten und lassen sich mit geringerer Wahrscheinlichkeit scheiden (...,) profitieren von einem größeren Netzwerk an Freunden, die besser in der Lage sind, im Bedarfsfall zu helfen (...,) sind im Beruf produktiver (...,) verdienen mehr Geld (...,) setzen Schwierigkeiten, mit denen sie konfrontiert werden, mehr entgegen (...,) haben mehr Abwehrkräfte: Ihr Immunsystem ist Leistungsfähigkeit (..., sie) sind körperlich besser in Form (... und) leben länger." (vgl. Thalmann, 2013c, S. 62p.)

Es sprechen daher viele gute Gründe dafür, sich damit auseinanderzusetzen, *wie* man eine optimistische, hoffnungsvolle Lebensperspektive entwickeln kann.

Angesichts der überzeugenden positiven bzw. negativen Nebeneffekte einer optimistischen bzw. pessimistischen Lebenserwartung sollte „Jagd auf sich selbst erfüllende Prophezeiungen" (vgl. Thalmann, 2013c, S. 43p.) gemacht werden. Nach Beck et al. (2010) zeichnen sich dysfunktionale Grundannahmen durch folgende Merkmale aus: Übergeneralisierung, selektive Abstraktion, übertriebenes Verantwortungsgefühl, Annehmen einer zeitlichen Kausalität, Bezugnahmen auf die eigene Person, „Katastrophisieren" sowie dichotomes Denken (vgl. Beck et al., 2010, S. 196pp.). Es gilt, den Teufelskreis von Ursache und Wirkung zu durchbrechen und Handlungen anderer Personen in erster Linie als Reaktionen auf unser Verhalten zu verstehen.

Ausschlaggebend für die Art unserer Aufmerksamkeitslenkung sind unsere Gedanken, aber auch unsere Emotionen und Empfindungen, die einander bedingen. Die wechselseitige Beeinflussung von Gedanken, Gefühlen und

Handlungen wird in der kognitiven Verhaltenstherapie (KVT) als „kognitive Triade" bezeichnet und als zentrale Ursache für die Entstehung von Depressionen angesehen. In der kognitiven Therapie wird eine Vielfalt kognitiver und verhaltensbezogener Strategien genutzt. Die angestrebten Lernerfahrungen beziehen sich dabei auf folgende wesentliche Aspekte: Teilnehmende sollen dazu angeleitet werden, Zusammenhänge zwischen Denken, Fühlen und Handeln zu erkennen. Darüberhinaus sollen negative, automatische Gedanken (Kognitionen) identifiziert und durch rationales Hinterfragen in Frage gestellt und der Realität besser angepasst werden. Insgesamt geht es darum, irrige Überzeugungen und automatische negative Gedanken, die Erfahrungen stark negativ verzerren, zu erkennen und zu verändern (vgl. Beck, 2010, S. 34p.). Zu den typischen verhaltenstherapeutischen Techniken zählen u.a. die kognitive Änderung durch Verhaltensänderung, die Aktivitäten-Planung, die Erfolg-und-Vergnügen-Technik, gedankliches Üben, Rollenspiel etc. (ebd., S. 157pp.). Zu den wichtigsten kognitiven Techniken zählen die Technik der Reattribuierung, das Aufzeichnen dysfunktionaler Gedanken (Spaltentechnik) sowie die Verwendung der Selbstbeobachtung (vgl. ebd., S. 183pp.). Vertreter neuerer Strömungen in der KVT, wie beispielsweise Ellis (2012) mit dem rational-emotiven Ansatz oder Kanfer et al. (2012) mit dem Selbstmanagementansatz, distanzieren sich davon, kognitive Verhaltenstherapien lediglich als problemorientierte Psychotherapieform zu betrachten, und betonen ihre Orientierung hin in Richtung einer Entwicklungsförderung, im Sinne einer „tief greifenden lebensphilosophischen Veränderung" (Scholz, 2002, S. 33p.). In diesem Sinne verstehen sich auch die nachfolgenden Darstellungen.

Pessimistischen Menschen wurden im Laufe ihrer Erziehung oft zahlreiche irrationale Botschaften und Überzeugungen von der Welt und dem Leben mitgegeben, die ihnen bis ins späte Erwachsenenalter erhalten bleiben, ohne jemals hinterfragt worden zu sein. Botschaften wie zum Beispiel: „Das Leben ist hart!", „Erkenne den Ernst des Lebens!", „Nur die Arbeit zählt!", „Mach dir keine Illusionen!", versperren die Sicht auf die positiven Aspekte des Lebens, insbesondere jedoch auf das Erleben von Lust, Spaß und Freude. Für diese Menschen siegt die Pflicht über das Vergnügen, was sich negativ auf die Stimmungslage und damit wiederum auf die Wahrnehmung der Realität auswirkt. In Anbetracht der weitreichenden negativen Folgen von sogenannten „Genussverboten" in Bezug auf unser Wohlbefinden und unsere Lebensqualität sollen diese identifiziert und mithilfe der verhaltenstherapeutischen Methode der kognitiven Umstrukturierung entsprechend modifiziert werden.

Arbeitsblatt: Meine Genussverbote (vgl. Thalmann, 2013b, S. 53p.)

Welche Botschaften, die Ihnen als Erbe mitgegeben wurden, betonen die mühsame, arbeitsreiche Seite des Lebens?

Nachdem die dominantesten Genussverbote jedes Teilnehmers genannt wurden, werden diese nun rational hinterfragt und in Frage gestellt. Beispielsweise könnte die Redewendung: „Erst die Arbeit, dann das Vergnügen" mit der Begründung umgedreht werden, dass jede Arbeit mit einem Quantum Freude und Vergnügen sehr viel leichter von der Hand geht und sich damit die Bedingung des „Erst – Dann" erübrigt. Oder das Sprichwort „Muße ist aller Laster Anfang" könnte entkräftet werden mit der Begründung, dass Muße eine notwendige Voraussetzung dafür ist, eine gesundheitsförderliche Work-Life-Balance herzustellen und damit langfristig leistungsfähig und kreativ zu sein, etc.

Arbeitsblatt: Redewendungen eine andere Richtung geben
(vgl. Thalmann, 2013b, S. 54p.)

Notieren Sie unten die Sprichwörter, Redewendungen und anderen Slogans, die das Arbeitsreiche, Mühevolle am Leben betonen, das Sie geerbt haben. Wehren Sie sie dann ungeniert ab, indem Sie ihnen eine andere Richtung geben ...

9.2 High-Level Wellness-Workshops

Das therapeutische Ziel dieser Interventionen ist es, dass sich Teilnehmende mit dem Vergnügen aussöhnen. „Vergnügen zu verteufeln ist eine Art, Macht über Menschen auszuüben. Wenn wir gelernt haben, uns vor dem Vergnügen zu hüten, wissen wir nicht mehr, was wir tun sollen. Wir wenden uns also ‚Autoritäten' zu: Eltern, Lehrern, Priestern, Ärzten, Psychologen usw. So laufen wir jedoch Gefahr, zu Entfremdeten zu werden!" (vgl. Thalmann, 2013b, S. 56p.) Indem den Teilnehmern vermittelt wird, wie wichtig die Fähigkeit zu genießen[6] und sich die schönen Dinge des Lebens (in Maßen) zu gewähren für die psychische und physische Gesundheit ist, sollen Tabus entkräftet und entledigt werden.

Sich mit dem Vergnügen auszusöhnen bedeutet nicht, die Verpflichtungen des Lebens zu ignorieren. Es ist nicht nur das Vergnügen, was zählt, sondern auch die Pflicht. Erstrebenswert ist es daher, Verpflichtungen mit Vergnügen in ein ausgewogenes Verhältnis zu bringen.

Arbeitsblatt: Eine Balance herstellen (vgl. Thalmann, 2013b, S. 57p.)

In welchen Bereichen Ihres Lebens hat die Vorstellung der Pflicht auf Kosten des Vergnügens so die Oberhand gewonnen, dass beide stark aus dem Gleichgewicht geraten sind?

---

6 Die oben angeführte Intervention, Genussverbote zu identifizieren und zu modifizieren, bezieht sich auf lediglich eine von insgesamt sieben Genussregeln, die es zu berücksichtigen gilt, will man seine Genussfähigkeit umfassend weiterentwickeln (vgl. Koppenhöfer, 2014; vgl. Workshop „Authentic Happiness").

Wie könnten Sie beides wieder in Balance bringen? (z. B. bestimmte Pflichten nicht mehr übernehmen, die Ansprüche herunterschrauben, bestimmte Aufgaben an andere delegieren, jemanden um Hilfe bitten etc.)

Anschließend werden die Teilnehmer darum gebeten, aus ihren Reflexionen zum Thema ‚Genuss' spezifische „Vergnügen-Vorsätze" abzuleiten. Dabei sollte auch berücksichtigt werden, dass diese Vorsätze nur einseitig dabei helfen, die Lebensqualität insgesamt zu verbessern. Auf der anderen Seite müssen auch Situationen, die nicht gut tun und mit Unangenehmem verbunden sind, verringert werden. So sollten zum Beispiel Anlässe, bei denen Sorgen ‚wiedergekaut' werden, möglichst vermieden werden.

Arbeitsblatt: Meine Antisorgentricks (vgl. Thalmann, 2013b, 30pp.)

In welchen Momenten oder Situationen neigen Sie dazu, sich zu sorgen? Was können Sie tun, um diese Umstände zu ändern oder zu vermeiden?

Insgesamt sollte man jedenfalls mehr Zeit mit angenehmen Aktivitäten[7] verbringen, sich häufiger mit Menschen umgeben, mit denen man sich wohlfühlt (und den Kontakt zu jenen Menschen vermeiden, die schlechte Laune verbreiten), bei Schwierigkeiten um Hilfe bitten, für Entlastung sorgen und bereit sein, Dinge des Alltags an eine Haushaltshilfe, einen Nachhilfelehrer etc. zu delegieren. Möglicherweise ist es auch notwendig, belastende Lebensumstände wie zum Beispiel eine dysfunktionale Partnerschaft oder einen unzufriedenstellenden Arbeitsplatz zu verändern.

Die Fähigkeit, sich Freuden des Genusses und der Muße ohne Schuldgefühle gönnen zu können, setzt voraus, dass wichtige körperliche Bedürfnisse, wie Sauerstoff, Essen, Trinken, Wärme, Schlaf etc., und psychische Bedürfnisse, wie Liebe, Vertrauen, Respekt, Sicherheit, Transparenz, Kommunikation, Freiheit etc., befriedigt sind. Unbefriedigte Bedürfnisse auf der körperlichen und/oder psychischen Ebene hingegen, meist begleitet von negativen Emotionen wie Schmerz, Traurigkeit, Angst oder Zorn, sind wichtige Hinweise auf mangelnde Selbstfürsorge bzw. Selbstliebe, zwei Therapieschwerpunkte, auf die im Workshop „HO'OPONOPONO – Auf dem Weg zu mehr Selbstliebe" (vgl. Abschn. 9.2.1.5) vertiefend eingegangen wird.

---

7 In der klassischen Verhaltenstherapie ist es Tradition, den Patienten zur besseren Orientierung eine „Liste positiver Aktivitäten" auszuhändigen, die zahlreiche Beispiele für Dinge enthält, die gewöhnlich als guttuend und positiv empfunden werden.

9.2.8 High-Level Wellness-Workshop: PERSONAL PROJECTS – setzen Sie sich Lebensziele

Eine wirkungsvolle, primordiale Intervention ist der Workshop „personal projects", bei dem es darum geht, seine Lebensziele zu identifizieren. Lyubomirsky verweist auf viele gute Gründe, warum es sich auszahlt, konkrete Lebensziele zu definieren: „Sinnvolle Ziele steigern (...) unser Selbstwertgefühl, sie geben uns Zuversicht und ein Gefühl der Handlungsfähigkeit (...,) Ziele (geben) unserem Alltag eine Struktur vor (...) Nebenbei helfen uns Ziele, unsere Zeit besser einzuteilen (...,) besser mit Problemen umzugehen (...) Schließlich ermöglichen uns Ziele befriedigende soziale Beziehungen zu anderen Menschen (....)" (Lyubomirsky, 2013, S. 213pp.).

Authentische Ziele sind tief in den Interessen, Bedürfnissen und Werten eines Menschen verwurzelt und nur durch eine geleitete Innenschau zu identifizieren. Es geht dabei um absichtsvolles Handeln, das von persönlichen Wertvorstellungen und eigenen Stärken mitbestimmt wird. Zutreffend wird das dabei entstehende Wohlbefinden als ein echtes, ganz authentisches Gefühl von Zufriedenheit und Wohlbefinden bezeichnet („authentic happiness", vgl. Seligmann, 2014). Zu fragen ist, was Stärken sind und woran man sie erkennt. Die Teilnehmer werden dazu eingeladen, den Begriff „Charakterstärke" zu definieren und spontan ihre größten Stärken zu nennen. Danach erfolgt eine gemeinsame Begriffserklärung:

Reflexion: Was sind menschliche Stärken?

Bei Stärken geht es um etwas, durch das die eigene Person individuell in positiver Weise gekennzeichnet wird. Aber es handelt sich nicht um besondere Fähigkeiten oder Talente, wie man das zum Beispiel vom absoluten Gehör sagen könnte. Stärken sind vielmehr von solchen Fähigkeiten unabhängige moralische Fähigkeiten, sie betreffen ethische Werte. Sie beruhen auf Willenskraft und sind damit für jede Person in jedem Alter und Gesundheitszustand gut auszubilden. Es sind solche Eigenschaften, mit denen sich Menschen in besonderer Weise identifiziert sehen und die überdauernde Beschreibungsmerkmale darstellen, die einen Wert in sich besitzen. Sie können in verschiedenen Situationen und zu unterschiedlichen Zeitpunkten im Denken und Handeln einer Person wahrgenommen werden. Spricht man zum

9.2 High-Level Wellness-Workshops

Beispiel einen Menschen auf seine Stärken an, würde er oder sie ohne zu zögern sagen: „Ja, so bin ich!" oder „Ja, genau das trifft auf mich zu!" Die Ausübung von Stärken geht zumeist mit Begeisterung einher, zumindest aber mit einem starken Bedürfnis, sie zu leben. Zugleich besteht die tiefe Überzeugung, dass man von niemandem davon abzubringen wäre, so zu handeln, wie man es ganz selbstverständlich tut. Der Einsatz eigener Stärken führt meistens zu etwas Gutem, Vorzeigbarem, Wirkungsvollem und wird von positiven Gefühlen begleitet, die als glaubwürdig und echt erlebt werden. Es kann dabei um *Freude, Stolz, Zufriedenheit, Erfüllung* oder *Harmonie* gehen. Lebt man die eigenen Stärken, ermüdet oder erschöpft das nicht, sondern es verleiht im Gegenteil sogar Kraft, gibt Schwung und Enthusiasmus bis hin zu Ekstase hervorrufen.

Es gibt bestimmte Stärken, die allgemein gültig und auf der ganzen Welt nachweisbar sind. Seligman (2014) untersuchte in einer groß angelegten Studie verschiedenste Weltkulturen, um auf dieser Basis einen umfassenden Index von Charakterstärken und Tugenden zu generieren. Insgesamt hat er 24 wertgeschätzte Stärken zusammengetragen, die für ein glückliches und zufriedenes Leben als wichtig erachtet werden. Den Teilnehmern wird ein Informationsblatt zu den einzelnen Charakterstärken und Tugenden mitsamt Definitionen ausgehändigt (vgl. Frank, 2010, Arbeitsblatt 20, 21). In dieser Übersicht sind die einzelnen Stärken jeweils einer Tugend zugeordnet (vgl. Seligman, 2014), die durch die Ausbildung dieser Stärken gelebt werden kann. Um Teilnehmer in Bezug auf ihre persönlichen Stärken zu sensibilisieren, werden sie dazu aufgefordert, sich mit den insgesamt 24 Charakterstärken und sechs Tugenden auseinanderzusetzen und diese hinsichtlich ihrer Wertigkeit zu hinterfragen. Der Gedanke bei dieser Übung ist, dass jeder Mensch grundsätzlich alle Stärken in seinem Leben nutzen könnte. Die Teilnehmer lernen auf diese Weise, bewusster darauf zu achten, welche Stärken bereits zu ihrem Repertoire gehören und welche Stärken zu ihrem Repertoire gehören könnten.

Arbeitsblatt: Sensibilisierung für die eigenen Stärken: Welche Stärken halten Sie persönlich für wichtig? Kreuzen Sie diese Stärken bitte an! Kreuzen Sie dann an, welche der 24 Stärken Sie in der letzten Woche genutzt haben. (vgl. Frank, 2010, Arbeitsblatt 22)

Tugend	Stärke	Ist mir wichtig	Habe ich genutzt
Weisheit und Wissen	1. Kreativität: neue Wege finden, Dinge zu tun		
	2. Neugierde: Interesse an der Umwelt haben		
	3. Urteilsvermögen: Dinge durchdenken; alle Seiten betrachten		
	4. Freude am Lernen: neue Techniken erlernen; Wissen aneignen		
	5. Weisheit: einen guten Rat geben können; Weitblick		
Mut	6. Tapferkeit: mutig sein; sich nicht einer Bedrohung oder einem Schmerz beugen		
	7. Ausdauer: Begonnenes zu Ende bringen		
	8. Authentizität: die Wahrheit sagen; sich natürlich geben		
	9. Enthusiasmus: begeisterter Tatendrang, mit vitaler Energie dabei sein		
Menschlichkeit	10. Bindungsvermögen: Nähe herstellen und schätzen können		
	11. Freundlichkeit: einen Gefallen tun; nett sein; gute Taten tun		
	12. soziale Intelligenz: sich der Motive und Gefühle von sich selbst und anderen bewusst sein; sich gut einfühlen können, mit andern harmonisch auskommen		
Gerechtigkeit	13. Teamwork: gut als Mitglied eines Teams arbeiten, loyal und teamfähig		
	14. Fairness: alle Menschen gleich und gerecht behandeln		
	15. Führungsvermögen: Gruppenaktivitäten organisieren und ermöglichen		
Mäßigung	16. Vergebungsbereitschaft: jenen vergeben, die einem unrecht getan haben; eine zweite Chance geben; selten nachtragend		
	17. Bescheidenheit: das Erreichte für sich sprechen lassen		
	18. Vorsicht: nichts tun, was zu bereuen wäre; besonnen und umsichtig		
	19. Selbstregulation: regulieren, was man fühlt und tut; diszipliniert sein		

9.2 High-Level Wellness-Workshops

Tugend	Stärke	Ist mir wichtig	Habe ich genutzt
Transzendenz (Stärken, die Sinn schaffen)	20. Sinn für das Schöne: Schönes in allen Lebensbereichen schätzen 21. Dankbarkeit: sich des Guten bewusst sein, es schätzen und ausdrücken können 22. Hoffnung: das Beste erwarten und darauf hinarbeiten 23. Humor: Humor schätzen; andere gern zum Lachen bringen 24. Religiosität/Spiritualität: vom Sinn des Lebens überzeugt sein		

Um das Erkennen seiner Lebensziele zu erleichtern wurde der „VIA Strength Survey" (Seligman, 2014, S. 221pp.) entwickelt, der auf der Internetseite www.authentichappiness.org abgerufen und online durchgeführt und ausgewertet werden kann. Bei der Entwicklung dieses Fragebogens handelte es sich um das wohl größte Forschungsprojekt innerhalb der Positiven Psychologie. Eine verkürzte Fassung (ebd., S. 230pp.) bietet die Möglichkeit, die Testung auch in schriftlicher Form machen zu können. Der Test der Charakterstärken zielt darauf ab, persönliche Stärken und Fähigkeiten zu identifizieren, durch die nicht nur Kompetenz, Kontrolle und Erfolg erlangt werden können, sondern die darüberhinaus auch dem größeren Ganzen dienen und somit dem Leben einen tieferen Sinn verleihen. Stärken kennzeichnen eine Person auf eine positive und ganz individuelle Art und Weise. Da sich in ihnen die individuelle Wesensart in charakteristischer Weise ausdrückt, bezeichnet Seligman diese Stärken als „Signaturstärken" (vgl. ebd.). Lebt man die eigenen Stärken, ermüdet oder erschöpft das nicht, sondern verleiht ganz im Gegenteil sogar Kraft, gibt Schwung und kann Enthusiasmus bis hin zu Ekstase hervorrufen.

Arbeitsblatt: Notieren Sie hier Ihre fünf größten Stärken (siehe dazu VIA-IS-Fragebogen) (vgl. Frank, 2010, Arbeitsblatt 23)

1	
2	
3	
4	
5	

Nachdem die größten persönlichen Stärken ermittelt wurden, sollten Teilnehmer dazu angeregt werden, sich zu überlegen, wie die eigenen Signaturstärken in verschiedenen Lebensbereichen, wie zum Beispiel am Arbeitsplatz, in der Familie, im Freundeskreis, bei Vereinstätigkeiten oder in der Gemeinde genutzt werden bzw. genutzt werden könnten. Therapeutisches Ziel ist es, Teilnehmer durch die Methode des „geleiteten Entdeckens" gedanklich zu inspirieren, wie sie ihre größten Stärken in origineller neuer Weise zum Einsatz bringen könnten, um daraus authentische Lebensziele abzuleiten.

Arbeitsblatt: Notieren Sie sich, welche Ihrer größten Stärken Sie in welcher Weise nutzen (...) (vgl. Frank, 2010, Arbeitsblatt 23)

In der Familie	
In der Partnerschaft	
Bei der Arbeit	
In der Schule/Weiterbildung	
Bei Freunden	
In der Freizeit	

9.2 High-Level Wellness-Workshops

Eine sehr effektive Möglichkeit, das Bewusstsein in Bezug auf seine Stärken zu erweitern, ist das Verfassen einer Lobrede. Teilnehmende werden dazu gebeten, eine Laudatio über sich zu verfassen, wie sie ein Mensch, der sie gut kennt, über sie halten könnte. In dieser Rede sollen all ihre persönlichen Stärken im Kontext eines Lebensausschnittes angesprochen werden, in dem sie besonders gut zum Ausdruck kommen. Je nach Lage des Falles kann es darum gehen, diese Lobrede als Geburtstagsrede abzufassen, wie sie die beste Freundin, der Vater oder ein geschätztes anderes Familienmitglied halten könnte, oder sie in einen Arbeitskontext zu stellen, indem der Chef oder ein Kollege der Redner ist. In dieser Laudatio geht es um das Ansprechen tatsächlich vorhandener Stärken, Fähigkeiten und Vorzüge.

Arbeitsblatt: Schreiben Sie sich selbst eine Lobrede
(vgl. Frank, 2010, Arbeitsblatt 25)

Schreiben Sie sich eine Lobrede, wie sie Ihre besten Freundin, Ihr Freund, Ihr Vater, Ihr Chef, Ihre netteste Kollegin oder eine geschätzte andere Person anlässlich Ihres Geburtstags oder bei einem beruflichen Anlass für Sie halten könnte. Fassen Sie wohlwollend in Worte, was diese Person, die Sie gut kennt, Gutes über Sie sagen könnte. Sprechen Sie dabei ganz frei all Ihre guten Seiten, Ihre persönlichen Stärken und Fähigkeiten deutlich an und beschreiben Sie dabei auch den Lebensausschnitt, in dem Ihre Vorzüge besonders gut zur Geltung kommen.

Diese Aufgabe ist nicht ganz einfach. Sammeln Sie deshalb erst einmal alle Vorzüge, die Sie haben. Schreiben Sie alles auf, was Ihnen spontan einfällt, und ergänzen Sie diese Notizen im Laufe der nächsten Woche nach und nach:

Teilnehmer werden dazu eingeladen, regelmäßig Tagebuch darüber zu führen, wo und wie sie ihre Stärken zum Einsatz bringen konnten und welche Erfahrungen sie damit gemacht haben. Die Tagebuchaufzeichnungen können Aufschluss darüber geben, in welchen Lebensbereichen sich durch den Einsatz der Signaturstärken persönlich wichtige Bedürfnisse und Wünsche gut erfüllt haben und in welchen Lebensbereichen Ressourcen brachliegen.

Arbeitsblatt: Engagement in verschiedenen Lebensbereichen
(vgl. Frank, 2010, Arbeitsblatt 15)

Wie groß war Ihr Engagement in den von Ihnen angekreuzten Lebensbereichen in der letzten Woche? Veranschaulichen Sie dies bitte, indem Sie in der Torte ein entsprechend großes Tortenstück markieren. Ihr Engagement in allen Lebensbereichen ergibt zusammengenommen 100 Prozent.

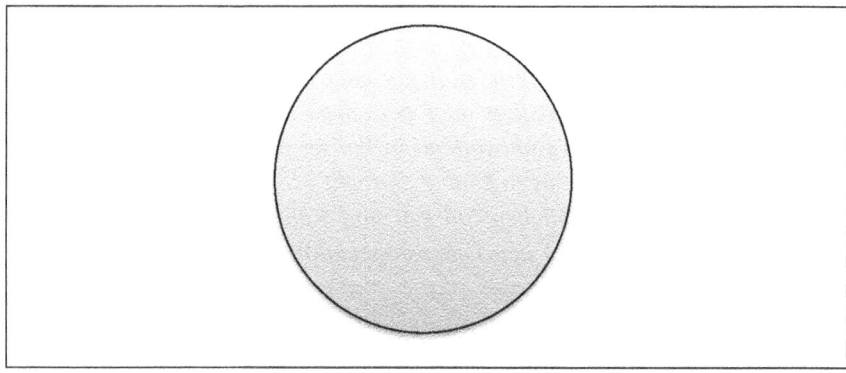

Aufbauend auf den bisherigen Reflexionen erfolgt eine persönliche Bewertung in Bezug auf die Zufriedenheit mit derzeitigen Lebensbereichen.

Arbeitsblatt: Zufriedenheit mit derzeitigen Lebensbereichen
(vgl. Frank, 2010, Arbeitsblatt 15)

Betrachten Sie bitte Ihren momentanen Alltag und geben Sie an, in welchen Lebensbereichen Sie sich in der letzten Woche engagiert haben (kreuzen Sie dazu die Ziffer vor dem jeweiligen Bereich an). Bereiche, die außerdem in Ihrem Leben eine Rolle spielen, in der Aufzählung aber nicht berücksichtigt

9.2 High-Level Wellness-Workshops

sind, ergänzen Sie bitte. Geben Sie dann bitte an, wie zufrieden Sie mit Ihrem derzeitigen Engagement in dem jeweiligen Bereich sind: 0 = unzufrieden, 1 = zufrieden, 2 = sehr zufrieden.

bitte ankreuzen	Lebensbereiche, in denen ich mich in der letzten Woche engagiert habe ...	Zufriedenheit (0–2)
1	in meiner Familie	
2	in der Freizeit	
3	bei meiner Arbeit	
etc.	etc.	

Bereiche, die bisher etwas auf der Strecke geblieben sind, sollten auf einem weiteren Arbeitsblatt nochmals explizit festgehalten werden.

Arbeitsblatt: In welchen Bereichen würden Sie gern mehr Zeit und Energie investieren? Notieren Sie diese Bereiche bitte: (vgl. Frank, 2010, Arbeitsblatt 15)

1.	
2.	
3.	
etc.	

Nachdem jene Lebensbereiche identifiziert wurden, in denen die Signaturstärken noch nicht gebührend zum Einsatz gebracht worden sind, sollten die drei bis fünf größten Stärken in den kommenden Tagen gerade in diesen Bereichen ganz bewusst genutzt werden. Es ist empfehlenswert, sich bereits am Vorabend zu überlegen, wo und wie die persönlich größten Stärken genutzt werden könnten. Entscheidend ist, dass sie auch einmal in neuer Weise zum Einsatz gebracht werden.

Arbeitsblatt: Überlegen Sie bereits jeweils am Vorabend, wo und wie Sie Ihre Stärken am nächsten Tag nutzen können. Vielleicht können Sie sie auch einmal in neuer Weise dort zum Einsatz bringen, wo Sie sie normalerweise nicht nutzen. (vgl. Frank, 2010, Arbeitsblatt 23)

Auf der Basis bisheriger Aufzeichnungen und Überlegungen erfolgt schließlich die Planung persönlicher Projekte.

Arbeitsblatt: Persönliche Projekte planen (vgl. Frank, 2010, Arbeitsblatt 16)

Im Folgenden geht es um ‚persönliche Projekte'. Gemeint sind damit all die Vorhaben, Aufgaben, Aktivitäten und Unternehmungen, die von Bedeutung für Sie und Ihr Leben sind. Jeder Mensch hat im Laufe der Zeit eine ganze Reihe solcher ‚persönlicher Projekte', über die er nachdenkt, zu denen er Pläne macht, mit denen er gerade beschäftigt ist und die manchmal (aber nicht immer) erfolgreich abgeschlossen werden.

Einige dieser Projekte richten sich vielleicht auf ein bestimmtes Ergebnis (‚will meine Prüfung ablegen'), andere auf die Art, wie die Dinge verlaufen sollten (‚will Spaß mit meinen Freunden haben'). Es können Dinge sein, die Sie tun wollen oder die Sie lassen wollen.

Die Projekte können sich auf Aspekte des täglichen Lebens beziehen, wie die Partnerschaft, die Familie, die Arbeit, die Wohnung, die eigene Person, auf Verwandte und Freunde, die Freizeit, die Nachbarschaft oder die Gemeinschaft (z. B. Vereine, Kirchengemeinde) oder auch auf etwas ganz anderes. Bitte denken Sie in einer möglichst breit angelegten Weise über Ihre ‚persönlichen Projekte' nach. (...)

Nehmen Sie sich nun bitte 10–15 Minuten Zeit und notieren Sie all die Projekte und Aktivitäten, mit denen Sie sich gerade befassen oder die Sie für die nächste Zeit planen.

9.2 High-Level Wellness-Workshops

Nr.	Projektbeschreibung
1	
2	
etc.	

Sollten die eben aufgezeigten Wege und Möglichkeiten keinen Aufschluss darüber geben, welche Träume im tiefsten Inneren gehegt werden, ist dies höchstwahrscheinlich ein Hinweis darauf, dass Ängste den Zugang daran blockieren. Ängste gehen unweigerlich mit unseren innersten Wüschen einher. So erfordert nicht nur die Verwirklichung, sondern auch bereits das Erkennen seiner Träume enorm viel Mut! Nach Engelmann sind es sechs Hürden, die es zu überwinden gilt, will man von der Angst- in die Mutzone schreiten. Dazwischen liegen die Komfort-, Traum-, Selbstvertrauens-, Wachstums- sowie die Absprungzone (vgl. Engelmann, 2012, S. 181pp.).

Menschen, die sich in der *Angstzone* befinden, stehen vor der Herausforderung, ihren Ängsten auf die Spur zu kommen. Nur wer seine Ängste kennt, kann sie auch beseitigen. Um den Schritt in die Komfortzone machen zu können, ist es zumindest notwendig, seine Ängste soweit in den Griff zu bekommen, dass sie nicht blockieren und daran hindern, frei zu agieren. Sich seiner innigsten Wünsche und Sehnsüchte bewusst zu sein, ist daher eine Sache. Mindestens ebenso wichtig ist es, sich seine größten Ängste vor Augen zu halten und sich damit zu konfrontieren. Ängste, wie etwa die Angst zu scheitern, enttäuscht zu werden, es nicht zu schaffen, sich lächerlich zu machen, abgelehnt zu werden etc., erzeugen Widerstand und sabotieren unterschwellig die erfolgreiche Umsetzung ambitionierter Lebensziele. Ein zentrales Therapieelement dieses Workshops stellt daher die Konfrontation mit seinen tief verborgenen Ängsten dar.

Arbeitsblatt: Meine Ängste (vgl. Magnin, 2013, S. 18p.)

Traum	Angst	Irrationale Konsequenzen	Vernünftige Erwägungen
Konditor werden	– ... die Sicherheit meiner derzeitigen Festanstellung zu verlieren (in der ich mich langweile). – ... dass mein Vater sich über mich lustig macht.	– Ich bleibe jahrelang arbeitslos. – Ich muss auf der Straße leben. – Ich mache mich zum Gespött der Familie, des Viertels.	– Ich kann mein Vorhaben schrittweise angehen, zum Beispiel Teilzeit arbeiten, um mich auf die Veränderung vorzubereiten. – Möglicherweise werden nicht alle meine Entscheidung verstehen. Bin ich in der Lage, ohne die Zustimmung mancher Angehörigen zu leben?
–	–	–	–
–	–	–	–
–	–	–	–

Sämtliche Lebensziele sollen auf diese Art und Weise im Hinblick auf dahinter stehende Ängste hinterfragt werden. Durch die Anwendung der Spaltentechnik wird sehr schnell klar, dass die meisten Ängste zutiefst irrational sind. Das rationale Hinterfragen irrationaler Annahmen, ein Prozess, der in der Verhaltenstherapie als „kognitive Umstrukturierung" bezeichnet wird, hilft dabei, Ängste Stück für Stück zu entkräften und abzubauen, bis letztendlich das Gewicht der Träume überwiegt und eine entsprechende Traumenergie freigesetzt werden kann.

Menschen, die sich erst einmal in ihrer *Komfortzone* eingerichtet haben, finden viele gute Gründe, sich ihren Träumen nicht stellen zu wollen. In dieser Phase stellen sich lieb gewonnene und alt bewährte Gewohnheiten ihren Träumen entgegen, was sich sehr häufig durch „Ja, Aber-Äußerungen" oder Äußerungen wie „Es ist ohnehin zu spät", „Ich habe sowieso keine Zeit", „Wenn – dann...", „Ich müsste/hätte/sollte...." etc. bemerkbar macht. Um den Schritt aus der Komfortzone in die Traumzone zu schaffen, ist es erforderlich, sich seiner Angst vor Veränderung zu stellen und weiter in der Schatzkiste seiner tief verborgenen Sehnsüchte zu graben.

9.2 High-Level Wellness-Workshops

Arbeitsblatt: Ausrede oder echter Grund? (vgl. Magnin, 2013, S. 38p.)

Was ich gerne getan hätte, aber nicht getan habe	Gründe, warum ich es nicht getan habe	Ausrede oder echter Grund?

Die Auflistung tief verborgener Sehnsüchte, Wünsche und Vorwände soll veranschaulichen, mit wie viel Kreativität und Unaufrichtigkeit Lebensträume blockiert und verleugnet werden. Dabei zählt der Vorwand „keine Zeit" zu haben zu den häufigsten Ausreden. Die meisten Menschen bleiben ein Leben lang in der Komfortzone stecken. Schuld daran sind Konditionierungen, die den Zugang zu ihren wahren Prioritäten versperren und dazu führen, ein Leben lang vor sich selbst zu flüchten. Mechanismen der Kompensation und der Überkompensation sind die Folge. Während sich kompensierende Verhaltensweisen eher in Form von psychosozialen Abhängigkeiten zeigen, etwa im Falle einer Mutter, die den unbewussten Traum hegt, berühmt zu sein und ihren Traum mithilfe (und auf Kosten) ihrer Tochter zu realisieren versucht, sind Überkompensationen wie beispielsweise der Konsum von Nikotin, Alkohol, Schokolade, Drogen, Psychopharmaka, Filmen, Glücksspielen etc. eine Folge frustrierter psychosozialer Kompensationsversuche und konsumbezogen. Man spricht daher auch von einer Kompensation auf der zweiten Ebene. Kompensationsversuche sind von vorne herein zum Scheitern verurteilt, weil die dahinterstehenden Bedürfnisse chronisch unbefriedigt bleiben. Sehr rasch stellt sich das Gefühl des „nie genug" und damit der Obsession und Zwanghaftigkeit ein. Sowohl Kompensationen, als auch Überkompensationen machen abhängig und unfrei (vgl. Young et al., 2008b)[8].

---

8 Bei der Identifikation von Verhaltensweisen der Kompensation und der Überkompensation erweist sich innerhalb der modernen Verhaltenstherapie die Schematherapie von Jeffrey Young als besonders hilfreich. Auch die Neurokognitive Verhaltenstherapie (TNT) von Jacques Fradin orientiert sich am Kreislauf der (Über-)kompensation, um die dahinterstehende primäre Blockade, die die Kompensationen verursacht hat, aufzudecken.

Psychische und in der Folge physische Abhängigkeiten sind der treibende Motor ganzer Wirtschaftszweige, wie etwa der Weinwirtschaft, des Glücksspiels, der Film- oder der Pharmaindustrie. Ja, es steht die ganze Kaufkraft auf dem Spiel! Um diese Systeme aufrechtzuerhalten, werden wir schon sehr früh mit einem Mangelbewusstsein ausgestattet. Seit frühester Kindheit werden wir auf unsere Fehler und Schwächen aufmerksam gemacht – in der Erziehung, in der Schule und später möglicherweise auch bei der Arbeit und in Partnerschaften. Auf der Strecke bleibt dabei unser Bewusstsein in Bezug auf unsere Individualität, in Bezug auf unsere Stärken, die nach und nach immer mehr in Vergessenheit geraten und verkümmern. Der Verhaltenstherapeut Reuter (2010) verweist auf die Gefahren der „Selbstverformung" und „Selbstverkümmerung" und betrachtet ausgeprägte Konformitäts- und Normalitätsbedürfnisse als charakteristisch für Krebspatienten (vgl. Frank, 2011, S. 199pp.). Fromm (2000) bezeichnet die Selbstgefährdung bzw. den Selbstverlust infolge einer übertriebenen Hinwendung der Selbstausrichtung auf die Bedürfnisse anderer als „Verdinglichung" und bezieht sich damit auf das Aufgehen großer Teile des Selbst in Rollen, wie zum Beispiel „Ich bin Mutter", „Ich bin Manager", etc. Spätestens wenn Krankheiten oder Krisen das Funktionieren in Rollen nicht länger möglich machen, stellen sich wichtige Fragen der Identität: „Wer bin ich?" „Was will ich eigentlich machen?" „Worum geht es mir denn wirklich?". Gerade in postmodernen Gesellschaften kommt dem authentischen Selbst als einer überdauernden und im Wandel der Verhältnisse zeitstabilen inneren Instanz eine tragende Rolle für die Aufrechterhaltung und positive Förderung von Gesundheit zu, weshalb es unerlässlich ist, sich vom unbewussten Normalitätsdruck zu befreien.

Arbeitsblatt: Verhaltensweisen der Kompensation und der Überkompensation (eigene Darstellung)

Meine Kompensationsstrategien	Meine Strategien der Überkompensation	Dahinter stehende Wünsche und Bedürfnisse

Um den Workshop-Teilnehmer die blockierende Macht von Konditionierungen auch auf der imaginativen Identitätsebene zu veranschaulichen, erfolgt an dieser Stelle die Lesung einer indianischen Fabel namens „Eine kleine Adlergeschichte" von Cornette de Saint Cyr (2013). Sie versinnbildlicht auf eindrucksvolle Weise, wie sich im Echo des Fremdbildes ein Selbstbild etabliert und versteht sich als Aufforderung, sich selbst in Bezug auf seine verborgenen Talente und Lebensträume zu hinterfragen. In diesem Sinne erweist sie sich als hilfreich beim Übergang von der Komfortzone in die Traumzone.

„Eine kleine Adlergeschichte

Ein Bauer fand einmal ein Adlerei und legte es in den Hühnerstall. Eine Henne brütete es bereitwillig aus, und wenig später erblickte der junge Adler inmitten einer Schar Küken das Licht der Welt. Zusammen mit ihnen wuchs er heran.

Sein ganzes Leben lang blieb der Adler auf dem Bauernhof und tat das, was ein Huhn gewöhnlich tut: Insekten suchen, Körner picken, sich (ein wenig) mit seinen Artgenossen zanken, die Launen des reizbaren Hahns ertragen, vor Angst zittern, wenn ein Fuchs in der Nähe war und zum Schlafen in den Hühnerstall zurückkehren.

Er gackerte wie ein Huhn, setzte langsam immer mehr Fett an, und wenn er flog, dann flatterte er mit wilden Flügelschlägen in einer Wolke auffliegender Federn kaum ein paar Meter weit. Schließlich fliegen Hühner so!

Die Jahre gingen dahin, gleichförmig, ruhig und monoton. Und der Adler wurde alt, sehr alt. Eines Tages glitt ein Schatten langsam über ihn hinweg. Überrascht hob er den Kopf und erblickte einen herrlichen, majestätischen Vogel, der am strahlenden Himmel schwebte und ohne die geringste Bewegung seiner goldenen Flügel anmutig den Aufwind nutzte.

‚Was für ein prachtvoller Vogel!', sagte der Adler voller Bewunderung zu seinen Hühnern. ‚Was ist das für einer?' ‚Ein Adler, der König der Vögel', gackerte eine Artgenossin, während sie weiterpickte. ‚Aber mach dir keine Illusionen, du bist und bleibst ein Huhn und wirst niemals ein Adler sein!'

‚Schade!', seufzte er und dachte neidisch an diesen großartigen Vogel. Schließlich kam der Tag, an dem er starb, und immer noch mit Bedauern dachte er, dass er nur ein Huhn war." (vgl. Cornette de Saint Cyr, 2013, S. 25p.)

Hat man sich seinen Weg bis in die *Traumzone* gebahnt, gilt es an dieser Stelle, seinen Träumen sorglos freien Lauf zu lassen. Mithilfe von Träumen kristallisieren sich mit der Zeit authentische Lebensziele heraus. Damit tief vergrabene Träume ganz konkrete Bilder, Farben und Formen bekommen, werden Teilnehmer dazu eingeladen, sich mithilfe imaginativer Therapietechniken leiten zu lassen. Exemplarisch wird an dieser Stelle die Übung „Das Wunsch-Ich ausmalen" angeführt.

Arbeitsblatt: Das Wunsch-Ich (vgl. Frank, 2010, Arbeitsblatt 4)

Versetzen Sie sich in die Zukunft. Stellen Sie sich intensiv vor, wie Sie sein werden und wie Ihr Leben in einiger Zeit – in einem, in fünf oder in zehn Jahren – sein wird, nachdem alles gut gelaufen ist und so gekommen ist, wie Sie es sich gewünscht haben. Alles, was Sie sich erhofft haben, ist eingetreten, und alles, was Sie sich vorgenommen haben, ist erfolgreich verlaufen. Sie haben hart gearbeitet und Ihre Lebensziele erreichen können. Während Sie sich dies alles ganz plastisch vor Augen führen, können Sie auch die guten Gefühle spüren, die dabei entstehen. Malen Sie sich alles in den schönsten Farben aus! Alle Ihre Träume haben sich verwirklicht, und Sie selbst haben sich dabei von Ihren allerbesten Seiten zeigen können. Schauen Sie genau hin, wie Sie dies alles erreicht haben, und führen Sie sich dabei vor Augen, wodurch Sie selbst dazu beigetragen haben, dass alles so optimal verlaufen ist. Und wenn Sie noch genauer hinschauen, können Sie gut erkennen, wodurch sich alles zum Besten entwickeln konnte, und Sie können Ihre derzeitigen Pläne und Entscheidungen gut daran ausrichten. Machen Sie sich anschließend einige Notizen dazu, welche positiven Aspekte Ihnen in Ihren Zukunftsbildern aufgefallen sind.

Die dabei entstandenen inneren Bilder und Notizen werden anschließend in der Gruppe analysiert. Gemeinsam erfolgt die Ableitung funktionaler Ziele, die zu einer nachhaltigen Verbesserung der Lebensqualität beitragen können. Grundsätzlich sind „intrinsische, authentische, annäherungsorientierte, harmonische, auf Aktivität ausgerichtete und flexible Ziele lohnender als extrinsische, nicht authentische, vermeidungsorientierte, widersprüchliche, auf Umstände gerichtete, oder starre Ziele" (vgl. Lyubomirsky, 2013, S. 221p.). Nach Frank müssen Ziele persönlich wichtig und bedürfniskongruent sein und eine mittlere Erreichbarkeitswahrscheinlichkeit aufweisen, um gut realisierbar zu sein und Wohlbefinden vermitteln zu können (vgl. Frank, 2010,

S. 134pp.). Darauf sollte bei der Auswahl der Ziele unbedingt geachtet werden!

Arbeitsblatt: Zieleigenschaften (vgl. Lyubomirsky, 2013, S. 222p.)

intrinsisch	extrinsisch
authentisch	nicht authentisch
annäherungsorientiert	vermeidungsorientiert
harmonisch	widersprüchlich
auf Aktivitäten gerichtet	auf Umstände gerichtet
flexibel/angemessen	starr/unangemessen

Zur Umsetzung der persönlichen Projekte gilt es, höchstes Interesse und Engagement über einen längeren Zeitraum hinweg aufrechtzuerhalten, weshalb es unerlässlich ist, Ziele sorgfältig auszuwählen und sich auf jene zu konzentrieren, die sich auf der linken Seite der Tabelle befinden.

9.2.9 High-Level Wellness-Workshop: YES I CAN! – Ich schaffe es!

Von einer Idee, etwas machen zu wollen, bis zur effektiven Ausführung ist es manchmal ein langer und breiter Weg. Aufbauend auf den Workshop „personal projects", in dem Workshop-Teilnehmer dazu eingeladen werden, sich persönlich reizvolle und sinnvolle Ziele zu setzen, geht es im Workshop „Yes I can! darum, konkrete Pläne zu entwickeln, die skizzieren, auf welchen Wegen sie ihre Ziele am besten erreichen können und was sie tun können, wenn sich ihnen Widerstände in den Weg stellen. Therapeutisches Ziel ist es, die Willenskraft der Teilnehmer so weit zu stärken, dass sie in der Lage sind, ihre Pläne auch erfolgreich umzusetzen und beharrlich zu verfolgen. Beide Workshops verstehen sich daher als aufeinander aufbauend.

Durch die Festlegung von Zielen (vgl. Workshop „personal projects") werden erstrebenswerte Antizipationen angeregt, die in Menschen letztendlich die geistige Energie freisetzen, sich langfristig für ihre Lebensaufgaben und -rollen zu engagieren. Um die notwendige Motivation und Willenskraft (willpower) aufzubringen, diese Ziele auch angesichts von Barrieren und Hindernissen zu verfolgen, braucht man neben Zielen auch noch die kognitive Fähigkeit des zielführenden Denkens (waypower). Alle drei Komponenten (Ziele, zielführendes Denken und Willenskraft) sind gleichermaßen wichtig, damit Hoffnung entstehen kann.

„Hoffnung, ist der positive Zustand, in den wir Patienten versetzen müssen, wenn sie sich mit der Frage befassen sollen, wie sie ihr Leben künftig besser gestalten wollen." (vgl. Frank, 2010, S. 136p.)

Die Schnittstelle zwischen Traum und Wirklichkeit wird als *Wachstumszone* bezeichnet (vgl. Engelmann, 2012, S. 181pp.). In dieser Zone werden konkrete Umsetzungspläne geschmiedet, wobei sowohl Kritik- als auch Projektmanagementfähigkeiten gefragt sind. Die Kunst in dieser Phase ist es, mit beiden Beinen fest auf dem Boden zu stehen und gleichzeitig den Kopf in den Wolken zu haben. Magnin spricht von einem „vertikalen Gleichgewicht", das notwendig ist, um „das fantastische Abenteuer des Menschseins voll und ganz zu erleben." (vgl. Magnin, 2013, S. 49pp.).

Ein erster wichtiger Schritt, Träume erfolgreich in die Tat umzusetzen, ist es, sich aus der Liste bestehender Lebensträume (vgl. Workshop „personal projects") einen ganz bestimmten Traum auszuwählen, um sich nicht in der Vielfalt seiner Träume zu verlieren. Ein Projekt ohne klares Ziel ist von vorneherein zum Scheitern verurteilt. In der Wachstumszone geht es daher darum, die Traumenergie in Richtung eines einzigen Ziels zu bündeln und daraus ein einzigartiges Projekt zu machen. Die erfolgreiche Umsetzung dieses einen Projekts erhöht gleichzeitig die Erfolgschancen, auch alle weiteren Lebensziele in die Tat umsetzen zu können.

Folgt man der „Strategie der kleinen Schritte" (vgl. Magnin, 2013, S. 52pp.) geht es zunächst darum, jeden Lebenstraum in Bezug auf sein Kosten-Nutzen-Verhältnis hin zu überprüfen. Dabei empfiehlt es sich, mit einem Traum zu beginnen, der möglichst wenig kostet und relativ viel bringt. Dieser erste Schritt sollte in erster Linie dabei helfen, die anfängliche Trägheit zu überwinden und Energien für die Realisierung bestehender Lebensträume freizusetzen.

9.2 High-Level Wellness-Workshops

Arbeitsblatt: Meine Träume nach Prioritäten geordnet (eigene Darstellung)

Traum – genaues Ziel	Motivator (Nutzen)	Widerstand (Kosten)	Reihenfolge entsprechend der Prioritäten

Nach der Durchführung von Kosten-Nutzen Analysen werden die Teilnehmer dazu aufgefordert, sich vor allen anderen Gruppenmitgliedern und vor allem sich selbst gegenüber formell für ein ganz bestimmtes Ziel zu verpflichten. Wichtig dabei ist, sein Ziel möglichst konkret und detailliert zu beschreiben.

Arbeitsblatt: Persönliche Verpflichtung (vgl. Magnin, 2013, S. 57p.)[9]

Aus Liebe zu mir selbst verpflichte ich mich, alles daranzusetzen, um diesen ersten Traum zu verwirklichen, der darin besteht, ...

Ort/ Datum: _____

Unterschrift: _____

Damit die Verwirklichung dieses Lebenstraums von einem Gefühl der Begeisterung getragen wird, ist es notwendig, sich die Kosten-Nutzen-Rechnung nochmals vor Augen zu halten und weiter zu verfeinern: Indem man den Traum mit positiven und persönlich wichtigen Werten verknüpft und sich mit den damit einhergehenden Ängsten rational auseinandersetzt, erhöht man das Gewicht dieses Lebensziels auf der positiven Seite und reduziert es auf der negativen Seite. Im Laufe dieses Prozesses entsteht das Gefühl der

---

9 Die Anfertigung schriftlicher Therapieverträge hat sich in der Verhaltenstherapie insbesondere in Fällen von Suizidgefährdung, aber auch bei Persönlichkeitsstörungen, wie etwa der Borderline-Persönlichkeitsstörung, als sehr effektiv erwiesen.

Begeisterung. Dieser Prozess des theoretischen Heranreifens des Projekts verleiht Mut und Vertrauen.

Für die erfolgreiche Umsetzung seines Lebensprojekts sind nun konkrete Etappenziele zu formulieren (vgl. Lyubomirsky, 2013, S. 228pp.). Nach Magnin (2013) stellt ein guter Stratege die Mittel im Sinne von Hilfsquellen und Ressourcen den Zielen gegenüber.

Arbeitsblatt: Meine Hilfquellen/Ressourcen (vgl. Magnin, 2013, S. 21p.)

Hilfsquelle/ Ressource	
... Geld	
... der Staat	
... ein Förderer; jemand, der mir hilft, etwas aus mir zu machen	
... die Familie	
... der Markt	
... Gott	
... Glück	
Sonstiges:	
... ich selbst	

Von allen angeführten Allianzen ist die wichtigste Hilfsquelle und Ressource „Ich selbst". So ist das Wissen um bestimmte Eigenschaften, Kompetenzen und Fähigkeiten, die wichtigste Zutat im Rezept für den Erfolg. In der *Selbstvertrauenszone* kommt es darauf an, ob man sich die erfolgreiche Umsetzung seiner Lebensziele auch tatsächlich zutraut. Nach Magnin bestimmt Selbstvertrauen nicht nur „den Grad unseres Vertrauens in die Fähigkeit, erfolgreich zu sein, (sondern auch) in die Fähigkeit zu scheitern, das heißt, wie weit wir in der Lage sind, uns von einer Niederlage zu erholen und es noch einmal zu versuchen." (vgl. Magnin, 2013, S. 19p.) In dieser Phase gilt es, sich seiner Stärken, Kompetenzen und Ressourcen bewusst zu werden und als Mut-Verstärker einzusetzen.

Arbeitsblatt: Zur Verwirklichung meines Lebenstraums erforderliche Ressourcen und Eigenschaften (vgl. Magnin, 2013, S. 22p.)

Traum	Zur Verwirklichung erforderliche Eigenschaften	Inwieweit verfüge ich über die jeweilige Fähigkeit? (auf einer Punkteskala von 1 bis 10)	Genügt das? Muss ich mich noch mehr schulen, um mir die Fähigkeiten anzueignen oder sie zu vervollkommnen?
-	-	-	-
-	-	-	-
-	-	-	-
-	-	-	-

Sinnvoll ist es auch, sich von vornherein auf Niederlagen gefasst zu machen und sich Strategien im Umgang mit gescheiterten Versuchen zu überlegen. In der Verhaltenstherapie bedient man sich in diesen Angelegenheiten auch der Provokation von „worst-case-Szenarien". Durch den Prozess des rationalen Hinterfragens der denkbar schlimmsten Konsequenzen von Niederlagen stellt sich meist heraus, dass die Befürchtungen zutiefst irrational sind. Unabhängig davon, wie viele Versuche man unternehmen muss, um ein Ziel zu erreichen, worauf es letztendlich ankommt, ist jeder einzelne Versuch! Wissenschaftliche Studien belegen, dass man das, was man getan hat, und das, was man nicht getan hat, nicht auf die gleiche Weise bereut. Reue, die man deswegen empfindet, weil man etwas unterlassen hat, wird auf Dauer härter und bitterer empfunden (vgl. Magnin, 2013, S. 36p.). So ist es auch ratsam, sich darauf gefasst zu machen, dass es viele verbitterte und neidische Mitmenschen geben wird, die einem das Projekt von vornherein aus- und schlechtreden wollen.

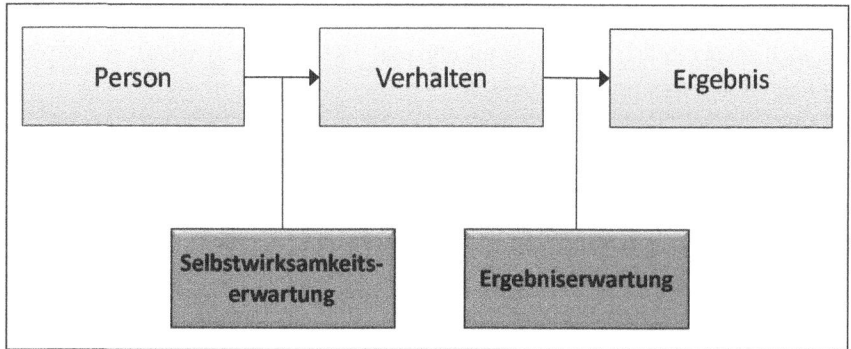

Abbildung 24: Zwei Komponenten der Selbstwirksamkeit (vgl. Engelmann, 2014, S. 67p.)

„Die Menge an Überzeugungen, dass man in einer bestimmten Situation sich angemessen verhalten und angemessene Leistungen erbringen kann" (Engelmann, 2014, S. 67p.) wird in der Literatur auch als „Selbstwirksamkeit" bezeichnet. Das Konzept der Selbstwirksamkeit ist dafür ausschlaggebend, inwieweit Menschen dazu bereit sind, sich für ihre Ziele zu engagieren und trotz Widerständen daran festzuhalten. Es existiert eine Vielzahl von Studien, die den Selbstwirksamkeits-Effekt im Sinne einer „sich selbst erfüllenden Prophezeiung" verifizieren (vgl. Auhagen, 2008, S. 19p.). Ganz egal, ob man glaubt etwas zu schaffen oder nicht, in jedem Fall hat man Recht! Auhagen differenziert zwei Komponenten der Selbstwirksamkeit, die Kompetenz- und die Konsequenz-Erwartung, s. Abb. 24.

Beide Komponenten zusammen bestimmen den Glauben daran, selbstgesteckte Lebensziele tatsächlich erreichen zu können, bzw. ganz allgemein die Erwartung, Einfluss auf das Leben nehmen zu können und den Umständen nicht passiv ausgesetzt zu sein. Das subjektive Gefühl der Selbstwirksamkeit spielt daher eine ungleich höhere Rolle für die Zielerreichung als dafür erforderliche Fähigkeiten. Menschen mit einer ausgeprägten Selbstwirksamkeitserwartung zeichnen sich durch konstruktive Selbstinstruktionen, wie etwa „Ich schaffe das!", „Was mich nicht umbringt, macht mich nur härter!", „Es liegt in meiner Hand!" etc., aus. Diese optimistische Haltung bzw. die Erwartung der Kontrollierbarkeit verleiht einer Person die notwendige innere Stärke, um angesichts von Niederlagen ihre Ziele beharrlich weiterzuverfolgen. Je widerstandsfähiger eine Person ist, desto größer ist die Erfolgswahrscheinlichkeit in Bezug auf die Realisierung persönlicher Zielsetzungen, was sich wiederum positiv auf die Selbstwirksamkeitserwartung auswirkt. Zeichnet sich eine Person hingegen durch eine geringe Selbstwirksamkeitserwartung aus, äußert sich dies in Form von negativ gefärbten Selbstinstruktionen, wie etwa „Da kann ich sowieso nichts machen!", „Es hat ja ohnehin keinen Sinn!", „Ich bin ein Versager!" etc., die bei jeder Niederlage erneut bestätigt werden. Da so von vornherein erwartet wird, dass eine Zielerreichung durch eigenes Zutun ohnehin nicht möglich ist, werden Personen mit dieser inneren Haltung die Verfolgung ihrer Ziele entsprechend schnell aufgeben und somit ihre geringe Selbstwirksamkeitserwartung weiterhin aufrechterhalten und verstärken. Erst die Erfahrung, dass man durch Beharrlichkeit fast jedes Ziel im Leben erreichen kann, würde die Erwartungshaltung positiv färben.

Um den Workshop-Teilnehmern das Gefühl der subjektiven Unkontrollierbarkeit mithilfe einer Metapher zu veranschaulichen, greifen Vertreter der Positiven Psychologie häufig auf „Die Sache mit dem Fahrstuhl" von Martin Seligman (aus Schwarzer 2000) zurück:

Arbeitsblatt: Die Sache mit dem Fahrstuhl

Nehmen wir an, wir müssten täglich im Dienstgebäude einen Fahrstuhl benutzen, der etwas defekt ist und daher nicht mehr zuverlässig funktioniert, das heißt, er kommt nicht immer, wenn wir auf den Knopf drücken. Der Knopfdruck ist eine willentliche Reaktion (Handlung) und das Erscheinen des Fahrstuhls ist die Konsequenz (Handlungsergebnis). Kommt der Fahrstuhl unregelmäßig, vielleicht im Durchschnitt nur bei jedem zweiten Knopfdrücken, so ist die Wahrscheinlichkeit des positiven Ereignisses nur 50 Prozent. Sofern das Treppensteigen sehr mühsam ist, wird man also den Knopf immer wieder drücken, bis die erwünschte Handlung eintritt. Das Individuum erlebt dann das Handlungsergebnis als teilweise abhängig von der eigenen Handlung. Nun ist es aber denkbar, dass der Fahrstuhl manchmal ankommt, ohne dass jemand gedrückt hat. Nehmen wir an, dass durchschnittlich an jedem zweiten Tag der Fahrstuhl auch dann erscheint, wenn wir noch gar nicht willentlich reagiert, sondern nur gehustet oder uns am Kopf gekratzt haben. Dann ist die Wahrscheinlichkeit der Konsequenz ohne

Reaktion genauso hoch wie diejenige mit Reaktion ..." (vgl. Engelmann, 2014, S. 68p.)

Therapeutische Intention ist es, persönliche Überzeugungen in Bezug auf seine Selbstwirksamkeit zu identifizieren und rational zu hinterfragen. Zu diesem Zweck werden Workshop-Teilnehmer zunächst dazu aufgefordert, sich erste Gedanken in Bezug auf ihre ganz persönliche Selbstwirksamkeitserwartung zu machen und diese beispielsweise in Form einer Gedankenblume schriftlich festzuhalten. In einem nächsten Arbeitsschritt sollen die angeführten Aspekte und Gedanken begründet werden:

Arbeitsblatt: Ein selbstwirksamer Blick hinter die Kulissen
(vgl. Engelmann, 2014, S. 71p.)

Bei Selbstwirksamkeit denke ich an...	..., weil ...

Eine weitere Anleitung, das Bewusstsein in Bezug auf sein subjektives Gefühl der Selbstwirksamkeit zu schärfen und es positiv zu färben, ist es, konkrete Sätze der Selbstinstruktion zu formulieren, wie etwa „Ich weiß, dass ich es schaffen kann ...", „Ich weiß, dass ich die Wahl habe ... und deshalb werde ich ...", „Was auch immer passiert, ich weiß, dass ich ..." etc. Diese kann man sich während der Zielverfolgung immer wieder vor Augen halten. Sehr wirkungsvoll ist es auch, positive Selbstinstruktionen mit konkreten Erfahrungen der Selbstwirksamkeit zu untermauern. Zu diesem Zweck werden Workshop-Teilnehmer dazu eingeladen, sich an fünf Situationen in unterschiedlichen Lebensbereichen zu erinnern und ihre Erfolgserlebnisse untereinander auszutauschen.

9.2 High-Level Wellness-Workshops

Arbeitsblatt: „Ich schaff' das schon!" (vgl. Engelmann, 2014, S. 87p.)

„Ich schaff' das schon!"	Was genau habe ich dann getan?	Wie ging es mir damit?

Als imaginäres Therapieelement empfiehlt sich an dieser Stelle die Metapher einer „sicheren Bank" anzubieten.

Arbeitsblatt: Eine sichere Bank (vgl. ebd., S. 85p)

Begeben Sie sich nun für die nächsten Augenblicke auf eine wohltuende Reise in Ihre Vergangenheit. Setzen Sie sich auf eine schöne Bank an der Nordsee und lassen Sie Ihre Gedanken schweifen. Sie haben schon gute Erfahrungen hinsichtlich Selbstwirksamkeit erlebt. Bestimmt gab es schon mehrere Situationen, Begebenheiten, Erlebnisse, Ereignisse oder Begegnungen, in denen Sie das, was Sie sich vorgenommen hatten, auch gut geschafft haben, weil Sie davon überzeugt waren, das von Ihnen angestrebte Ziel auch erreichen zu können. Wenn Sie einen schnellen und guten Zugriff auf Ihr Gedächtnis diesbezüglich haben, dann werden Sie von diesen Begebenheiten zehren können. Sie können sich auf diese Weise selbst Mut machen.

Im Alltag verlieren wir manchmal diese für uns schönen und stärkenden Geschehnisse aus den Augen, was schade ist. Aus diesem Grund schaffen Sie sich mit der folgenden Übung eine „sichere Bank". Das tut Ihnen gut! Und wenn Sie das Bedürfnis nach innerer Stärkung haben, dann nehmen Sie sich mitten im Alltag eine kurze Auszeit und setzen Sie sich gedanklich einfach auf die Bank, die Sie in dem Moment anlacht!

Sollten im Zuge der Reflexionen Lebensbereiche ausfindig gemacht werden, die von keiner allzu hohen Selbstwirksamkeitserwartung geprägt sind, ist es notwendig, sich zu fragen, worauf dies zurückgeführt werden könnte und was man konkret unternehmen müsste, um auch in diesen Bereichen seine Selbstwirksamkeitserwartung zu erhöhen: „In dieser Situation habe ich mich nicht als sehr selbstwirksam empfunden, weil ... Das hängt meiner Ansicht nach damit zusammen, dass ... Das könnte ich aber beim nächsten Mal anders machen, in dem ich ..." (vgl. Engelmann, 2014, S. 78pp.). Auf diese Art und Weise wird eine „To-do"-Liste auf dem Weg zu mehr Selbstwirksamkeit angefertigt.

Abschließend werden noch einmal sämtliche Gründe zusammengetragen, die dafür sprechen, an sich selbst zu glauben. Es wird hinterfragt, ob es Menschen im Leben der Workshop-Teilnehmer gibt, die uneingeschränkt an sie glauben, und falls ja, aus welchen Gründen sie dies tun?

Lyubomirsky resümiert sehr folgerichtig, dass nicht unbedingt das Ziel selbst glücklich macht, sondern vielmehr der Weg zum Ziel: „Ein Ziel engagiert und leidenschaftlich zu verfolgen hat viele Aspekte. Der Prozess mag schwierig sein, doch kompliziert ist er nicht. Sämtliche Schritte sind logisch: Sie beginnen mit einem Traum oder einer Vision, formulieren konkrete Etappenziele auf dem Weg dorthin, bereiten sich auf mögliche Zweifel und Hindernisse vor, die Sie zum Aufgeben bewegen könnten, und dann legen Sie los. (...) Sie haben es in der Hand." (vgl. Lyubomirsky, 2013, S. 230p.) Die einzige Niederlage wäre es daher, sich nicht auf den Weg zu machen. Also los! Worauf warten Sie noch?

9.2.10 High-Level Wellness-Workshop: PERSONAL RELATIONS – *Nähe herstellen und wertschätzen können*

Die Liebe und Verbundenheit zu anderen Menschen ist die wohl größte Quelle staunender Begeisterung. Im Abschnitt 9.1.5 wurde bereits eingehend zur Bedeutung inniger menschlicher Beziehungen für unser Wohlbefinden Stellung genommen. Der Fähigkeit zur Selbsteinbindung in unsere Umwelt kommt daher eine besonders hohe Bedeutung zu! Primordiales therapeutisches Ziel dieser Workshop-Einheit ist es, dass Teilnehmer ihre wichtigsten Beziehungsbedürfnisse kennenlernen, wahrnehmen und evaluieren.

In einer ersten Reflexion werden die Teilnehmer dazu eingeladen, sich zu überlegen, in welches Beziehungsgeflecht ihr derzeitiges soziales Leben eingebettet ist. Es sollen sämtliche Personen erwähnt werden, zu denen man regelmäßig Kontakt hat, sei es in Form von nahestehenden und innigen Beziehungen oder in Form von „neutralen" bzw. distanzierteren Beziehungen.

9.2 High-Level Wellness-Workshops

Arbeitsblatt: Beziehungs-Mind-Mapping (vgl. Wilke, 2008, S. 54p.)

Listen Sie sämtliche Personen auf, zu denen Sie regelmäßigen Kontakt pflegen. Markieren Sie Ihre wichtigsten Beziehungen mittels der Pfeilstärke.

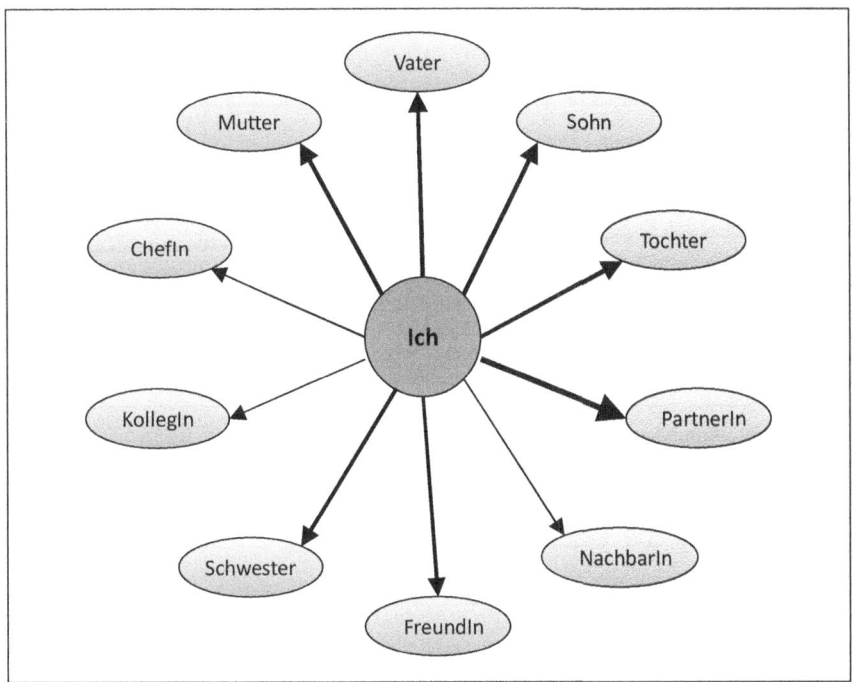

Anhand der vielfältigen Beziehungsgeflechte sollen sich Teilnehmer Gedanken darüber machen, welche Beziehungsbedürfnisse durch die jeweiligen Personen befriedigt bzw. frustriert werden. Unter Beziehungsbedürfnissen werden „alle spezifischen Bedürfnisse, die wir in Bezug auf unser Zusammenleben mit anderen Menschen aus unserem Beziehungskreis haben" (vgl. ebd., S. 132p.) subsumiert. Dazu zählen „das Bedürfnis, sich mitzuteilen und gehört zu werden, (...) Anerkennung zu bekommen, (...) so angenommen und akzeptiert zu werden, wie ich bin, (...) einen entscheidenden Einfluss auf mein Leben und meine direkte Umgebung ausüben zu können, (...) nach Wahrung der Intimsphäre, (...) nach Zugehörigkeit, Sicherheit, Zustimmung und Nähe, (...) für sich selbst einzutreten, sich selbst treu zu sein." (vgl. ebd., S. 132pp.).

Arbeitsblatt: Meine Beziehungsbedürfnisse (vgl. Wilke, 2008, 142p.)

Es ist nicht immer ganz leicht, sich bewusst zu machen, in welchem Grade verschiedene Beziehungsbedürfnisse befriedigt sind oder nicht. Seien Sie sich im Klaren darüber, dass Beziehungsbedürfnisse nicht immer sofort befriedigt werden. Es handelt sich bei dieser Übung also darum, den aktuellen Stand festzustellen.

Meine Bezugs-personen	Meine Beziehungs-bedürfnisse	Mein Beziehungs-barometer[10]
Mein Mann/ meine Frau	Mir selbst treu zu sein, Anerkennung zu bekommen	75 %
Mein Chef/ meine Chefin	Einfluss nehmen zu können, mich mitzuteilen, gehört zu werden, Anerkennung zu bekommen	60 %
Meine beste Freundin/ mein bester Freund	So angenommen werden, wie ich bin, mir selbst treu zu sein	95 %
....	....	....
....	....	....
....	....	....

Das übergeordnete Beziehungsbedürfnis ist es, geliebt zu werden. Das Band der Liebe nährt in all ihren Formen unsere Fähigkeit, begeistert zu staunen. Die höchste Form der Liebe, die uns je in unserem Leben zuteil wird, empfangen wir von unseren Eltern. So besagt ein japanisches Sprichwort, dass die Liebe eines Vaters höher als ein Berg und die Liebe einer Mutter tiefer als der Ozean ist. In diesem Sinne ist die Elternliebe eine wichtige Ursache für staunende Begeisterung.

---

10 Die Prozentangaben in der Spalte des Beziehungsbarometers veranschaulichen, inwieweit grundlegende Beziehungsbedürfnisse der Teilnehmer erfüllt sind.

9.2 High-Level Wellness-Workshops

Arbeitsblatt: Elternliebe (Poletti, 2013, S. 53p.)

Erinnern Sie sich an eine Situation, die Sie in Staunen versetzt hat, in der Ihr Vater oder Ihre Mutter besonders stark ihre Liebe unter Beweis gestellt haben?

Die Erinnerung, die mir wieder in den Sinn kommt:

Neben der Liebe zu unseren Eltern ist natürlich auch die Liebe zu unseren Kindern, Lebensgefährten und wahren Freunden eine weitere Ursache des Staunens.

Die individuellen Beziehungsgeflechte spiegeln nicht nur zentrale Beziehungsbedürfnisse wider, sondern auch die dominanten Rollen, die die Teilnehmenden in ihrem Leben einnehmen, sei es die Rolle als Partner(in), Geliebte(r), Freund(in), Berufstätige(r), Sportler(in), Mutter/Vater, Tante/Onkel etc. Gute Beziehungsqualitäten setzen voraus, dass alle wichtigen Rollen möglichst bewusst wahrgenommen und gelebt werden. Je unbewusster der Umgang mit verschiedenen Rollen ist, desto unklarer und unerfüllter bleiben damit verbundene Bedürfnisse und Erwartungen. Dies wirkt sich nachteilig auf die entsprechenden Beziehungsqualitäten aus, was häufig zu Frustrationsgefühlen und Konflikten führt. Die komplexe Welt der Emotionen stellt daher ein wichtiges Feld dar, wenn es darum geht, unbefriedigte Beziehungswünsche zu identifizieren. Um das Bewusstsein in Bezug auf bestehende Beziehungen und die damit verbundenen Rollen zu erweitern, werden die Teilnehmer dazu angehalten, ihre wichtigsten Rollen in ihrem Leben zu identifizieren.

*Arbeitsblatt: Meine Beziehungen und die damit verbundenen Rollen
(vgl. Wilke, 2008, S. 125pp.)*

Schreiben Sie bitte spontan und ohne nachzudenken auf, mit welcher Rolle Sie sich heute in Ihrem Leben zuallererst identifizieren.

Meine wichtigste derzeitige Rolle ist

_____

Welche weiteren zwei Rollen übernehmen Sie während Ihres Alltags – entweder, weil Sie viel Zeit in diesen Rollen (zum Beispiel als Berufstätige oder als Hausmann) verbringen oder weil Sie Ihnen emotional sehr wichtig sind (beispielsweise als Kind Ihrer Mutter oder Ihres Vaters, als Gefährtin)?

Meine zwei weiteren Hauptrollen sind die als

_____

und als

_____

Nachdem Sie sich mit drei Ihrer derzeitig wichtigsten Rollen identifiziert haben, notieren Sie bitte alle anderen Rollen, die Sie als Frau oder Mann in Ihren verschiedenen Beziehungen (mit anderen und mit sich selbst) einnehmen. Dabei ist es hilfreich, sich am Arbeitsblatt Beziehungs-Mind-Mapping zu orientieren.

- -

- -

- -

Um das Rollenbewusstsein weiter zu vertiefen, sollen die eben angeführten Rollen mithilfe von folgenden vier Leitfragen näher beschrieben und charakterisiert werden: „Was charakterisiert jede Ihrer (...) Rollen und wie verhalten Sie sich jeweils? Warum übernehmen Sie *diese* (...) Rollen als Hauptrollen? Wie zufrieden fühlen Sie sich in jeder dieser Rollen? Welche dieser Rollen würden Sie gerne weniger stark oder stärker ausfüllen?" (vgl. Wilke,

2008, S. 127p.) Die letzte Leitfrage bezieht sich auf die jeweilige Gewichtung der primären Rollen des Lebens. Sehr oft wird durch diese Reflexion sichtbar, welche Rollen zu kurz kommen und welche übergewichtet sind.

Arbeitsblatt: Rollengewichtung (vgl. Wilke, 2008, S. 128p.)

Nehmen Sie bitte noch einmal Ihre Liste mit all den Rollen, die Sie bisher auf die eine oder andere Art ausfüllen. Nun notieren Sie neben jede Rolle, ob der Platz, den Sie ihr geben, zu klein, zu groß oder genau richtig ist. Achten Sie dabei besonders auf Rollen, die Sie selbst zurzeit vernachlässigen und gerne stärker annehmen würden.

Nachdem die Teilnehmer jene Rollen identifiziert haben, die in ihrem jetzigen Leben zu wenig von ihnen ausgefüllt werden, werden sie dazu eingeladen, sich Gedanken darüber zu machen, wie sie diese Rollen in Zukunft häufiger und verstärkt einnehmen könnten.

Arbeitsblatt: Rollenbewusstsein (vgl. Wilke, 2008, S. 128pp.)

Nachdem Sie nun jene Rollen, die Sie in Ihrem jetzigen Leben vernachlässigen, identifiziert und näher beschrieben haben, überlegen Sie sich bitte Wege und Möglichkeiten, diese Rollen in Zukunft häufiger einzunehmen. Bitte denken Sie daran, dass sowohl Ihre Zeit als auch Ihre Fähigkeit, mehrere Rollen gleichzeitig auszufüllen, begrenzt sind. Sie werden nur dann neue Rollen in Ihr Leben aufnehmen oder ihnen einen größeren Platz geben können, wenn Sie parallel dazu bisher vorrangigen Rollen bewusst weniger Zeit widmen.

Notieren Sie bitte regelmäßig, wie Sie sich fühlen, wenn Sie bisher vernachlässigte Rollen übernehmen. Wie verändert sich Ihre Beziehung zu Ihnen selbst und zu anderen?

Die Haltung uneingeschränkter Selbstakzeptanz und Selbstachtung bzw. Selbstliebe (vgl. Workshop „HO'OPONOPONO – Auf dem Weg zu mehr Selbstliebe", Abschn. 9.2.1.5) erfordert den Mut, die Zustimmung und Nähe der anderen zu verlieren, und ist gleichzeitig die unabdingbare Voraussetzung dafür, liebesfähig zu sein. So lösen mutige Menschen oft deswegen ein Gefühl der Bewunderung aus, weil sie ihrem Bedürfnis nach Selbsttreue und Autonomie konsequent nachkommen. Sie leben ihr Leben gemäß ihren eigenen Vorstellungen, ungeachtet dessen, ob sie dadurch von anderen Bezugspersonen Zustimmung erhalten oder nicht. Sie geben ihre Pläne und persönlichen Projekte nicht auf, weil andere damit nicht einverstanden sind, und stehen für sich selbst ein. Je eher eine Person in der Lage ist, ihre eigenen Bedürfnisse unabhängig von anderen zu erfüllen, desto weniger sind Beziehungen mit Erwartungen belastet und desto harmonischer werden sie in der Regel erlebt.

9.3 Multimodale High-level Wellness-Workshops

Die Untersuchungsergebnisse geben vielfältige Antworten auf die Frage, ob und inwiefern sich authentisches Glück mithilfe psychotherapeutischer Interventionen fördern lässt. Entscheidend dabei ist, welche Definition von Glück man zugrunde legt: Definiert man Glück als günstigen Zufall, ist das eher der Magie zuzuschreiben. Diese Art des Glücks lässt sich durch psychotherapeutische Interventionen nicht fördern. Bei der Definition von Glück als tiefer Freude, muss man unterschiedliche Intensitätsgrade unterscheiden. Im Rahmen einer Psychotherapie ein Gefühl der erlösenden Glückseligkeit zu erleben, wie man dies etwa von religiösen Erfahrungen her kennt, ist ebenfalls unwahrscheinlich. Es ist jedoch durchaus möglich und erstrebenswert, dass eine Psychotherapie dazu führt, Freude zu erleben, sich zu öffnen, über sich selbst hinaus zu wachsen und das Vergnügen am Leben zu steigern (vgl. Frank, 2011, S. 43pp.). Hochbedeutsam für die Konzipierung dieser Arbeit ist daher die Definition von Glück als ‚gelingendes Leben'. Therapeutisches Ziel ist es, dass sich Teilnehmer in Richtung eines guten und gelingenden Lebens bewegen. Dabei geht es in erster Linie um die Richtung und nicht so sehr um das Ziel.

Vertreter der Positiven Psychologie rücken insbesondere eine authentische Lebensführung ins Zentrum der Aufmerksamkeit, wenn es darum geht, seinen ganz persönlichen und individuellen, „authentischen" Weg zum Glück zu beschreiten (Seligman, 2014). Dabei werden insgesamt drei unterschiedliche Theorien der Lebensführung als Schlüssel zum Glück differenziert: die „Hedonistische Theorie", die „Wunsch- und Zieltheorie" sowie die „Gütertheorie" (vgl. Frank, 2010, S. 96pp.). Das Ziel der High-Level Wellness-Workshops ist es, Workshop-Teilnehmer dabei zu helfen herauszufinden, welcher der drei Wege am besten zu ihnen passt und entsprechende Ressourcen auszubilden, die eine erfolgreiche Umsetzung ihres authentischen Lebensstils ermöglichen.

Menschen, die ihr Wohlbefinden und Glück durch eine „vergnügliche Lebensweise" (vgl. Hedonistische Theorie) fördern (wollen), sind in erster Linie darum bemüht, Lust zu fördern und Unlust – wie Schmerz – zu vermeiden. Die Lebensmaxime lautet: genießen, genießen, genießen, sei es in Form von Spiel, Sport, Geselligkeit, Sinnesfreuden und/oder komplexere

Freuden wie Lust am Lernen und an anderen intellektuellen und ästhetischen Anreizen und Herausforderungen. Von allen Strategien zur Wohlbefindenssteigerung nach Seligman (2014) ist der „vergnügliche Weg" der wohl sonnigste und angenehmste. Ausgehend von dem Lebensmotto „Strebe nach Lust, vermeide Unlust" lässt sich das hedonistische Wohlbefinden sowohl auf direktem als auch auf indirektem Wege stimulieren. Eine direkte Einflussnahme ist durch angenehme Sinnesreize (vgl. High-Level Wellness-Workshop „ENJOY – Die Kleine Schule des Genießens", Abschn. 9.2.2), erfolgreiches Handeln (vgl. High-Level Wellness-Workshop „YES I CAN! – Ich schaffe es!", Abschn. 9.2.9), soziale Zuwendung und Nähe (vgl. High-Level Wellness-Workshop „PERSONAL RELATIONS – Nähe herstellen und wertschätzen können", Abschn. 9.2.10), angenehme Fantasietätigkeit (vgl. Primordiale Interventionen zur Förderung der Selbsterzeugung von Realität, Abschn. 9.1.3), aber auch durch glückliche Umstände etc. möglich. Auf indirektem Weg wirkt sich die Beseitigung von unangenehmen Zuständen, wie z. B. Angst, Schmerz, Müdigkeit oder Langeweile, positiv auf das hedonistische Wohlbefinden aus (vgl. Frank, 2011, S. 97pp.). Verfolgt man Strategien zur Förderung des hedonistischen Wohlbefindens verweisen Philosophen, aber auch Vertreter der Tiefenpsychologie, wie etwa Freud, darauf, dass Kontraste von Lust und Unlust unvermeidlich und daher unbedingt zu berücksichtigen sind. So werden aus Quellen der Lust sehr schnell Quellen von Leid und vice versa. Die wahre Kunst der lustbetonten Lebensweise ist es jedoch, das Bewusstsein für Kontraste entsprechend auszubilden und somit den Gefahren der „hedonistischen Tretmühle" nicht anheim zu fallen.

Nach der Wunsch-Ziel-Theorie ist nicht das Erleben positiver Affekte, sondern das Erreichen persönlich relevanter Wünsche und Ziele ausschlaggebend für ein Leben mit gutem Gedeihen (vgl. Frank, 2010, S. 104pp.). Während Wünsche vage definiert bleiben und daher auch ideal und realitätsfern bleiben können, sind Ziele ganz konkrete Vorstellungen von der Zukunft, die es mittels eines wohl durchdachten Handlungsplans in die Realität umzusetzen gilt. Die Lebensmaxime der Wunsch-Ziel-Theorie lautet: „Engagiere Dich!" Der Lohn für die damit verbundenen Anstrengungen sind wünschenswerte Gratifikationen wie Erfolg, Anerkennung, Wertschätzung etc., die wiederum wichtige Grundbedürfnisse, insbesondere Annäherungs-

9.3 Multimodale High-level Wellness-Workshops

bedürfnisse[11] (vgl. Grawe, 2000, 2004) befriedigen. Gemäß der Wunsch-Ziel-Theorie sind es daher Gratifikationen, die den Kern des Wohlbefindens ausmachen und die erforderliche intrinsische Motivation zur engagierten Zielverwirklichung entfalten. Primordiales psychotherapeutisches Ziel ist es, Workshop-Teilnehmer bei der Identifizierung erstrebenswerter Lebensziele und -projekte anzuleiten, mittels einer geleiteten Prioritätensetzung Zielhierarchien zu erstellen (um Wunsch- und Zielkonflikte zu vermeiden) sowie Pläne zur erfolgreichen Zielverwirklichung auszuarbeiten (vgl. High-Level Wellness-Workshop „PERSONAL PROJECTS – Setzen Sie sich Lebensziele", Abschn. 9.2.8). Stellt man das Wachstumsbedürfnis nach Selbstverwirklichung als Meta-Ziel eines engagierten Lebensstils dar (vgl. High-Level Wellness-Workshop „BEST POSSIBLE SELF – Selbstoptimierung in sechs Schritten, Abschn. 9.3.5), dann sind die einzelnen Lebensziele darüberhinaus in einen übergeordneten Lebensplan einzuordnen und in Nah- und Fernziele zu unterteilen. Im Rahmen der Psychotherapie sollte auch hinterfragt werden, ob die Ansprüche nicht von vorne herein zu hoch bzw. zu perfektionistisch angesetzt sind. Ebenso wichtig ist es, seine Lebensziele im Zeitverlauf laufend zu adaptieren, da sich die Bedürfnislage entsprechend der vorgefallenen Lebensereignisse verändern kann („Posttraumatische Reifung"). Neu erworbene Werte und Lebensbewältigungskompetenzen aufgrund positiver oder negativer Wendepunkte (vgl. High-Level Wellness-Workshop „HIGHLIGHTS", Abschn. 9.2.4) beeinflussen nicht nur Lebensziele, sondern wirken sich auch entsprechend auf das Lebensgefühl und das damit einhergehende Wohlbefinden aus.

Die Theorie des sinnbestimmten Lebens, auch „Objektive Listentheorie" oder „Gütertheorie" genannt, besagt, dass eine sinnbestimmte Lebensführung der Schlüssel für Lebensglück und Wohlbefinden ist (vgl. Frank, 2010, S. 108pp.). Als sinnvoll wird ein Lebensstil dann definiert, wenn er nicht nur

---

11 Grawe (2000, 2004) differenziert insgesamt vierzehn Annäherungsbedürfnisse (Intimität und Bindung, Abwechslung, Anschluss und Gesellhgkeit, Altruismus, Anerkennung und Bestätigung, Selbstvertrauen, Status, Hilfe, Kontrolle, Leistung, Autonomie, Selbstbelohnung, Bildung und Verstehen, Glauben und Sinn) und neun Vermeidungsziele (Alleinsein und Trennung, Abhängigkeit und Autonomieverlust, persönliche Verletzungen und Spannungen, Geringschätzung, Versagen, Erniedrigung und Blamage, Hilflosigkeit, Schwäche und Kontrollverlust, Vorwürfe oder Kritik.

subjektiv, wie im Falle eines engagierten Lebensstils, sondern ganz objektiv als wertvoll erachtet wird. In diesem Sinne werden in der Theorie des sinnbestimmten Lebens Ziele angestrebt, die über das eigene Ich hinausgehen (vgl. High-Level Wellness-Workshop „HO'OPONOPONO – Auf dem Weg zu mehr Selbstliebe", Abschn. 9.2.5) und auch das Wohl der anderen Menschen mitberücksichtigen. Das dabei entstehende Lebensgefühl ist geprägt von einem tiefen Gefühl der Zufriedenheit und Glückseligkeit, von Gefühlen der Ehrfurcht, des Staunens und der Bewunderung für das Leben (vgl. High-Level Wellness-Workshop „YAHOO – Wieder Begeisterung empfinden, Abschn. 9.2). Nach Seligman (2014) zeichnet sich ein Mensch mit einer sinnbestimmten Lebensführung dadurch aus, dass er Ziele verfolgt, die sich an menschlichen Tugenden und persönlichen Stärken orientieren und darüber hinaus auch den Mitmenschen, der Gesellschaft oder der Welt als Ganzem zugute kommen. Dabei bezieht er sich insbesondere auf solche Stärken, die mit Transzendenz und Menschlichkeit, wie beispielsweise Dankbarkeit (vgl. High-Level Wellness-Workshop „THANK YOU – Dankbarkeit", Abschn. 9.2.3), Gnade und Vergebung (vgl. High-Level Wellness-Workshop „REACH – Vergebung!", Abschn. 9.2.4), Hoffnung (vgl. High-Level Wellness-Workshop „HOPE – Hoffnung. Das Beste erwarten", Abschn. 9.2.7), aber auch Humor (vgl. High-Level Wellness-Workshop LOUGH LOUD – Haben Sie bitte Spaß!", Abschn. 9.2.6) etc., zusammenhängen. Die therapeutische Aufgabe besteht darin, die Teilnehmenden in Bezug auf diese Charakterstärken zu sensibilisieren und sie zu motivieren, sie in den wichtigsten Lebensbereichen, d.h. in ihrer Partnerschaft, ihrer Familie, ihrem Beruf, ihrer Freizeit etc., zum Einsatz zu bringen. Dabei sollte immer wieder auf die positiven Effekte aufmerksam gemacht werden.

Letztendlich geht es weniger darum, „Entweder-Oder-Entscheidungen" zu treffen, d.h. sich für einen einzigen Lebensstil zu entscheiden, als vielmehr darum zu hinterfragen, wie man eine angemessene Ausbalancierung im Leben erreichen kann. Für ein Leben mit gutem Gedeihen und Gelingen ist wohl die richtige Mischung aus vergnüglichen und genussvollen Momenten in Verbindung mit Engagement und sinnhaftem Handeln notwendig. Ganz nach dem Motto „Don't put all your eggs in one basket" besagt die Theorie des ausbalancierten Lebens, „dass Menschen zufriedener sind, wenn die Quellen der Zufriedenheit nicht nur in einem, sondern in vielen Lebensbereichen sprudeln." (vgl. Frank, 2010, S. 110p.) Längsschnittstudien weisen eindeutig darauf hin, dass sich ein Überengagement in einem Lebensbereich bei gleichzeitiger Vernachlässigung aller anderen Bedürfnisse nachweislich negativ auf das Wohlbefinden auswirkt (vgl. ebd., S. 111p.). Die Quellen für ein nachhaltiges Wohlbefinden sollten sich aus einer möglichst breiten Palette an Bedürfnissen speisen. Als sehr effektiv erweisen sich daher multimodale High-Level Wellness-Workshops, die im Folgenden vorgestellt werden sollen.

9.3.1 High-Level Wellness-Workshop: HIGHLIGHTS

Im multimodalen Workshop „HIGHLIGHTS" werden Teilnehmende dazu angehalten, auf ihr bisheriges Leben zurückzublicken und sich dabei sowohl mit dem Gelungenen als auch mit Belastendem und Schuldhaftem in ihrem Leben auseinanderzusetzen. Im Gegensatz zur Intervention „THANK YOU – Dankbarkeit" (vgl. Abschn. 9.2.3) geht es im Workshop „HIGHLIGHTS" nicht ausschließlich darum, sich mit dem Gelungenen im Leben auseinanderzusetzen und positive Erinnerungen wachzurufen. Das therapeutische Ziel dabei ist, durch die Aktivierung der sinnstiftenden Charakterstärke Dankbarkeit positive Erinnerungen zu evozieren und sich mithilfe der Charakterstärke Vergebung mit dem eigenen Schicksal zu versöhnen (vgl. „Lebensrückblick als Therapie", Frank, 2010, S. 208pp.).

Um es den Teilnehmenden zu erleichtern, sich auf die bevorstehenden (teilweise sehr sensiblen) Therapieinhalte sowie auf die einzelnen Gruppenmitglieder vertrauensvoll einzulassen, erfolgen zunächst Interventionen zur Förderung der sinnstiftenden Charakterstärke Dankbarkeit (vgl. High-Level Wellness-Workshop „THANK YOU – Dankbarkeit", Abschn. 9.2.3). Nachdem die Teilnehmer auf gut Gelungenes und Sternstunden („Highlights") zurückgeblickt haben und sich ihrer Stärken und Ressourcen bewusst geworden sind, geht es in einem nächsten Schwerpunkt darum, ungelöst Gebliebenes, das immer wieder in der Erinnerung auftaucht, zu bearbeiten und zu integrieren. Nach dem Motto „Geteiltes Leid ist halbes Leid" bildet die Gruppe eine Erlebensgemeinschaft, in der über Misserfolge und schmerzhafte Lebensereignisse gesprochen wird. Dabei geht es nicht darum, dass Teilnehmende Belastendes und Schuldhaftes vergessen oder löschen (was nicht möglich ist), sondern darum, schmerzhaften Erinnerungen eine erträglichere innere Präsenz zu verleihen, Ambivalenzen aufzulösen und Nicht-Gelungenes verstehbarer zu machen. Erst die uneingeschränkte Akzeptanz der Schattenseiten seines Lebens macht im eigenen Handeln und Denken frei für einen Neuanfang. Therapeutische Aufgabe ist es, einfühlsam sensible Bereiche der einzelnen Teilnehmer zu thematisieren und den Rückblick wohlwollend zu begleiten.

Eine Möglichkeit, einen solchen autobiografischen Erinnerungs- und Klärungsprozess einzuleiten, ist es, die Teilnehmer dazu aufzufordern, sich ihr Leben erzählend noch einmal zu vergegenwärtigen. Dadurch wird nicht nur das Erinnerungsvermögen gefördert, sondern auch die Reflexion des bisherigen Lebensweges angeregt, was insgesamt zu einer umfassenden Würdigung der erzählenden Person führt. Es geht darum, das eigene Leben Revue passieren zu lassen und abzuwägen, was in seinem Leben schmerzlich und was schön war. Dabei wird sowohl auf introspektive als auch auf kommunikative Formen des Sich-Erinnerns zurückgegriffen. Idealerweise gelingt es mithilfe der Interventionen Anregungen zu erhalten, die es erleichtern, seine eigene Biografie anzunehmen, sodass am Ende ein abgerundetes Bild vom eigenen Leben entsteht.

Arbeitsblatt: Wendepunkte (vgl. Maercker et al., 2013, S. 179p.)

Wenn wir auf unser Leben zurückschauen, stechen besondere Momente hervor, die große Veränderungen eingeleitet haben. Manche fühlen sich an wie Meilensteine oder Etappenziele, so wie der Schulabschluss oder ein Umzug. Für andere passt vielleicht eher das Bild einer Weggabelung, an der man stand und eine wichtige Entscheidung getroffen hat. Im Rückblick gehen uns vielleicht Gedanken durch den Kopf wie: Was wäre wohl passiert, wenn ich mich anders entschieden hätte? Diese Wendepunkte können mit einem Mal das ganze Leben verändern, wie z.B. die Geburt eines Kindes oder der Verlust eines geliebten Menschen, sie können aber auch auf ganz leisen Sohlen daherkommen und ihr Einfluss kann sich erst allmählich bemerkbar machen.

9.3 Multimodale High-level Wellness-Workshops

Zur Visualisierung werden die erinnerten Meilensteine auf einer Lebenslinie (vgl. ebd., 2013, S. 190p.) eingetragen und anschließend in Kleingruppen diskutiert. Zur vertiefenden Reflexion schwieriger Zeiten wird noch einmal explizit darauf Bezug genommen, dieses Mal jedoch mit dem Hintergedanken, dass sehr häufig in Krisenzeiten die größten Ressourcen von Menschen zum Vorschein kommen. Auf diese Weise wird erneut die Brücke zu den persönlichen Ressourcen geschlagen.

Arbeitsblatt: Meine Ressourcen erkennen
(vgl. Maercker et al., 2013, S. 176pp.)

Denken Sie an eine Zeit in Ihrem Leben, die wirklich schwierig für Sie war. Versuchen Sie die folgenden Fragen für sich zu beantworten: Was hat mir damals geholfen, mit dieser Situation umzugehen? Wenn jemand Ihren Partner/Ihre Partnerin oder Ihren besten Freund/Ihre beste Freundin fragen würde, was Sie damals selbst dazu beigetragen haben, wieder auf die Füße zu kommen, was würden diese Personen dann antworten? Welche hilfreichen Strategien oder Fertigkeiten haben Sie damals angewendet?

Um den Lebensrückblick abzuschließen, ist es nützlich, die Hände als Metapher für seinen bisherigen Lebensweg zu verwenden. Die Teilnehmenden werden vor die Herausforderung gestellt, „ihre" Lebensgeschichten derart kurz und prägnant auf den Punkt zu bringen, dass sie auf ihre Handteller passen. Die so entstandenen „Handtellergeschichten" (vgl. Maecker et al., 2013, S. 177pp.) werden im Plenum vorgelesen, wodurch ein Austausch der individuellen Erfahrungen angestoßen werden soll.

Schlussfolgernd wird den Teilnehmenden nochmals vor Augen geführt, dass ihre Stimmungslage je nachdem, worauf ihre Aufmerksamkeit gerichtet ist, entweder positiv oder negativ gefärbt ist. Richtet man seine Aufmerksamkeit auf all die Vorteile, die man in seinem Leben genießt und erfahren hat, wird das mit positiven Gefühlen der Dankbarkeit begleitet. Richtet man hingegen seine Aufmerksamkeit auf Verluste und Entbehrungen, empfindet man Unbehagen und Traurigkeit. Die entscheidende Erkenntnis dabei ist, dass es unserer Kontrolle obliegt, wohin wir unsere Aufmerksamkeit richten. Wir selbst haben die Wahl und können jederzeit die Entscheidung fällen, ob wir unsere Gefühle positiv oder negativ färben wollen.

9.3.2 High-Level Wellness-Workshop „HIGH FIVE – Die fünf unverzichtbaren Stärken!"

Der High-Level Wellness-Workshop „HIGH FIVE – Die fünf unverzichtbaren Stärken" basiert auf der Förderung der sogenannten „fünf unverzichtbaren Stärken" nach Seligman (2014), das sind jene Charakterstärken, die nachweislich am meisten mit einem hohen Wohlbefinden korrelieren:

1) Neugierde, Interesse an der Umwelt,
2) Enthusiasmus, begeisterter Tatendrang, mit vitaler Energie dabei sein, (vgl. High-Level Wellness-Workshop „YAHOO – Wieder Begeisterung empfinden", Abschn. 9.2.1),
3) Bindungsvermögen, Nähe herstellen und wertschätzen können (vgl. High-Level Wellness-Workshop „PERSONAL RELATIONS – Setzen Sie sich Lebensziele", Abschn. 9.2.10) ,
4) Hoffnung, das Beste erwarten und darauf hinarbeiten (vgl. High-Level Wellness-Workshop „HOPE – Hoffnung. Das Beste erwarten", Abschn. 9.2.7),

5) Dankbarkeit, sich des Guten bewusst sein, es wertschätzen und ausdrücken können (vgl. High-Level Wellness-Workshop „THANK YOU – Dankbarkeit", Abschn. 9.2.3).

Die einzelnen Interventionen zur Förderung dieser fünf Charakterstärken orientieren sich an den jeweils zugehörigen High-Level Wellness-Workshop-Modulen.

9.3.3 High-Level Wellness-Workshop: Projekt ICH. Strategien für ein besseres Leben

Themenschwerpunkte dieses Workshops sind Offenheit (vgl. Abschn. 9.1.1), innige, menschliche Beziehungen (vgl. Abschn. 9.1.5.1), fünf gute Taten an einem Tag (vgl. Abschn. 9.1.5.2), für Ablenkung sorgen (vgl. Abschn. 9.1.2.1), gegen negative Gedanken argumentieren (vgl. Abschn. 9.1.4.4), Kraft in der Natur tanken (vgl. Abschn. 9.1.2.1), Stärken erkennen und nutzen (vgl. 9.1.4.3), die Achtsamkeitsmeditation (vgl. Abschn. 9.1.1.1), die Metta-Meditation (vgl. Abschn. 9.1.3.2), die Ritualisierung von Dankbarkeit (vgl. Abschn. 9.1.1.6) (vgl. Frederickson, 2011, S. 239pp.).

9.3.4 High-Level Wellness-Workshop: I LOVE MY LIFE (Begeisterung und Dankbarkeit)

Denkbar und sinnvoll wäre auch die Zusammenlegung der beiden High-Level Wellness-Workshop-Module „YAHOO – Wieder Begeisterung empfinden" (vgl. Abschn. 9.2.1) und THANK YOU – Dankbarkeit (vgl. Abschn. 9.2.3) als primordiale Interventionen zur Förderung der Selbstpräsenz-Erfahrung.

9.3.5 High-Level Wellness-Workshop: BEST POSSIBLE SELF – Selbstoptimierung in sechs Schritten

Der Workshop „PERSONAL PROJECTS – Setzen Sie sich Lebensziele" (vgl. Abschn. 9.2.8) bildet die Ausgangsbasis für den multimodalen Workshop „BEST POSSIBLE SELF", bei dem es darum geht, Schritte in Richtung eines möglichst authentischen Lebensstils zu setzen. Nach Engelmann (2012) sind es sechs Hürden, die es zu überwinden gilt, will man von der Angst- in die Mutzone schreiten. Dazwischen liegen die Komfort-, Traum-, Selbstvertrauens-, Wachstums- sowie die Absprungzone (vgl. ebd., S. 181pp.). Ein zentrales Therapieelement dieses Workshops stellt die Konfrontation mit seinen tief verborgenen Ängsten dar. Sämtliche Lebensziele werden solange im Hinblick auf dahinter stehende Ängste hinterfragt, bis das Gewicht der Träume überwiegt. Menschen, die sich erst einmal in ihrer *Komfortzone* eingerichtet haben, finden viele gute Gründe, sich seinen Träumen nicht stellen zu wollen. In dieser Phase stellen sich lieb gewonnene und alt bewährte Gewohnheiten ihren Träumen entgegen, was sich sehr häufig durch „Ja, Aber-Äußerungen" etc. bemerkbar macht.

Um den Schritt aus der Komfortzone in die Traumzone zu schaffen, ist es erforderlich, sich seiner Angst vor Veränderung zu stellen und weiter in der Schatzkiste seiner tief verborgenen Sehnsüchte zu graben. Hat man sich seinen Weg bis in die *Traumzone* gebahnt, gilt es an dieser Stelle, seinen Träumen sorglos freien Lauf zu lassen. Mithilfe von Träumen kristallisieren sich mit der Zeit authentische Lebensziele heraus. Von einer Idee, etwas machen zu wollen, bis zur effektiven Ausführung ist es manchmal ein langer und breiter Weg. Aufbauend auf den Workshop „PERSONAL PROJECTS – Setzen Sie sich Lebensziele" (vgl. Abschn. 9.2.8), in dem Workshop-Teilnehmer dazu eingeladen werden, sich persönlich reizvolle und sinnvolle Ziele zu setzen, geht es im Workshop „YES I CAN – Ich schaffe es!" (vgl. Abschn. 9.2.9) darum, konkrete Pläne zu entwickeln, die skizzieren, auf welchen Wegen sie ihre Ziele am besten erreichen können und was sie tun können, wenn sich ihnen Widerstände in den Weg stellen. Die Schnittstelle zwischen Traum und Wirklichkeit wird als *Wachstumszone* bezeichnet (vgl. Engelmann, 2012, S. 181pp.). In dieser Zone werden konkrete Umsetzungspläne geschmiedet, wobei sowohl Kritik- als auch Projektmanagementfähigkeiten gefragt sind. Vor dem finalen Schritt in die Mutzone steht man in der *Absprungzone* noch ein letztes Mal auf dem Prüfstand und blickt auf sein „altes" Leben zurück (vgl. High-Level Wellness-Workshop „HIGHLIGHTS"). In dieser Phase geht es darum, das Bewusstsein in Bezug auf seinen Weg und seine Stärken soweit zu schärfen, dass der Wunsch, seine Ziele zu verwirklichen, sehr viel stärker als die Sehnsucht nach seinem „alten" Leben ist. In der Absprungphase geht es darum, sich von seinem

„alten Leben" zu verabschieden. In der *Mutzone* angekommen, wird man für seine Bemühungen mit einem Leben nach seinen Wünschen belohnt. Auch das Umfeld wird mittels entsprechender Unterstützung seinen Respekt zollen und die Teilnehmenden in ihrem „So-Sein" akzeptieren, bewundern und schätzen.

9.3.6 High-Level Wellness-Workshop „WELL-BEING" – Strategien zu mehr Wohlbefinden

Fava (2009) führt in ihrer Well-Being-Therapie das psychologische Wohlbefinden auf insgesamt sechs Dimensionen zurück:

„1. Umweltbedingungen: Der Patient hat das Gefühl, seine Alltagsanforderungen bewältigen zu können; er kann das, was von ihm verlangt wird, leisten und nutzt seine Möglichkeiten wirkungsvoll. Er ist imstande, sich die Bedingungen zu verschaffen, die seinen persönlichen Bedürfnissen entsprechen. (...)
2. Persönliche Entwicklung: Der Patient hat das Gefühl, sich kontinuierlich zu entwickeln und voranzukommen. Er ist offen für neue Erfahrungen. Er hat ein Gespür für sein eigenes Potenzial. Er weiß, wie er neue Interessen und Kompetenzen entwickeln kann. (...)
3. Lebenssinn: Der Patient hat Ziele für sein Leben und weiß, was er will. Er sieht Sinn in seinem gegenwärtigen und vergangenen Leben. Er hat Pläne für sein Leben und Lebensüberzeugungen, die ihm wichtig sind. (...)
4. Autonomie: Der Patient erlebt sich als selbstbestimmt und unabhängig. Er ist dazu in der Lage, sozialem Druck zu widerstehen. Er steuert sein Verhalten aus sich heraus und bewertet es nach eigenen Maßstäben. (...)
5. Selbstakzeptanz: Der Patient hat eine positive Einstellung zu sich selbst. Er akzeptiert seine guten und seine schlechten Seiten und ist zufrieden mit dem, was er erreicht hat. (...)
6. Positive Beziehungen zu anderen: Der Patient hat warmherzige und vertrauensvolle Beziehungen zu anderen Menschen. Er ist am Wohlergehen anderer interessiert. Er ist empathisch, sorgt sich um andere und kann Nähe herstellen und genießen. Er kann in Beziehungen geben und nehmen."
(vgl. Frank, 2010, S. 214pp.)

Die Förderung dieser sechs Wohlbefindensdimensionen erfolgt mittels kognitiver Restrukturierung, Vermittlung von Optimismus, Aktivitäten-Planung, abgestufter Aufgaben zur Pflege positiver Beziehungen sowie Selbstsicherheitstrainings und zielt auf persönliches Wachstum, eine Verminderung von

Genussfeindlichkeit sowie ganz allgemein auf eine Verbesserung der Lebensqualität ab. Im Zentrum des Behandlungsansatzes steht die Auseinandersetzung mit unrealistischen Ansprüchen an sich selbst sowie mit dysfunktionalen Denkweisen und Einstellungen, die sich nachteilig auf soziale Beziehungen auswirken. Mithilfe eines strukturierten Tagesprotokolls (hedonistisches Tagebuch) sollen gewohnte Denkweisen systematisch hinterfragt und neue Umgangsmöglichkeiten mit sich und anderen Menschen erprobt werden. Obwohl die Well-Being-Therapie nach Fava durchaus defizitorientiert ist und auf spezifischen Defiziten des psychologischen Wohlbefindens aufbaut, geht es nicht durchgehend um Problemsituationen, sondern auch darum, Wohlbefindens-Episoden ausfindig zu machen, in denen ein unbeeinträchtigter Genuss möglich ist (vgl. High-Level Wellness-Workshop „ENJOY – Die Kleine Schule des Genießens", Abschn. 9.2.2). Insgesamt zielt der Ansatz nach Fava darauf ab, einen freundlicheren Umgang mit sich selbst zu pflegen und dabei die Haltung eines „wohlwollenden Begleiters" einzunehmen (vgl. High-Level Wellness-Workshop „HO'OPONOPONO – Auf dem Weg zu mehr Selbstliebe", Abschn. 9.2.5).

9.3.7 *High-Level Wellness-Workshop: SOC – Sense of Coherence*

Der inhaltliche Schwerpunkt des High-Level Wellness-Workshops „SOC" liegt auf der Stärkung und Förderung wichtiger Lebensbewältigungsfähigkeiten. Es geht um die Stärkung der Widerstandsressource „Kohärenzgefühl" (sense of coherence) mit seinen drei Teilfaktoren der Verstehbarkeit, Handhabbarkeit und Bedeutsamkeit (vgl. Antonovsky, 1997).

Ad Verstehbarkeit: Menschen mit einem hohen Ausmaß an Verstehbarkeit gehen davon aus, dass Stimuli, denen sie in Zukunft begegnen, in gewissem Maße vorhersehbar sein werden oder dass sie zumindest, sollten sie tatsächlich überraschend auftreten, eingeordnet und erklärt werden können. D.h. externe und interne Stimuli werden als kognitiv sinnhaft wahrgenommen, als geordnete, konsistente, strukturierte und klare Information und nicht chaotisch. Menschen mit einer geringen Ausprägung an Verstehbarkeit nehmen Stimuli der inneren und äußeren Umgebung als chaotisch, willkürlich und unerklärlich wahr.

Ad Handhabbarkeit: Menschen mit einem hohen Maß an Handhabbarkeit sind sich dessen bewusst, dass sie auf ausreichende und geeignete Ressourcen zurückgreifen können, um den Anforderungen des Lebens erfolgreich begegnen zu können. Wenn unangenehme Dinge passieren, fühlen sie sich nicht als Opfer oder vom Leben ungerecht behandelt, sondern greifen auf Ressourcen zurück, die entweder unter eigener Kontrolle stehen können oder unter der Kontrolle „legitimierter Anderer", wie z. B. vom Ehepartner, von Freunden oder Kollegen.

Ad Bedeutsamkeit: Während die Handhabbarkeit sozusagen der praktische Teil des Kohärenzgefühls ist, ist die Bedeutsamkeit der motivationale Teil, d. h., sie bringt zum Ausdruck, ob eine Person das Leben als sinnvoll empfindet. Menschen mit einer hohen Ausprägung des Teilaspekts Bedeutsamkeit sehen Aufgaben und Anforderungen des Lebens mehr als Herausforderung, denn als Last und Bürde. Sie verfolgen Werte und Ziele, denen sie sich verpflichtet fühlen und die es ihnen wert sind, sich für sie einzusetzen.

Es konnte signifikant empirisch bestätigt werden, dass ein hohes Kohärenzgefühl mit einer hohen Gesundheit bzw. einem hohen subjektiven Wohlbefinden korreliert (vgl. Antonovsky, 1997). Angesichts dieser überzeugenden Datenlage ist die Stärkung des Kohärenzgefühls eine sehr effektive Maßnahme zur Gesundheitsförderung. Durch die Stärkung des Kohärenzgefühls werden Widerstandsressourcen aktiviert, die zu einer positiven Stressbewältigung befähigen. Dadurch ist man in der Lage, seine Gesundheit trotz dauernder Gefährdung durch Stressoren aufrechterhalten zu können.

Handhabbarkeit kennen lernen und fördern: Handhabbarkeit ist sozusagen der praktische Teil des Kohärenzgefühls und bedeutet, dass man Mittel und Wege hat, um die Aufgaben und Anforderungen zu lösen. Menschen mit einem hohen Ausmaß an Handhabbarkeit wissen um ihre Ressourcen Bescheid und holen sich Unterstützung bei ihren Mitmenschen, den sog. „legitimierten Anderen", wenn sie einmal selbst nicht weiterwissen. Dadurch fühlen sich solche Menschen nicht als Opfer des Lebens – selbst dann nicht, wenn unangenehme Dinge passieren. Sie finden immer Wege und Möglichkeiten, sich auf Widrigkeiten des Lebens einzustellen und sich neu zu orientieren. Sie hadern nicht mit ihrem Schicksal, sondern packen den Stier sozusagen an den Hörnern und nehmen es selbst in die Hand. Nach einer gemeinsamen Auseinandersetzung mit dem Begriff der Gesundheit erfolgt eine Reflexion in Bezug auf Aufgaben, Belastungen und Ressourcen. Was muss ich tun, was sind meine Aufgaben, wofür bin ich verantwortlich? Welche Belastungen habe ich? Welche Aufgaben machen mir zu viele Probleme? Was schaffe ich (noch) nicht so gut? Was hilft mir dabei, meine Aufgaben und Belastungen zu bewältigen? Wodurch schöpfe ich Kraft? Was hilft mir, dass ich mich auch bei Belastungen möglichst gesund fühlen kann?

Arbeitsblatt: Aufgaben, Belastungen und Ressourcen
(vgl. Franke, Witte, 2009, S. 86p)

Meine Aufgaben	Belastungen	Meine Ressourcen

Nach der Übung werden die Teilnehmer dazu aufgefordert, ihre Belastungen und Ressourcen auf eine Waage zu legen: Jeder Teilnehmer erhält einen großen Papierbogen und malt darauf eine Waage mit zwei Waagschalen (vgl. Franke, 2009, S. 48p.). Er gewichtet seine Belastungen auf einer Seite der Waage, auf der anderen Seite der Waage sammelt er seine Ressourcen und gewichtet diese ebenfalls. Je nachdem, wie schwer die Belastungen bzw. Ressourcen insgesamt wiegen, ist die Waage in Balance oder im Ungleichgewicht. In der anschließenden Diskussion wird besprochen, wie sehr die jeweiligen Waagen im Gleichgewicht bzw. in einer Schieflage liegen: Wiegen die Ressourcen die Belastungen auf? Bestehen Ungleichgewichte? Gibt es Ressourcen, die „immer gut" sind? Gibt es Ressourcen, die eher situationsspezifisch eingesetzt werden? Möchte ich bestimmte Ressourcen ausweiten? Gibt es bestimmte Belastungsbereiche, für die ich keine Ressourcen sehe? Ein Ungleichgewicht in der Belastungsbalance kann nicht nur durch Überforderung, sondern auch durch Unterforderung entstehen, z. B. wenn man dauerhaft langweilige Routinetätigkeiten ausüben muss oder wenn einem alles von besorgten Eltern oder einem Partner abgenommen wird.

9.3 Multimodale High-level Wellness-Workshops

In einem gemeinsamen Brainstorming werden Ideen gesammelt, mit Hilfe welcher Strategien und Verhaltensweisen die Teilnehmer eine Belastungsbalance herstellen können. Diese werden auf einer Wandzeitung festgehalten. Wichtige Strategien sind: Aufgaben delegieren, Störungen stoppen, andere um Hilfe bitten, Pausen machen, sich entspannen, sich etwas Gutes gönnen, Wissens- und Informationsdefizite auffüllen, Aufgabenbereiche klar definieren und gegenüber unberechtigten Forderungen und Übergriffen vertreten etc. Entscheidend dafür, wie stark das Gefühl der Handhabbarkeit ausgeprägt ist, sind andere Personen, denen ich vertrauen kann und die für mich Aufgaben übernehmen – sog. „legitimierte Andere" (vgl. Franke, 2009, S. 52p.). Je mehr Menschen es gibt, denen ich vertraue, die mich entlasten, wenn ich es selbst nicht schaffe, von denen ich weiß, dass sie in meinem Sinne handeln, umso mehr kann sich bei mir das sichere Gefühl einstellen, dass ich mit den Anforderungen und Aufgaben, die sich mir stellen, schon klar komme. Legitimierte Andere sind daher eine wichtige Ressource. Daher werden Workshop-Teilnehmer dazu eingeladen, sich mit Fragen zu ihren persönlichen legitimierten Anderen auseinanderzusetzen: Wer sind meine legitimierten Anderen? Für welchen Bereich sind sie zuständig, welchen Bereich übernehmen sie und in welchen Situationen tun sie dies?

Zur Beantwortung dieser Fragen zeichnen die Teilnehmende ihr soziales Netz auf. Sie führen möglichst alle Menschen auf, mit denen sie zu tun haben. Je nachdem, wie häufig sie Kontakt haben, wie wichtig sie ihnen sind und wie viel Unterstützung sie von diesen Menschen bekommen, stehen diese näher zur Person der Teilnehmenden oder weiter entfernt. Außerdem notieren die Teilnehmenden jeweils die Bereiche, in denen sie von diesen Menschen Unterstützung erhalten. Anschließend überlegen die Teilnehmenden, ob sie noch Aufgaben delegieren könnten, um mögliche Überforderungen abzubauen und zu wem sie den Kontakt intensivieren möchten. Leitfragen sind: Welche Aufgaben- und Verantwortungsbereiche möchte ich delegieren und an wen? Gibt es Personen, zu denen ich den Kontakt intensivieren möchte? Welche Erleichterungen oder Hilfen erhoffe ich mir dadurch?

Im Anschluss an die beiden Reflexionen sollte ausreichend Zeit eingeplant werden, in der die Teilnehmenden über ihre Erkenntnisse bei der Übung sprechen und sich austauschen können.

Bedeutsamkeit kennen lernen und fördern: Bedeutsamkeit ist der wichtigste Teilaspekt des Kohärenzgefühls. Er kennzeichnet, dass eine Person ihr Leben als sinnvoll empfindet und dass es Menschen, Dinge und Lebensbereiche gibt, die ihr wichtig sind und für die es sich lohnt sich anzustrengen. Wenn es nichts und niemanden gibt, was einem wichtig ist bzw. für das oder den es sich einzusetzen lohnt, dann machen auch Handhabbarkeit und Verstehbarkeit wenig Sinn. Menschen mit einer hohen Ausprägung des Teilaspekts Bedeutsamkeit setzen sich nicht für alles in der Welt ein, fühlen sich auch nicht für alles und jeden zuständig. Das würde à la longue wohl zu Überlastung führen. Sie setzen vielmehr gezielt Schwerpunkte und treffen klare Entscheidungen, wofür und für wen sie sich engagieren. Um solche Entscheidungen treffen zu können, ist es notwendig, sich in Bezug auf seine persönlichen Werte klar zu sein.

Die Teilnehmenden werden aufgefordert sich vorzustellen, dass sie einen wichtigen Tag in ihrem Leben feiern (vgl. Franke, 2009, S. 71p.). Es kann ein wichtiger Geburtstag sein oder ein Dienstjubiläum, der Hochzeitstag etc. Wichtig ist, dass es sich um einen Tag handelt, an dem Bilanz gezogen wird. Die Teilnehmenden sollen sich anlässlich ihres Ehrentages überlegen, was ihnen im Leben wichtig ist, welche Ziele sie verfolgen wollen, an welchen Werten sie sich orientieren, was für sie nicht in Frage kommt usw. Fragen, die dabei hilfreich sind: Wer soll zum Festtag kommen? Wer ist wichtig? Über welchen Besuch würde man sich besonders freuen? Wessen Abwesenheit würde schmerzen? Welche Lebensereignisse sollen erwähnt werden? Welche Lebensphasen waren besonders bedeutsam? Auf welche ihrer Fähigkeiten und Eigenschaften sind sie stolz? Was hat ihnen ganz besonders am Herzen gelegen? Wo haben sie etwas erreicht? Mit welchen Leistungen sind sie zufrieden? Wo und wem waren/sind sie wichtig? Was wünschen sie sich für die Zukunft? Was möchten Sie (noch) erleben oder erreichen?

Jeder Teilnehmer arbeitet ca. 30 Minuten für sich. Es muss nicht unbedingt eine Rede geschrieben werden – wichtig ist, dass die Aspekte erwähnt werden, die die Teilnehmenden für wichtig erachten. Im Anschluss wird im Plenum auf einer Wandzeitung festgehalten, welche Werte für die eigene Person wichtig sind, welche für den Kontakt mit anderen, welche in der eigenen Familie, welche im Beruf und für welche Werte sich die einzelnen Teilnehmenden in der Gesellschaft einsetzen. Bei der Auswertung kommt es darauf an, dass den Teilnehmenden klar wird, welche Werte für sie im Leben Bedeutung haben, was oder wer ihnen wirklich wichtig ist, wofür sie sich gerne anstrengen. Möglicherweise wird es auch deutlich, dass sich das eigene Wertesystem im Laufe des Lebens verändert hat, z. B. durch Krankheiten, persönliche Krisen, Arbeitslosigkeit. Als nächstes schätzen die Teilnehmenden ein, wofür sie ihre Energie und Zeit im Moment tatsächlich aufwenden (vgl. Franke, Witte, 2009, S. 88p.). Sie kennzeichnen diese Anteile dadurch, dass sie entsprechende Tortenstücke einzeichnen. In einem zweiten Schritt machen sie sich klar, wofür sie sich gerne anstrengen würden. Der Vergleich von Ist- und Wunschzustand verdeutlicht den Teilnehmenden, welche Bereiche während des Programms ausgeweitet bzw. eingeschränkt werden könnten. Die Auswertung geschieht in Gesprächsform in der Großgruppe. Auf einer Wandzeitung wird gesammelt, welche Strategien hilfreich sein können, um dem persönlichen Wunschzustand näher zu kommen und sich für Dinge zu engagieren, die einem wichtig sind. Mögliche Strategien sind: Prioritäten setzen und durchsetzen, Teilziele setzen, Bedürfnisse und Wünsche äußern, Aufgaben verteilen, um Unterstützung bitten, (unberechtigte) Forderungen ablehnen, Forderungen vertreten, sich nicht an Kleinigkeiten aufreiben.

Verstehbarkeit kennen lernen und fördern: Menschen mit einem hohen Ausmaß an Verstehbarkeit sind in der Lage, Situationen schnell einzuordnen und sich neu zu orientieren. Selbst wenn es sich um unverständliche und unvorhergesehene, wenig strukturierte Situationen handelt, versuchen Menschen mit einem hohen Ausmaß an Verstehbarkeit Informationen einzuholen und Erklärungen zu finden, um sich wieder neu orientieren zu können. Mit Situationen sind dabei sowohl interne Stimuli, also Botschaften des eigenen Körpers oder Gedanken und Gefühle gemeint, als auch externe Stimuli, also Informationen aus der Umwelt und von anderen Menschen. Teilnehmende sollen lernen, genau zuzuhören und sich präzise auszudrücken. Beides ist notwendig, um Personen und Situationen richtig verstehen zu können und Missverständnisse zu vermeiden. Im kontrollierten Dialog (vgl. Franke, 2009, S. 44p.) wird über ein kontroverses Thema diskutiert. Die Gesprächspartner dürfen jedoch ihr jeweiliges Argument erst sagen, wenn sie das Argument des Gesprächspartners richtig wiederholt hat.

Die Teilnehmer verteilen sich paarweise im Raum. Sie entscheiden, über welches Thema sie diskutieren wollen und wer welchen Standpunkt vertritt.

Z. B.: Soll man besser ans Meer oder in die Berge reisen? Welches ist das bessere Haustier: ein Hund oder eine Katze? Was wird bevorzugt: Urlaub im Wohnwagen oder in der Pension? Soll die Frau bei der Heirat den Namen des Mannes annehmen? Jeder überlegt sich etwa 1-2 Minuten, welche Argumente in der von ihm eingenommenen Position stichhaltig sein können. Dann beginnt einer der beiden mit seinem ersten Argument. Der andere hört zu und gibt das wieder, was er verstanden hat. Ist die Wiedergabe richtig, wird sie von dem ersten bestätigt und der zweite bringt sein Argument vor. Dieses muss wiederum von dem ersten wiederholt werden, bevor der erste sein nächstes Argument vorbringt. Wird ein Teilnehmer falsch oder unvollständig wiedergegeben, so korrigiert er seinen Partner. Dieser hört zu und gibt erneut das wieder, was er verstanden hat. (Drei Gruppen und je ein Beobachter, der dann im Plenum erzählt, was er beobachtet hat.) Abschlussfragen könnten lauten: Was fiel Ihnen leicht? Womit hatten Sie Schwierigkeiten? Was davon können Sie in ihren Alltag übernehmen?

Als nächstes erproben Teilnehmer im Rollenspiel, Informationen zu einem bestimmten Thema einzuholen (vgl. Franke, 2009, S. 45p.). Sich zu informieren dient dazu, die Verstehbarkeit in einer Situation zu erhöhen. Ziel der Übung ist, dass die Teilnehmer so lange nachfragen, bis sie die gewünschte Information erhalten und verstanden haben (drei Teilnehmer pro Gruppe und ein Beobachter). Ein Teilnehmer informiert sich, eine andere gibt Auskunft. Derjenige, der Auskunft gibt, sollte ein Thema wählen, in dem er sich wirklich gut auskennt (z. B. Regeln beim Fußball, einen Apfelkuchen backen, Was ist beim Chartern eines Segelbootes zu beachten, Bergtouren durch die Alpen, eine elektrische Eisenbahnanlage aufbauen etc.). Die Teilnehmer, die sich informieren möchten, sollten sich 2-3 Minuten lang Zeit nehmen, um einige Fragen zu formulieren und diese aufzuschreiben. Dann beginnt das Rollenspiel, indem sie ihre Fragen stellen. Im Anschluss tauschen alle im Plenum ihre Erfahrungen aus: Was war hilfreich, um die Fragen zu stellen und Informationen zu sammeln? Gab es etwas, was sie aus dem kontrollierten Dialog übernehmen konnten? Welche Schwierigkeiten hatten sie beim Rollenspiel?

Abschließend überlegen sich die Teilnehmer einen Spruch, einen Satz, ein Sprichwort oder eine Floskel, die ihnen als persönliches Gesundheitsmotto (vgl. Franke, 2009, S. 98p.) dienen kann (z. B. Meine Gesundheit geht vor, in der Ruhe liegt die Kraft etc.).

10 Einschränkung der Gültigkeit

Ressourcenorientierte Basisstrategien, wie sie in dieser Studie mit besonderer Ausrichtung auf die neuesten Erkenntnisse der Positiven Psychologie ausgearbeitet wurden, sind transdiagnostisch, d. h. von der jeweiligen Problemkonstellation oder Diagnose unabhängig, und können auch unabhängig von der jeweiligen Therapiephase eingesetzt werden. Die Anwendung von ressourcenstärkenden Interventionen ist durch die therapeutische Überzeugung getragen, eine Problemlösung nicht unbedingt dadurch zu erreichen, dass man auf das Problem, sondern vielmehr dass man auf die Lösung fokussiert. So stellt die Definition und Klärung positiver Wünsche und Ziele des Patienten ein zentrales Element eines lösungsorientierten Vorgehens dar (s. Abb. 25).

Frank empfiehlt die Anfertigung einer individuellen „Landkarte des Wohlbefindens" (vgl. Frank, 2010, S. 126pp.) als Orientierungsleitfaden für gezielte Maßnahmen zur Förderung von Wohlbefinden. In diesem Sinne sollten Bilder seelischer Gesundheit ebenso erarbeitet werden wie Diagnosen in der Pathologie. Ein Therapiekonzept zur Förderung des Wohlbefindens sieht dementsprechend vor,

> „dass positive Erwartungen in Bezug auf das zukünftige Wohlbefinden geweckt oder aufgebaut werden (Hoffnung, Optimismus), dass die Patienten dann mit verschiedenen subjektiven Wohlbefindens Zuständen vertraut gemacht werden, bei denen sie sich vor allem auf solche zu konzentrieren lernen, die ihre Bedürfnisse befriedigen können, dass sie geeignete Situationen aufsuchen, die Wohlbefinden garantieren oder begünstigen, dass sie verschiedene Wege zum Wohlbefinden (Vergnügen, Engagement, Sinn) ausprobieren und dass bei ihnen auch, sofern diesbezüglich Defizite bestehen, die sechs Dimensionen des psychologischen Wohlbefindens gefördert werden. Außerdem geht es darum, dass unsere Patienten lernen, wie vorteilhaft es für ihr Wohlbefinden ist, wenn sie auf ihr bisheriges Leben wohlwollend, mit Dankbarkeit und – sofern erforderlich – auch vergebend zurückblicken können (...) Schließlich geht es dann auch noch um den Erwerb von

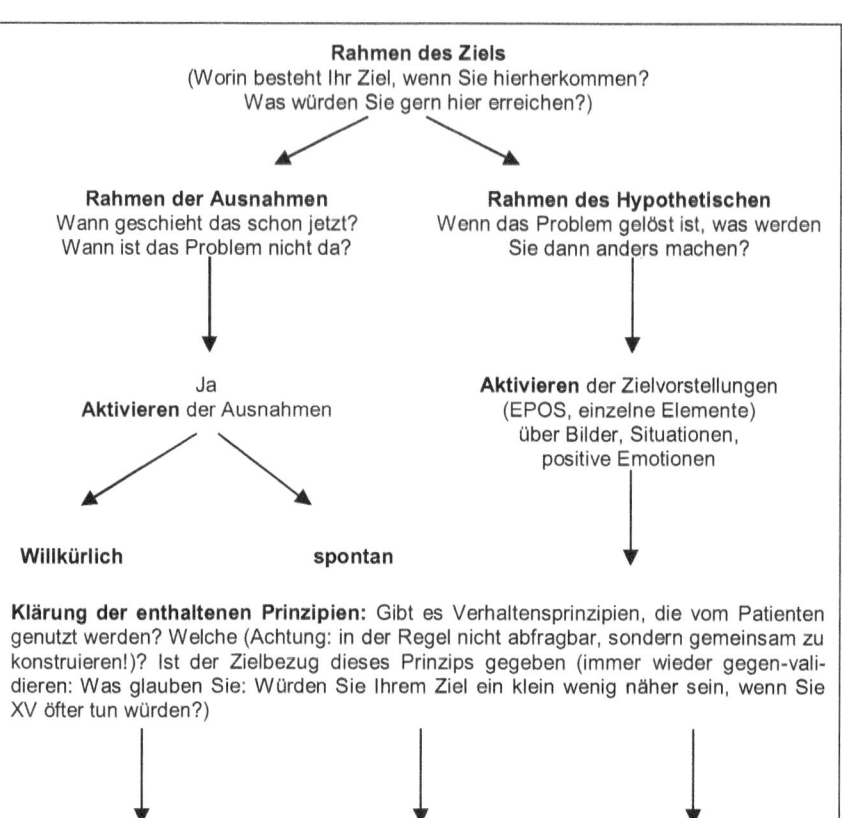

Abbildung 25: Ressourcenorientierte Basisstrategien – Struktur des Vorgehens (vgl. auch die Zentralkarte lösungsorientierten Vorgehens; vgl. Willutzki, 2013, S. 40p.)

10 Einschränkung der Gültigkeit

Strategien, die eine rasche Problemüberwindung oder -Bewältigung erlauben (Förderung von Resilienz) und die gegen Stress und Frustrationen stabiler machen (z. B. Achtsamkeit, Akzeptanz emotionale Selbstregulation)" (vgl. Frank, 2010, S. 127pp.).

Ressourcenorientierte Interventionen innerhalb des psychotherapeutischen Behandlungskontexts sind jedoch nicht uneingeschränkt in jeder Situation passend. Sehr viele Patienten haben insbesondere in Akutsituationen ein stark ausgeprägtes Klagebedürfnis und den unausgesprochenen Wunsch, über ihre Probleme zu sprechen und darin verstanden zu werden. In solchen Situationen ‚brachial' auf die positive Seite zu gehen, wäre nur wenig sinnvoll und würde auf entsprechenden Widerstand stoßen. Es bedarf daher einer hohen Empathiefähigkeit seitens des Therapeuten, um herauszufinden, in welchen Situationen ein vertiefendes Gespräch über bestehende Probleme und Belastendes induziert und wann ein Patient für ressourcenorientierte Interventionen aufnahmebereit ist. Hierfür lässt sich jedoch kein Patentrezept formulieren, sondern das variiert von Fall zu Fall.

Gezielte Maßnahmen zur Förderung von Wohlbefinden spielen nicht nur im Rahmen einer psychotherapeutischen Behandlung eine wichtige Rolle, sondern vor allem auch in den Bereichen der Prävention und der Gesundheitsförderung. In einer modernen Gesellschaft ist es unerlässlich, proaktive psychotherapeutische Angebote auch im sogenannten „zweiten Gesundheitsmarkt" zu etablieren und damit die Basis für eine umfassende Gesundheitsbildung auf breiter gesellschaftlicher Ebene zu schaffen. Zahlreiche Untersuchungen bestätigen die klinischen Erfahrungen, dass sich viele Menschen deshalb nicht gesundheitsförderlich verhalten, weil ihnen dafür das notwendige Wissen fehlt (vgl. Franke, 2012, S. 264p.). Durch die rechtzeitige Vermittlung von Gesundheitswissen kann von vornherein sehr viel Leid vermeidbar gemacht werden.

11 Disziplinäre Rückbindung

Die Ableitung primordialer Interventionen zur ganzheitlichen Gesundheitsförderung (vgl. Kapitel 9) erfolgte auf Basis des modernen verhaltenstherapeutischen Methodenrepertoires, d. h. auf den methodischen Grundlagen und Ansätzen der sogenannten „dritten Welle" der Verhaltenstherapie (vgl. Heidenreich, 2013). Diese können den fünf Säulen des integrativen Identitätsmodells nach Zarbock (2012) wie folgt zugeordnet werden:

Säule 1: Verhaltenstherapeutische Interventionen zur Förderung der Selbstpräsenz-Erfahrung

Der erste Pfeiler der Identität beruht auf der phänomenologischen Tatsache, dass das reine Beobachterbewusstsein niemals leidvoll sein kann. Die Fähigkeiten eines Menschen zur Identifikation mit dem reinen, nicht-bewerteten Bewusstsein wird umso besser ausgebildet sein, je größer das Urvertrauen im Sinne von Erik Erikson (1973) entwickelt werden konnte. War eine Person im Laufe der Kindheit und Jugend regelmäßig starker Verunsicherung und Bedrohung ausgesetzt, wird es ihr im Erwachsenenalter sehr schwer fallen, sich der absichtslosen Existenz zu erfreuen und sich mit ihrem Selbst als Kontext zu identifizieren. Momente des inhaltslosen Selbst-Gewahrseins werden höchstwahrscheinlich als bedrohlich und ein „Fallen in das Nichts" erlebt. Der Schwerpunkt des Selbsterlebens von Menschen mit nur geringem Urvertrauen wird umso stärker von Bewusstseinsinhalten (Selbst als Konzept) abhängen. Um auch und gerade Menschen mit einem geringen Urvertrauen in ihrer Fähigkeit zur Selbstpräsenz-Erfahrung zu schulen, wurde die Methode der Achtsamkeit in die Psychotherapie eingeführt.

Achtsamkeit als psychotherapeutische Methode ist von dem Konzept der Achtsamkeit als geistige Haltung im Sinne einer Religion in der Tradition des Zen-Buddhismus zu differenzieren. Als Methode hilft uns Achtsamkeit dabei, unsere Selbstwahrnehmung zu intensivieren und das Bewusstsein entsprechend zu erweitern. Dabei ist „Akzeptanz" ein Schlüsselbegriff. Akzeptanz meint, die Dinge in ihrem So-Sein anzunehmen. Dies ist jedoch weitgehend unabhängig von spiritueller Erfahrung. Psychotherapeutisches Ziel sämtlicher achtsamkeitsbasierten Therapieverfahren, wie etwa die Mindfulness Based Stress Reduction (Kabat-Zinn, 1999), Mindfulness Based Cognitive Therapy (Segal et al., 2008) und die Dialectical Behavior Theory (Linehan, 1996) ist daher die Abkopplung der Identifikation von Bewusstseinsinhalten, die durchaus leidvoll sein können, durch die gezielte Förderung der Selbstpräsenz-Erfahrung.

Der erste achtsamkeitsbasierte Interventionsansatz stammt aus den 1970er Jahren von Jon Kabat-Zinn (2011). Mit seinem achtwöchigen Gruppenprogramm „Stressbewältigung durch Achtsamkeit" (MBSR: Mindfulness-based Stress Reduction) ist er Pionier bei der Implementierung von Achtsamkeitsprinzipien innerhalb eines psychotherapeutischen Settings. Mithilfe einer Kombination aus drei Hauptübungen,

- Body-Scan,
- Yogaübungen und
- Sitzmeditation

(vgl. Kabat-Zinn, Kesper-Grossmann, 1999) soll Patienten dabei geholfen werden, den Umgang mit Stress, Schmerzen, Krankheit und Verlusterfahrungen zu verbessern. Dabei sind zwei Aspekte der Achtsamkeit von besonderer Bedeutung: Konzentration (shamata) und Einsicht (vipassana). Während durch Konzentration der Abschweifung von Gedanken in Zukunfts- oder Vergangenheitsszenarien entgegengewirkt werden soll, dient der Aspekt der Einsicht dazu, bewusst zu registrieren, dass eine Empfindung beispielsweise als schmerzhaft erlebt wird, und sich innerlich zu vergegenwärtigen: „Da ist Schmerz". Empirische Nachweise über die Effektivität dieses Programm bestätigen positive Wirkungsweisen in Bezug auf eine verbesserte Körperwahrnehmung und Emotionsregulation, auf ein erhöhtes Selbst-Mitgefühl und Entspannung sowie auf den Prozess der Disidentifikation, d. h. auf die Fähigkeit zur Distanzierung bzw. die Kultivierung einer Beobachterhaltung (metacognitive awareness). In diesem Sinne trägt das MBSR nicht nur zur Beseitigung von Stresssymptomen bei, sondern auch dazu, die Funktionsweise des Bewusstseins kennenzulernen und damit zu arbeiten (vgl. Heidenreich, Michala, 2013, S. 165pp.).

11 Disziplinäre Rückbindung

Das Prinzip der Achtsamkeit wird auch in der ‚Achtsamkeitsbasierten Kognitiven Therapie' (MBCT) als zentrales Therapieelement eingesetzt, anders als beim MBSR jedoch durch kognitiv-verhaltenstherapeutische Elementen ergänzt. Als achtsamkeitsbasierte Therapieelemente werden weitgehend jene aus dem MBSR-Programm übernommen. Zu den wichtigsten Übungen zählen die Rosinenübung, der Body-Scan, die Atemmeditation, Achtsamkeit in Bewegung sowie die Kurzmeditation namens Atemraum. Bei der Rosinenübung wird das Prinzip der Achtsamkeit beim Verzehr einer Rosine illustriert. Dabei werden die Teilnehmer dazu angehalten, die Rosine mit allen fünf Sinnen wahrzunehmen (vgl. Koppenhöfer, 2014). Der Body-Scan, der insbesondere im MBSR eine zentrale Rolle spielt, ist eine Achtsamkeitsübung zur Verbesserung der Körperwahrnehmung. Teilnehmer werden dazu angeleitet, ihre Aufmerksamkeit von Kopf bis Fuß wandern zu lassen und dabei eine konzentrierte und beobachtende Haltung einzunehmen. Die Atemmeditation sowie die Kurzmeditation „Atemraum" dienen dazu, die Aufmerksamkeit auf den Atem und die Empfindungen im Unterbauch zu richten. Achtsamkeit kann nicht nur in statischen Positionen geschult werden, sondern auch in Bewegung, etwa im Zuge der Durchführung von Dehnübungen oder beim entschleunigten Gehen. Die kognitive Therapie umfasst psychoedukative Elemente, wobei insbesondere auf den Umgang mit Kognitionen eingegangen wird, aber auch Hinweise zur Veränderung des eigenen Verhaltens gegeben werden. Die MBCT ist insbesondere bei Vorliegen einer Major Depression bzw. zur Rückfallprophylaxe indiziert (vgl. Heidenreich, Michala, 2013, S. 121pp.).

Radikale Akzeptanz spielt auch eine wichtige Rolle in der Dialektisch-Behavioralen Therapie (DBT) von Linehan (vgl. ebd., S. 102pp.), die sie speziell zur Behandlung von Borderline-Persönlichkeitsstörungen konzipiert hat. Angesichts der oft äußerst unangenehmen biografischen Erfahrungen von Personen mit diesem Störungsbild ist es wichtig, eine annehmende, realitätsorientierte Haltung einzunehmen.

Säule 2:	Verhaltenstherapeutische Interventionen zur Förderung der Metakognitiven Selbstkontrolle

Anders als in der klassischen kognitiven Therapie ist in der Metakognitiven Therapie (MKT) nach Wells (2009, 2011) nicht das „Was" des Denkens für die Entstehung und Aufrechterhaltung von Leid und psychischen Problemen entscheidend, sondern das „Wie" des Denkens. Während in der klassischen Kognitiven Therapie *kognitive Inhalte*, wie zum Beispiel negative automatische Gedanken und Überzeugungen, zentrale Therapieinhalte sind, werden in der Metakognitiven Therapie *kognitive Prozesse*, wie etwa Grübeln, sich unaufhörlich Sorgen machen und/oder persistent potenzielle Gefahren fokussieren etc., ins Visier genommen. Verhaltenstherapeutische Interventionen zur Förderung der Metakognitiven Selbstkontrolle zielen darauf ab, dysfunktionale Metakognitionen, die zu psychischen Missempfindungen führen, zu identifizieren und durch funktionale Metakognitionen zu ersetzen.

Als verhaltenstherapeutische Methode zur Förderung der Metakognitiven Selbstkontrolle eignet sich der Sokratische Dialog, mit dessen Hilfe überprüft werden kann, ob dominante metakognitive Glaubenssätze zutreffend, hilfreich oder angemessen sind. Indem wir durch verbale Reflexion erkennen, dass wir für unsere Bewusstseinsinhalte und Gedankenprozesse selbst verantwortlich sind und diese auch positiv verändern können, machen wir eine wichtige Erfahrung der Selbstwirksamkeit und damit auch für unser Grundbedürfnis nach Orientierung und Kontrolle. Grundsätzlich ist festzuhalten, dass dysfunktionale Metakognitionen immer Resultat chronischer Bedürfnisfrustration sind.

Als achtsamkeitsbasiertes Therapieelement beinhaltet die MKT das Konzept der „Losgelösten Achtsamkeit" (detached mindfulness, DM) und ein Aufmerksamkeitstraining (vgl. Heidenreich, Michala, 2013, S. 180pp.). Bei der Fertigkeit der Losgelösten Achtsamkeit geht es darum, sich negativer Gedanken, Intrusionen oder Gefühlen bewusst zu sein (mindfulness), diese jedoch nicht zu analysieren bzw. sich in anderer Art und Weise inhaltlich damit auseinanderzusetzen. So werden innere Erlebnisse „disidentifiziert", d. h. losgelöst von der Identität betrachtet. Als Metapher für intrusive Gedanken führt Wells (2011) Wolken am Himmel an:

„Wolken sind Teil des sich selbst regulierenden Wettersystems, man kann auf sie keinen Einfluss nehmen. Versuche, Wolken wegzuschieben oder sich über das Aufziehen von Wolken Sorgen zu machen, ist weder hilfreich noch sinnvoll." (Heidenreich, Michala, 2013, S. 189p.)

Losgelöste Achtsamkeit kann auf unterschiedliche Art und Weise geschult werden. Als eine Methode schlägt Wells die freie Assoziation vor: Dem Patienten werden dabei unterschiedliche Wörter vorgelesen, deren freie Assoziationen in der Folge lediglich beobachtet werden sollen. Ziel dieser Übung ist es, mithilfe eines distanziert-beobachtenden Umgangs mit Gedanken eine Identifikation mit diesen Gedanken und damit eine inhaltliche Auseinandersetzung zu vermeiden. Die Methode der freien Assoziation ist umso anspruchsvoller, je eher emotional relevantere Wörter miteinbezogen werden. Eine weitere Möglichkeit zur Schulung Losgelöster Achtsamkeit ist das wiederholte Anhören eines Tonbands mit eigenen negativen Gedanken, wie beispielsweise „Ich bin nicht liebenswert" oder „Ich bin ein Versager". Das Ziel dieser Übung ist es, die entsprechenden negativen Gedanken durch das wiederholte Abspielen des Tonbands mehr als Geräusch, denn als Tatsache wahrzunehmen. Im Rahmen des Aufmerksamkeitstrainings werden Übungen zur selektiven Aufmerksamkeit, zum raschen Aufmerksamkeitswechsel und zur geteilten Aufmerksamkeit eingesetzt (vgl. Wells, 2011, S. 75pp.).[1]

Säule 3:	Verhaltenstherapeutische Interventionen zur Förderung der Selbsterzeugung von Realität

Die Art der Selbstgespräche, die immer Resultat internalisierter Elternäußerungen und/oder entsprechender Lebenserfahrungen sind, hat erhebliche Auswirkungen auf unsere Selbst(un)wirksamkeitserwartung und somit auch auf unsere Identität. Je nachdem, ob wir unsere innere Stimme dazu anleiten, uns zu er- oder entmutigen, werden wir mit den emotionalen Stärken der Tapferkeit, Ausdauer, Authentizität und Enthusiasmus innere und äußere Hindernisse beim Erreichen von Zielen überwinden und erfolgreich durch das Leben gehen oder uns gebückt unseren Ängsten überlassen, deren Bürde mit der Zeit immer schwerer und irgendwann untragbar wird.

---

1 Konkrete Übungsanleitungen sind auf der Webseite www.metakognitivetherapie.de zu finden.

Als verhaltenstherapeutische Methode zur kontrollierten Selbsterzeugung von Realität eignet sich der Selbstmanagementansatz von Kanfer et al. (2012), in dem Selbstbeobachtung, Selbstbewertung und Selbstverstärkung als drei elementare Prozesse aufgefasst werden, die das subjektive Erleben maßgeblich beeinflussen. Aber auch Imaginationen im Sinne einer imaginativer Therapie (vgl. Lazarus, 2000) eignen sich hervorragend, um Realität unabhängig von den äußeren Gegebenheiten zu erzeugen und positive Selbstgespräche zu initiieren.

Säule 4:	Verhaltenstherapeutische Interventionen zur Förderung der Identifikation mit Bewusstseinsinhalten

Dysfunktionale Selbstgespräche basieren immer auf dysfunktionalen Kognitionen bzw. Bewusstseinsinhalten. Der Übergang von der dritten zur vierten Identitätssäule ist daher fließend. Während Aaron Beck (2010) die Grundannahmen („core beliefs") als fundamental für die Identität des Menschen ansieht, postuliert Grawe (2004), dass das Verhalten und Erleben des Menschen auf die Befriedigung bzw. Frustration von Grundbedürfnissen zurückzuführen ist. Auch nach Lazarus (1991) ist die Identität Teil eines motivationalen Konzepts. Er legt die Betonung auf sechs verschiedene Arten der Identifikationsstiftung, nämlich auf die

- soziale und Selbst-Achtung,
- moralische Werte,
- Ich-Ideale,
- zentrale Welt(be-)deutungen und Ideen,
- andere Menschen und ihr Wohlergehen sowie
- Lebensziele (vgl. Zarbock, 2012, S. 229p.).

Vertreter Narrativer Therapieansätze (Meichenbaum, 1996, Payne 2006) sehen die Konstruktion einer als stimmig erzählten Lebensgeschichte als zentrales Element der Selbsterklärung eines Menschen. Auch Schlüsselerlebnissen wird in Bezug auf die Identitätsstiftung eine besondere Rolle eingeräumt (Zarbock, 1994). Young (2008b) erweitert das Konstrukt der einheitlichen Ich-Identität durch sein Modell der „personalen Gesamtzustände" (Modi) und differenziert zwischen einem Modus des gesunden, strafenden oder fordernden Erwachsenen und unterschiedlichen Kind-Modi (z. B. verletzbares, ärgerliches Kind). Je nachdem, welcher Modus gerade aktiviert ist, ist dieser identifikationsstiftend.

Säule 5: Verhaltenstherapeutische Interventionen zur Förderung der Selbst-Einbindung in die Umwelt

Eine der wohl grundlegendsten Erkenntnisse innerhalb der Verhaltenstherapie ist die Tatsache, dass sich ein Individuum immer so verhalten wird, um aversive Reaktionen wie Trauer, Schmerz und Angst zu vermeiden und um sich positiven Reaktionen wie etwa Begeisterung, Lust und Freude anzunähern (klassische Konditionierung). Gemäß diesem Grundsatz der klassischen Konditionierung (Renecker, 1987) ist unsere Identität daher auch Teil unserer operanten Lerngeschichte.

Ausgehend von diesem vielseitigen Methodenrepertoire wurde untersucht, welches Potenzial eben genannte psychotherapeutische Interventionen jenseits der Symptomfreiheit aufweisen. Zur Beantwortung dieser zentralen Forschungsfrage war es notwendig, den Blick vom defizitären Therapieziel der Problembewältigung ab- und zu positiven Therapiezielen („Annäherungszielen") zur Stärkung der Ich-Identität hinzuwenden. An die Stelle der beiden Wirkfaktoren „Problemaktualisierung" und „Problembewältigung" nach Grawe treten in Anlehnung an die Terminologie des Rubikon-Modells nach Heckhausen (in: Gollwitzer, 1987, S. 180) „Intentionsbildung" und „Intentionsrealisierung". Ausgehend von einer humanistischen Menschenbildannahme wird dabei das Streben nach Selbstaktualisierung als Intention unterstellt.

Es stellte sich heraus, dass dem Wirkfaktor der Ressourcenaktivierung zur Erreichung einer möglichst gut gelingenden, gedeihlichen Lebensführung (vgl. „Flourishing", Abschn. 5.2.4) eine besonders große Rolle zukommt. Grawe und Grawe-Gerber definieren Ressourcen als „Möglichkeitsraum" bzw. als „positives Potenzial" eines Menschen, der (das) ihm zur Befriedigung seiner Grundbedürfnisse zur Verfügung steht, und subsumiert darunter „motivationale Bereitschaften, Ziele, Wünsche, Interessen, Überzeugungen, Werthaltungen, Geschmack, Einstellungen, Wissen, Bildung, Fähigkeiten, Gewohnheiten, Interaktionsstile, physische Merkmale wie Aussehen, Kraft, Ausdauer, finanzielle Möglichkeiten sowie seine zwischenmenschlichen

Beziehungen." (Grawe, Grawe-Gerber, 1999, S. 66p.). Gemäß den Interaktionsannahmen des Generic Model of Psychotherapy von Orlinsky und Howard (vgl. ebd., S. 68p.) setzt Ressourcenaktivierung einen positiven Rückkopplungsprozess (vgl. Abb. 17) in Gang. Befunde weisen ebenso darauf hin, dass Ressourcenaktivierung umso effektiver wirkt, je früher sie erfolgt. Unter diesem Gesichtspunkt erscheint die moderne Verhaltenstherapie nicht nur eine effektive Form der „Krankenbehandlung", sondern auch eine überaus effektive Möglichkeit zur Gesundheitsförderung zu sein.

Den positiven Wirkmechanismen der Ressourcenaktivierung zufolge wurde die Förderung von Charakterstärken als „Kerncharakteristiken des optimalen menschlichen Funktionierens" (vgl. Seligman, 2014) zum zentralen Forschungsinhalt erhoben. Die Forschungsergebnisse sollen nun wieder disziplinär in das integrative Identitätsmodell von Zarbock (2012) rückgebunden werden: Als primordiale Interventionen zur Förderung der Selbstpräsenz-Erfahrung können den beiden klassischen, verhaltenstherapeutischen Interventionen der Achtsamkeitsmeditation (vgl. Abschn. 9.1.1.1) und dem zentralen Therapieprogramm zur Förderung euthymen Erlebens und Verhaltens „Die Kleine Schule des Genießens" (vgl. Abschn. 9.1.1.4) folgende positive Interventionen hinzugefügt werden: Interventionen zur Kultivierung der Charakterstärke des Staunens (vgl. Abschn. 9.1.1.2), des Leidenschaftlich-Seins (vgl. Abschn. 9.1.3), der Selbstakzeptanz (vgl. Abschn. 9.1.1.5), der Dankbarkeit (vgl. Abschn. 9.1.1.6), der Hoffnung (vgl. Abschn. 9.1.1.7), der Vergebung (vgl. Abschn. 9.1.1.8) sowie des Humors (vgl. Abschn. 9.1.1.9).

Integriert man die Erkenntnisse der Positiven Psychologie in den Interventionsbereich zur Förderung der Metakognitiven Selbstkontrolle, weist die „broaden and build theory" (vgl. Frederickson, 2011, S. 77pp.) darauf hin, dass sich Gedankenprozesse und -inhalte wechselseitig beeinflussen. Therapeutische Ziele sollten daher weniger direkt auf dysfunktionale Gedankenprozesse gerichtet sein, wie das derzeit verhaltenstherapeutische Praxis ist, sondern vielmehr auf positive Gedankeninhalte. Grundsätzlich ist ein Verhältnis von drei positiven zu einem negativen Gefühl anzustreben, wenn es darum geht, inneres Wachstum und Offenheit anzustreben. In diesem Sinne erweist sich die Verhaltensstrategie „für Ablenkung sorgen" (vgl. Abschn. 9.1.2.1) als sehr effektiv. Während Imaginationen, Visualisierungen und Tagträume als Interventionen zur Förderung der Selbsterzeugung von Reali-

11 Disziplinäre Rückbindung

tät zum Standardrepertoire der klassischen Verhaltenstherapie gehören, spielt im Zusammenhang mit der hier vorliegenden Arbeit die Selbstinstruktion (vgl. Abschn. 9.1.3.4) im Sinne einer sich selbst erfüllenden Prophezeiung für die Selbstwirksamkeitserwartung eine tragende Rolle bei der Selbsterzeugung von Realität (vgl. Abschn. 9.2.9). Im Rahmen der primordialen Interventionen zur Förderung mit Bewusstseinsinhalten geht es insbesondere darum, seine persönlichen Stärken zu erkennen und zu nutzen (vgl. Abschn. 9.1.4.3 und 9.2.8). Für eine erfolgreiche Selbst-Einbindung in die Umwelt sind interpersonale Charakterstärken wie Freundlichkeit (vgl. Abschn. 9.1.5.4), Hilfsbereitschaft (vgl. Abschn. 9.1.5.3), innige zwischenmenschliche Beziehungen (vgl. Abschn. 9.1.5.1) etc. wichtige positive Annäherungsziele.

Der Erkenntnisgewinn der hier vorliegenden Arbeit zielt daher weniger auf das WIE des therapeutischen Vorgehens (Methodik) als vielmehr auf das WAS der therapeutischen Ziele (Therapieziele) ab. Dabei liefern die Erkenntnisse der Positiven Psychologie zahlreiche Anhaltspunkte für eine ressourcenorientierte Psychotherapie. Das Identitätsmodell nach Zarbock (2012) erweist sich als geeignete Rahmentheorie, die Erkenntnisse der Positiven Psychologie mit dem Methodenrepertoire der modernen Verhaltenstherapie zu verbinden.

12 Resümee

Geht man von der originären Bedeutung des Begriffs Psychotherapie als umfassende Hilfestellung zur Ausbildung des Lebens, der Seele, des Verstandes und des Gemüts (vgl. Pritz, 1996, S. 2p.) aus, ist die ausschließliche Hinwendung psychotherapeutischer Methoden und Maßnahmen zur Klärung und Bewältigung von Problemen und erfolgreicher Symptomreduktion zu wenig weitsichtig. Das verkürzte Verständnis von Psychotherapie als „(...) umfassende, bewusste und geplante Behandlung von psychosozial oder auch psychosomatisch bedingten Verhaltensstörungen und Leidenszuständen" (vgl. ebd., S. 1p.) grenzt therapeutische Maßnahmen zur gezielten Förderung einer gut gedeihlichen, blühenden Lebensführung (vgl. Abschn. 5.2.4) aus. Aufgrund der Tatsache, dass nach erfolgreicher Problem- und Symptombewältigung nicht automatisch Wohlbefinden eintritt, bleibt dieser traditionellen Auffassung zufolge Wohlbefinden bestenfalls ein Zufallsprodukt aufgrund „unspezifischer" Wirkfaktoren.

Der einseitige Fokus auf die psychotherapeutische „Krankenbehandlung" ist auf die Zugrundelegung des pathogenetischen Paradigmas zurückzuführen. In diesem überholten Paradigma wird Gesundheit lediglich als Abwesenheit von Krankheit definiert. Der Begriff Gesundheit bleibt im Vergleich zum Krankheitsbegriff völlig undifferenziert. Sofern Psychotherapie nicht länger nur als ein Heilungs-, sondern auch als Gesundungsprozess verstanden wird, müssen neben Vermeidungs-Therapiezielen dringend auch positive Therapieziele, im Sinne von Annäherungszielen, etabliert werden und dabei all jene Aspekte in den Blick genommen werden, die den Zustand psychischer Gesundheit konstituieren (vgl. Abschn. 5.1).

Betrachtet man das Streben nach Konsistenz im Dienste einer Aufrechterhaltung von Identität als oberstes Regulationsprinzip psychischen Geschehens erweist sich das ganzheitliche Identitätsmodell nach Zarbock (2012) als geeignet, moderne verhaltenstherapeutische Ansätze auf einer Metaebene miteinander zu verbinden (vgl. Abb. 15). Dabei werden Charakterstärken und

Tugenden (vgl. Seligman, 2014) als Kerncharakteristika des optimalen menschlichen Funktionierens angesehen. Wird man im Sinne seiner Ziele und Fähigkeiten aktiv, macht man sich den positiven Wirkmechanismus der Ressourcenaktivierung (vgl. Abb. 17) zunutze und wichtige bedürfnisbefriedigende Erfahrungen.

Als primordiale Interventionen zur Förderung der Selbstpräsenz-Erfahrung erweisen sich insbesondere Interventionen zur positiven Förderung transzendentaler Charakterstärken wie etwa Hoffnung, Vergebung, Dankbarkeit und Humor als sinnvoll (vgl. Abschn. 9.1.1). Zur Förderung der metakognitiven Selbstkontrolle eignet sich die positive Strategie „für Abwechslung sorgen" (vgl. Abschn. 9.1.2). Das verhaltenstherapeutische Methodenrepertoire beinhaltet auch zahlreiche Möglichkeiten zur Förderung der Selbsterzeugung von Realität, wie beispielsweise das Erzählen von Geschichten, Parabeln und Anekdoten, Visualisierungsübungen oder unterschiedliche Formen der Selbstinstruktion (vgl. Abschn. 9.1.3). Zur erfolgreichen Identifikation mit Bewusstseinsinhalten eignen sich insbesondere Interventionen, die darauf abzielen, eigene Stärken zu erkennen und zu nutzen (vgl. Abschn. 9.1.4). Schließlich fördern gut ausgebildete interpersonale Charakterstärken wie beispielsweise Hilfsbereitschaft und Freundlichkeit innige, zwischenmenschliche Beziehungen und damit die Fähigkeit zur erfolgreichen Selbst-Einbindung in die Umwelt (vgl. Abschn. 9.1.5). Anders als Zarbock differenzieren Hayes et al. (2003, vgl. Zarbock, 2012, S. 224pp.) primär zwischen dem „Selbst als Kontext" und dem „Selbst als Konzept". So könnten auch sämtliche Interventionen zur Förderung der Selbstpräsenz-Erfahrung, der Identifikation mit dem Selbst als Kontext und alle primordialen Interventionen zur Förderung der metakognitiven Selbstkontrolle, der Selbsterzeugung von Realität, der Identifikation mit Bewusstseinsinhalten sowie der Selbst-Einbindung in die Umwelt dem Selbst als Konzept zugeordnet werden. Abgesehen davon, wie man Identität definiert, ist es sinnvoll, eine erfolgreiche Identifikation als primäres Kriterium für psychische Gesundheit und Wohlbefinden zu erklären. In jedem Fall geht es darum, Menschen dabei zu verhelfen, positive, identitätsstiftende Lebenserfahrungen zu stimulieren und sie dadurch zu einer besseren Annäherungskongruenz zu führen.

Die Ausbildung von Fähigkeiten zu einer gesunden, gut gedeihlichen Lebensführung (vgl. Abschn. 5.2.4) sollte aus zweierlei Gründen neben der Problem-

12 Resümee

bewältigung als weitere grundlegende Zielsetzung innerhalb der Psychotherapie etabliert werden:

- um psychische Störungen erst gar nicht entstehen zu lassen (im Sinne einer primordialen Intervention) und
- um die Lebensqualität von Patienten nach erfolgreicher Problembewältigung zielgerichtet zu fördern und dadurch Rückfällen effektiv vorzubeugen.

Unabhängig davon, welche Motive der Gesundheitsförderung zugrunde liegen, die Untersuchungsergebnisse sowie die Befunde der Forschung und der Praxiserfahrungen sprechen eindeutig dafür, dass die Lebensqualität mit gezielten Maßnahmen zur Förderung des Wohlbefindens erheblich gesteigert werden kann. Durch die Miteinbeziehung zentraler Lebensthemen wird der Mensch in seiner Gesamtheit angesprochen. Der Begriff der Gesamtheit umfasst dabei nicht nur eine Kombination aus Bestehendem und Neuem (d. h., auf bereits erworbenen Stärken und Fähigkeiten können neue Sicht- und Verhaltensweisen aufbauen), sondern auch qualitative und quantitative Aspekte (indem man zum Beispiel lernt, auf eine andere Art zu verzeihen, und dies dann öfter in die Tat umsetzt).

Die fundamentale Erkenntnis aus den präsentierten Theorien, Ansätzen, Sichtweisen und Anregungen ist, dass wir stets die Möglichkeit zur aktiven Gestaltung unseres Lebens haben – unabhängig davon, ob wir bereits über bestimmte Stärken, Tugenden und Ressourcen verfügen oder nicht. In jedem Fall haben wir die Chance, uns kontinuierlich weiterzuentwickeln und eine blühende, gelingende Lebensweise anzustreben. Dabei geht es weniger um die Bewältigung von Krankheiten und kritischen Lebensereignissen (Prävention), sondern um die proaktive Gestaltung des eigenen Lebens. Die aktive Gestaltung des Lebens setzt wiederum eine spezifische Lebenseinstellung voraus, die im bewussten Denken, Fühlen und Handeln seinen Ausdruck findet. Eine der wichtigsten Aufgaben primordialer Psychotherapie ist es daher, das Bewusstsein für sich selbst zu aktivieren, d. h. Menschen dabei zu unterstützen, die Ressourcen, die sie in sich tragen, zu entdecken und weiterzuentwickeln. Je besser es einer Person gelingt, sich im Sinne ihrer Stärken und Fähigkeiten wahrzunehmen und zu verhalten, desto größer ist das damit einhergehende Wohlbefinden.

13 Ausblick, Nachwort

Insgesamt erweist sich die Forschung zu ressourcenorientierten Vorgehensweisen in der Psychotherapie als äußerst unbefriedigend. Bisherige Forschungsbefunde zur Ressourcenaktivierung in der Psychotherapie weisen nicht nur zahlreiche konzeptionelle Unschärfen auf. So bleiben die Begriffe

- der „Gesundheit" bzw. des „Wohlbefindens",
- der „Lebenszufriedenheit" und „Lebensqualität",
- der „Ressourcen" bis einschließlich der „Psychologie" sowie
- der „Psychotherapie"

bis zuletzt randunscharfe Mengen („fuzzy sets"). Obwohl es sich hierbei um inhaltlich sehr verwandte Aspekte handelt, hat sich die Forschung dazu weitgehend unabhängig voneinander entwickelt. Ebenso uneinheitlich wie die konzeptionellen Grundlagen sind daher auch die einzelnen Forschungskontexte, die von der Philosophie über die sozialwissenschaftliche Wohlfahrtsforschung, die Emotions-, Persönlichkeits-, Entwicklungs- und Sozialpsychologie bis hin zur klinischen Psychologie und der Psychotherapie reichen. Als besonders einflussreich erweist sich dabei die kontextuelle Anbindung an die klassische westliche Medizin, nicht zuletzt aufgrund der Tatsache, dass psychische Erkrankungen ursprünglich in den Zuständigkeitsbereich der Medizin gehörten. Daraus ergibt sich eine mehrperspektivische Sicht mit zahlreichen wechselseitigen Verknüpfungen.

Dem jungen Forschungsfeld der Positiven Psychologie gelingt es zunehmend besser, die multidisziplinären und multiperspektivischen Sichtweisen zu bündeln und einen gangbaren Weg für integrierende Wohlbefindenskonzepte zu bereiten. Die konzentrierte Zuwendung zu positiven Seiten der menschlichen Existenz, wie etwa zu Attributen wie Glück, Optimismus, Lebensfreude und Begeisterung, wird generell als „salutogenetisches Paradigma" bezeichnet und steht dem sogenannten „pathogenetischen Paradigma" gegenüber. Anders als im normorientierten Maschinenmodell der alten Medizin werden in dem modernen, zeitgemäßen Paradigma die beiden Dimensionen Gesundheit und Krankheit nicht länger als dichotome Kategorien, sondern als voneinander unabhängige Kategorien mit unterschiedlichen Merkmalsausprägungen aufgefasst. Dadurch wird eine Fläche aufgespannt, die insgesamt viel größer ist, um den gesamtheitlichen Gesundheitszustand einer Person zu definieren. An die Stelle eines „Entweder-Oder" tritt ein „Sowohl als auch", d. h. jeder Mensch befindet sich permanent in der Auseinandersetzung mit seinen gesunden wie den kranken Anteilen. Betrachtet man den Menschen dann in seiner Gesamtheit mit all seinen Anteilen – den gesunden wie den kranken –, anstatt ihn allein auf einen Träger an Symptomen zu reduzieren, ist es erforderlich, die Expertenschaft des Behandelnden zugunsten von mehr Souveränität des Patienten in den Hintergrund zu stellen. Der Mensch als Gestalter seines Lebens ist auf sein „Kapital", d. h. auf seine Ressourcen und Selbstheilungskräfte angewiesen, die es zu mobilisieren gilt. Durch diese Sichtweise ergeben sich auch für die Psychotherapie zahlreiche neue Ansichten und Interventionsmöglichkeiten.

Im Zuge der Recherchen stellte sich heraus, dass eine transdiagnostische und therapieschulenübergreifende Perspektive nicht besonders gut in die Forschungstraditionen der letzten Jahrzehnte passt. Die Forschungsergebnisse in diesem Bereich lassen sich daher nicht einfach systematisieren. Fest steht, dass eine ressourcenorientierte Psychotherapie einen kategorischen Abschied vom klassischen medizinischen Modell der Psychotherapie erforderlich macht, welches der Beherrschung der „richtigen" Techniken und Methoden die entscheidende Rolle im psychotherapeutischen Prozess zuschreibt. Die therapeutische Kompetenz und Expertenschaft sollte vielmehr in der Initiierung hilfreicher Veränderungsprozesse und Beziehungsangebote verankert sein. Dies macht auch in Bezug auf das Rollenverständnis des Patienten ein grundsätzliches Umdenken erforderlich. Die passive Rollenkonzeption des Patienten als Träger von Störungen, Defiziten und Symptomen und als Empfänger psychotherapeutischer Interventionen versäumt es, den wohl wichtigsten Wirkfaktor der Psychotherapie nicht angemessen zu nutzen, nämlich den Patienten selbst! Es ist daher dringend notwendig, neben „Störvariablen" auch Charakterstärken und Tugenden als elementaren Bestandteil psychotherapeutischer Arbeit zu betrachten. Nur so kann Antwort auf die Frage „Wie wirkt Psychotherapie?" gegeben werden.

Die gezielte Suche nach allgemeinen und spezifischen Wirkfaktoren ist fester Bestandteil der Psychotherapieforschung. Dabei zeigt sich ein deutlicher Trend in Richtung einer Überprüfung der spezifischen Wirksamkeit einzelner Behandlungsverfahren. Auch wenn die Wirksamkeit von Psychotherapie zu einem hohen Grad auf spezifische Verfahren zurückgeführt werden kann, darf die Erforschung allgemeiner Wirkfaktoren, insbesondere jedoch des Wirkfaktors der Ressourcenaktivierung, dabei nicht auf der Strecke bleiben. Klaus Grawe (1999, 2000, 2004), der die Ressourcenaktivierung als eigenständigen psychotherapeutischen Wirkfaktor ausreichend gewürdigt und anerkannt hat, konnte zeigen, dass die inhaltliche Thematisierung individueller und interpersoneller Ressourcen des Patienten sowie auch die prozessuale Ressourcenaktivierung in der Therapie höchst relevant für den Therapieerfolg und das Wohlbefinden ganz allgemein ist. Dabei ist die vermehrte Betrachtung von persönlichen Kompetenzen und Zielen insbesondere mit einem verbesserten Selbstwertgefühl und einer erhöhten Selbstwirksamkeitserwartung verbunden. Prozessstudien zufolge ist Ressourcenaktivierung dabei als kontinuierlicher Prozess und weniger als weitere Methode oder Technik zu verstehen (vgl. Willitzki, 2013, S. 73pp.). Auch die neuesten wissenschaftlichen Erkenntnisse von Interventionsstudien der Positiven Psychologie weisen durchgängig überzeugende Resultate auf. So sind positive Gefühle nicht nur angenehm, sondern erweitern auch den Horizont, schaffen neue Ressourcen, machen widerstandsfähig und sind die Basis für ein erfülltes Leben (vgl. Frederickson, 2011, S. 269pp.).

Insgesamt kann festgehalten werden, dass die Aktivierung von Ressourcen ein allgemeines, transdiagnostisch relevantes Wirkprinzip der Psychotherapie ist. Ihr Potenzial wird bisher jedoch bei weitem nicht ausgeschöpft! Diese Tatsache ist letztendlich auf die Rolle von Psychotherapie in unserem „Gesundheits"-System zurückzuführen, nämlich der Akutversorgung von Menschen mit schweren und anhaltenden psychischen Erkrankungen. Angesichts der humanen, sozialen und wirtschaftlichen Kosten psychischer Gesundheitsbeeinträchtigungen bedarf es dringend eines Paradigmenwechsels in der Gesundheitspolitik, mit höherer Priorität für Gesundheitsförderung. Erst durch die Etablierung von Gesundheit als psychotherapeutischem Handlungsziel ist mit einer nachhaltigen Absenkung der Krankheitslast zu rechnen.

Literaturverzeichnis

Abele, Andrea; Becker, Peter (Hrsg.) (1994): Wohlbefinden. Theorie – Empirie – Diagnostik, Juventa, Weinheim, 2. Aufl.

Antonovsky, Aaron (1993): The structure and properties oft he sense of ceherence scale. Social Science and Medicine, 36, S. 725-733. In: Huppert, F., So, T. (2011): Flourishing Across Europe: Application of a New Conceptual Framework for Defining Well-Being, Springerlink.com (open access), Soc Indic Res, DOI 10.1007/s11205-011-9966-7.

Antonovsky, Aaron (1997): Salutogenese. Zur Entmystifizierung der Gesundheit. Deutsche Herausgabe von Alexa Franke. dgvt Verlag, Tübingen.

Ardell, Donald (1977): High Level Wellness. An Alternative To Doctors, Drugs, and Disease. Rodale Press, Berkeley.

Ardell, Donald (1986): High Level Wellness. An Alternative To Doctors, Drugs, and Disease. Ten Speed Press, Berkeley.

Ardell, Donald (2010): Real Wellness. It's what's new in wellness today. Berkeley, Sept. (Paperback).

Auhagen, (Hrsg.) (2004): Positive Psychologie. Anleitung zum „besseren" Leben. Beltz, 1. Aufl., Weinheim.

Auhagen, A.E. (2008): Positive Psychologie: Anleitung zum „besseren" Leben. Beltz, 2. Aufl. Weinheim.

Bandura, A. (1997): Self-efficacy: The exercise of control. Freeman, New York. In: Hayes, S., Strosahl, K., Wilson, K. (2003): Acceptance and Commitment Therapy. Guilford, New York. In: Zarbock, Gerhard, Das Konzept Identität in der Verhaltenstherapie – Theorie und Praxis, In: Petzold, Hilarion (Hrsg.) (2012a): Idenität. Ein Kernthema moderner Psychotherapie – interdisziplinäre Perspektiven, VS Verlag, Wiesbaden.

Bannink, Frederike (2012): Praxis der Positiven Psychologie, Hogrefe, Göttingen.

Beck, Aaron et al. (2010): Kognitive Therapie der Depression, Beltz, Weinheim.

Becker, Klaus J. (2013): Ho'oponopono als Weg zur Selbstliebe, Nymphenburger, München.

Becker, Peter (2006): Gesundheit durch Bedürfnisbefriedigung, Hogrefe, Göttingen.

Becker, Peter; Minsel, Beate (1986): Psychologie der seelischen Gesundheit., Band 2, Persönlichkeitspsychologische Grundlagen, Bedingungsanalysen und Fördermöglichkeiten, Hogrefe, Göttingen.

Bertolino, Bob; Kiener, Michael; Patterson, Ryan (2010): Therapie-Tools. Lösungs- und ressourcenorientierte Therapie, Beltz, Weinheim.

Beushausen, Jürgen (2010): Ressourcenorientierte, stabilisierende Interventionen, Kontext, 41, 4, S. 287-307, Göttingen.

Bodin, Luc; Bodin, Nathalie; Graciet, Jean (2014): Ho'oponopono. Hawaiianische Weisheit für vergebung und Heilung, Trinity, München.

Bohus, Martin: Wolf-Arehult, Martina (2011): Achtsamkeit. Schritte zur seelischen Gesundheit, Schattauer, Stuttgart.

Breslow, L. (1999): From Disease Prevention to Health Promotion. JAMA, 281, 1030–1033. In: Hurrelmann, Klaus; Razum, Oliver (Hrsg.) (2012): Handbuch der Gesundheitswissenschaften, Juventa, 5. Aufl., Weinheim. S. 677p.

Breuer, Franz (2010): Reflexive Grounded Theory. Eine Einführung für die Forschungspraxis, VS Verlag für Sozialwissenschaften, Wiesbaden, 2. Aufl.

Bucher, Anton (2009): Psychologie des Glücks. Ein Handbuch, Beltz, Weinheim.

Cornette de Saint Cyr (2013): Verborgene Talente entdecken. Trinity, 3. Aufl., München.

Csikszentmihalyi, Mihaly (2014): Flow. Das Geheimnis des Glücks, Klett-Cotta, Stuttgart, 17. Aufl.

Dekkers-Appel, Henriette (Hrsg.) (2001): Psychotherapie und der Kampf um das Menschsein. Ansätze zu einer anthroposophischen Psychotherapie, Persephone, Arbeitsberichte der Medizinischen Sektion am Goetheanum.

Dessau, Bettina; Kanitscheider, Bernulf (2000): Von Lust und Freude. Insel, Frankfurt am Main.

Diener; Luca; Scollon (2006): Beyond the hedonic treadmill. Revising the adaption theory of well-being. American Psychologist, 61, pp. 305-414.

Dunn, Halbert (1959): What High-Level Wellness Means. Canadian Journal of Public Health, Vol. 50, No. 11, pp. 447-457.

Dunn, Halbert (1977): High Level Wellness. Charles B. Slack, Inc., New Jersey.

Duprée, Ulrich E. (2014): Ho'oponopono. Das hawaiianische Vergebungsritual, Schirner, Darmstadt.

Duprée, Ulrich; Bruchacova, Andrea (2013): Das Wunder der Vergebung. Ho'oponopono – Das hawaiianische Ritual für inneren Frieden, Kailash, München.

Eberwein, Werner (2009): Humanistische Psychotherapie. Quellen, Theorien und Techniken, Thieme, Stuttgart.

Egger, Josef (2005): Das biopsychosoziale Krankheitsmodell. Gründzüge eines wissenschaftlich begründeten ganzheitlichen Verständnisses von Krankheit. Zeitschrift für Psychologische Medizin, 16, 2, S. 3-12. Wien: Facultas Universitätsverlag.

Egger, Josef (2010): Gesundheit. Aspekte eines komplexen biopsychosozialen Konstrukts und seine Korrelation zu Optimismus und Glückserleben. Psychologische Medizin, 21. Jahrgang, Nummer 1, S. 38-48.

Egger, Josef (2013): Zur spirituellen Dimension des biopsychosozialen Modells. Im Spannungsfeld zwischen Wissenschaftlicher Medizin und aufgeklärter Rationalität einerseits und Spiritualität und Esoterik andererseits. Psychologische Medizin, 4. Jahrgang, Nummer 2.

Ellis, A.; Ellis, D. (2012): Rational-Emotive Verhaltenstherapie (Wege der Psychotherapie). Reinhardt Verlag, München.

Epstein, S. (1990): Cognitive-experiential self-theory. In Pervin, L.A. (Ed.), Handbook of personality: Theory and research (pp.165-192). Guilford, New York.

Engelmann, Bea (2012): Therapie-Tools. Positive Psychologie, Beltz, Basel.

Engelmann, Bea (2014): Therapie-Tools. Resilienz, Beltz, Basel.

Erikson, E. (1973): Identität und Lebenszyklus. Drei Aufsätze. Suhrkamp - Taschenbuch Wissenschaft, Berlin.

Fäh, Markus (2004): Psychotherapie und Salutogenese: Überlegungen zum theoretischen und praxeologischen Brückenschlag, Psychotherapieforum, 12: 3-15.

Farber, Barry (1983): Stress and burnout in the human service professions. Pergamon Press, New York.

Fava, G.A.; Ruini, C. (2009): Well-Being Therapy. In: Lopez, S.J. (Ed.) The Encyclopedia of Positive Psychology, Vol. 2 (1034 – 1036). Chichester, UK: Wiley-Blackwell

Fiedler, Peter (2005): Verhaltenstherapie in Gruppen, Beltz, Weinheim, 2. Aufl.

Fischer, Gottfried (2008): Logik der Psychotherapie. Philosophische Grundlagen der Psychotherapiewissenschaft, Asanger Verlag, Köning.

Fischer, Gottfried (2011): Psychotherapiewissenschaft. Einführung in eine neue humanwissenschaftliche Disziplin, Psychosozial-Verlag, Gießen.

Frank, Renate (2011): Wohlbefinden fördern. Positive Therapie in der Praxis, Klett-Cotta, Heidelberg, 2. Aufl.

Frank, Renate (2013): Die psychotherapeutische Arbeit mit Ressourcen. Ein handlungsleitendes Modell für mehr Wohlbefinden. In: Psychotherapie im Dialog, 1.

Franke, Alexa (Hrsg.) (2011): Therapieziel Wohlbefinden. Ressourcen aktivieren in der Psychotherapie. Springer, Heidelberg, 2. Aufl.

Franke, Alexa (2012): Modelle von Gesundheit und Krankheit. Hans Huber Verlag, Bern, 3. Aufl.

Franke, Alexa; Witte, Maibritt (2009): Das HEDE-Training. Manual zur Gesundheitsförderung auf Basis der Salutogenese. Huber, Bern.

Frankl, Victor (2007): Theorie und Therapie der Neurosen, Reinhardt Verlag, München, 9. Aufl.

Fredrickson, B. (2009): Positivity. Groundbreaking research reveals how to embrace the hidden strength of positive emotions, overcome negativity, and thrive. Cown Publishers, New York.

Fredrickson, B. (2011): Die Macht der guten Gefühle. Wie eine positive Haltung ihr Leben dauerhaft verändert, campus, Frankfurt am Main.

Fritsch, Gerlinde R. (2010): Der Gefühls- und Bedürfnisnavigator. Gefühle und Bedürfnisse wahrnehmen, Junfermann, Paderborn.

Fromm, E. (2000): Authentisch leben. Herder, Freiburg. In: Frank, Renate (2011): Wohlbefinden fördern. Positive Therapie in der Praxis, Klett-Cotta, Heidelberg, 2. Aufl.

Gaßmann, Raphael (1996): Zur praktischen Relevanz der phänomenologischen Diskussion um Gesundheit und Krankheit. In: Sozialwissenschaften und Berufspraxis Jg. 19, 2, S. 122-127.

Glöckler, Michaela; Schiffer, Eckhard; Schürholz, Jürgen (2007): Wie entsteht Gesundheit? Zur Salutogeneseforschung. Perspektiven und praktische Konsequenzen. Gesundheit aktiv. Anthroposophische Heilkunst e.v., Bad Liebenzell-Unterlengenhardt, 2. Aufl.

Gollwitzer, P.M. (1987): Suchen, Finden und Festigen der eigenen Identität. Unstillbare Zielintentionen. In Heckhausen, H.; Gollwitzer, P.; Weinert, F. (Hrsg), Jenseits des Rubikon. Der Wille in den Humanwissenschaften (S. 176-189). Springer, Berlin. In: Grawe, Klaus (2000): Psychologische Therapie, Hogrefe, Göttingen.

Graf, Helmut (2003): Psychotherapie in der Arbeitswelt. Springer, Wien.

Grawe, Klaus (1998): Psychologische Therapie. Hogrefe, Göttingen. In: Lorenz, Rüdiger (2005): Salutogenese. Grundwissen für Psychologen, Mediziner, Gesundheits- und Pflegewissenschaftler, Reinhardt Verlag, München, 2. Aufl.

Grawe, Klaus (2000): Psychologische Therapie, Hogrefe, Göttingen.

Grawe, Klaus (2004): Neuropsychotherapie, Hogrefe, 2. Aufl. Göttingen.

Grawe, Klaus; Grawe-Gerber, Mariann (1999): Ressourcenaktivierung, Ein primäres Wirkprinzip der Psychotherapie, Insitut für Psychologie der Universität Bern, Psychotherapeut, 44: 63-73.

Handler, Beate (2012): Mit allen Sinnen leben. Tägliches Genusstraining, Goldegg, Wien, 3. Aufl.

Hautzinger, Martin (2013): Kognitive Verhaltenstherapie bei Depressionen, Beltz, Basel, 7. Aufl.

Hayes, S., Strosahl, K., Wilson, K. (2003): Acceptance and Commitment Therapy. Guilford, New York. In: Zarbock, Gerhard, Das Konzept Identität in der Verhaltenstherapie – Theorie und Praxis, In: Petzold, Hilarion (Hrsg.) (2012a): Idenität. Ein Kernthema moderner Psychotherapie – interdisziplinäre Perspektiven, VS Verlag, Wiesbaden.

Heidenreich, Thomas; Michala, Johannes (Hrsg.) (2013): Die dritte Welle der Verhaltenstherapie. Grundlagen und Praxis, Beltz, Weinheim.

Höfner, Eleonore; Schachtner, Hans-Ulrich (1997): Das wäre doch gelacht! Humor und Provokation in der Therapie, Rowohlt, Hamburg.

Hohagen, Fritz; Caspar, Franz; Berger, Thomas (2013): Verhaltenstherapie. Internettherapie und E-Mental-Health. Karger, Band 23, Heft 3, September.

Hossenfelder, Malte (1996): Antike Glückslehren, Kröner, Stuttgart.

Hossenfelder, Malte (2006): Epikur, Beck, 3. Aufl., München.

Huppert, F.; Marks, N.; Michaelson, J.; Vázquez, C.; Vitterso, J. (2013): European Social Survey. Round 6 Module on Personal and Social Wellbeing – Final Module in Template. London: Centre for Comparative Social Surveys, City University London.

Huppert, Felicia; So, Timothy (2009): Well-Being Institute, University of Cambridge, Measuring subjective well-being: an opportunity for NSOs? Florence, July 23/24.

Huppert, F.A. (2009a). A new approach to reducing disorder and improving wellbeing. In E. Diener (Ed.) Perspectives on psychological science, 4, 108 – 111. In: Huppert, F., So, T. (2011): Flourishing Across Europe: Application of a New Conceptual Framework for Defining Well-Being, Springerlink.com (open access), Soc Indic Res, DOI 10.1007/s11205-011-9966-7.

Huppert, F., So, T. (2011): Flourishing Across Europe: Application of a New Conceptual Framework for Defining Well-Being, Springerlink.com (open access), Soc Indic Res, DOI 10.1007/s11205-011-9966-7.

Huppert, Felicia; So, Timothy (2014): Flourishing across Europe: Application of a new conceptual framework for defining well-being, http://www.ncbi.nlm.nih.gov/pmc/articles/PMC3545194/ aufgerufen am 13.1.2014.

Hurrelmann, Klaus; Klotz, Theodor; Haisch, Jochen (2010): Lehrbuch Prävention und Gesundheitsförderung. Huber Verlag, Bern, 3. Aufl.

Hurrelmann, Klaus; Razum, Oliver (Hrsg.) (2012): Handbuch der Gesundheitswissenschaften, Juventa, 5. Aufl., Weinheim.

Hurtado-Graciet, Maria-Elisa (2014): Das kleine Übungsheft, Ho´oponopono, Trinity, Bernex.

Jerich, Lisbeth (2007): Burnout. Ausdruck der Entfremdung, Leykam, Graz.

Jork, Klaus; Peseschkian, Nossrat (2006): Salutogenese und Positive Psychotherapie. Gesund werden – gesund bleiben. Huber, 2. Aufl., Bern.

Kabat-Zinn, J. (1995): Gesund durch Meditation. Barth, Bern. In: Zarbock, Gerhard, Das Konzept Identität in der Verhaltenstherapie – Theorie und Praxis, In: Petzold, Hilarion (Hrsg.) (2012a): Idenität. Ein Kernthema moderner Psychotherapie – interdisziplinäre Perspektiven, VS Verlag, Wiesbaden.

Kabat-Zinn, Jon (2011): Gesund durch Meditation. Das vollständige Grundlagenwerk, Barth, München.

Kabat-Zinn, Jon; Kesper-Grossmann, Ulrike (1999): Stressbewältigung durch die Praxis der Achtsamkeit, Arbor, Freiamt.

Kanfer, Frederick; Reinecker, Hans; Schmelzer, Dieter (2012): Selbstmanagement-Therapie, Springer, Heidelberg.

Keller, Verena (2013): Psychotherapie im Dialog. Psychodynamische Therapie, Systemische Therapie, Verhaltenstherapie, Humanistische Therapien. Resilienz und Ressourcen, Heft Januar 2013, S. 14ff.

Keyes, Corey (2002): The Mental Health Continuum: From Languishing to Flourishing in Life, Journal of Health and Social Research 2002, Vol 43 (June): 207-222

Keyes, Haidt (2013): Flourishing. Positive Psychology and the Life Well Lived. American Psychological Association, electronic edition.

Kickbusch, I. (2003): Ressourcen für Gesundheit. Potenziale und ihre Ausschöpfung. Das Gesundheitswesen. München: Urabn & Fischer, S. 181-188. In: Hurrelmann, Klaus; Razum, Oliver (Hrsg.) (2012): Handbuch der Gesundheitswissenschaften, Juventa, 5. Aufl., Weinheim. S. 189p.

Kickbusch, I. (2006): Die Gesundheitsgesellschaft. Megatrends der Gesundheit und deren Konsequenzen für Politik und Gesellschaft. Verlag für Gesundheitsförderung, Gamburg. In: Franke, Alexa (2012): Modelle von Gesundheit und Krankheit. Hans Huber Verlag, Bern, 3. Aufl.

Klünker, Wolf-Ulrich (2003): Selbsterkenntnis, Selbstentwicklung. Zur psychotherapeutischen Dimension der Anthroposophie, Freies Geistesleben, Stuttgart, 2. Aufl.

Koppenhöfer, Eva (2014): Kleine Schule des Genießens. Ein verhaltenstherapeutisch orientierter Behandlungsansatz zum Aufbau positiven Erlebens und Handelns, Pabst, Groß-Umstadt, 7. Aufl.

Kruse, A. (1992): Altersfreundliche Umwelten: Der Beitrag der Technik. In: Baltes, Mittelstrass (Hrsg.): Zukunft des Alterns und gesellschaftliche Entwicklungen. Forschungsbericht 5 der Akademie der Wissenschaften zu Berlin, de Gruyter, Berlin, S. 668-694

Kyrer, Alfred; Populorum, Michael (Hrsg.) (2008): Trends und Beschäftigungsfelder im Gesundheits- und Wellness-Tourismus, LIT Verlag, Berlin.

Lankton, Carol H.; Lankton, Stephen R. (2008): Geschichten mit Zauberkraft. Die Arebit mit Metaphern in der Psychotherapie, Klett-Cotta, Stuttgart.

Lazarus, A. (1991): Emotion & Adaption. Oxford University Press, New York. In: Zarbock, Gerhard, Das Konzept Identität in der Verhaltenstherapie – Theorie und Praxis, In: Petzold, Hilarion (Hrsg.) (2012a): Idenität. Ein Kernthema moderner Psychotherapie – interdisziplinäre Perspektiven, VS Verlag, Wiesbaden.

Lazarus, A. (2000): Innenbilder. Imagination in der Therapie und als Selbsthilfe. Jungfermann, 3. Aufl., Paderborn. In: Zarbock, Gerhard, Das Konzept Identität in der Verhaltenstherapie – Theorie und Praxis, In: Petzold, Hilarion (Hrsg.) (2012a): Idenität. Ein Kernthema moderner Psychotherapie – interdisziplinäre Perspektiven, VS Verlag, Wiesbaden.

Liebhart, Ansgar; Kimpfler, Anton (1992): Zur Begegnung von Psychotherapie und Anthroposophie, WEGE, Freiburg.

Linehan, M. (1996): Dialektisch-behaviorale Therapie der Borderline-Persönlichkeitsstörung. CIP-Medien, München. In: Zarbock, Gerhard, Das Konzept Identität in der Verhaltenstherapie – Theorie und Praxis, In: Petzold, Hilarion (Hrsg.) (2012a): Idenität. Ein Kernthema moderner Psychotherapie – interdisziplinäre Perspektiven, VS Verlag, Wiesbaden.

Locke, J. (1999): An essay concerning human understanding. Prometheus Books, New York, In: Frank, Renate (2011): Wohlbefinden fördern. Positive Therapie in der Praxis, S. 43pp., Klett-Cotta, Heidelberg, 2. Aufl.

Long, Sedley (2006): Die hellenistischen Philosophen. Texte und Kommentare, Metzler, 2. Aufl., Stuttgart.

Lorenz, Rüdiger (2005): Salutogenese. Grundwissen für Psychologen, Mediziner, Gesundheits- und Pflegewissenschaftler, Reinhardt Verlag, München, 2. Aufl.

Loth, Wolfgang (2003): Ein Bick auf: „Positive Psychologie, Systhema 3, 17. Jahrgang, S. 264-276.

Lutz, Rainer (Hrsg.) (1983): Genuß und Genießen. Zur Psychologie des genußvollen Erlebens und Handelns, Beltz, Weinheim.

Lyubomirsky, Sonja (2013): Glücklich sein. Warum Sie es in der Hand haben, zufrieden zu leben, campus, Frankfurt am Main.

Maercker, Andreas; Forstmeier, Simon (2013): Der Lebensrückblick in Therapie und Beratung, Springer, Heidelberg.

Magnin, Hervé, Das kleine Übungsheft, Lebensträume verwirklichen, Trinity, München, 2013

Margraf, Schneider (Hrsg.) (2009a): Lehrbuch der Verhaltenstherapie, Band 1, Springer, 3. Aufl., Heidelberg.

Margraf, Schneider (Hrsg.) (2009b): Lehrbuch der Verhaltenstherapie, Band 2, Springer, 3. Aufl., Heidelberg.

Margraf, Schneider (Hrsg.) (2009c): Lehrbuch der Verhaltenstherapie, Band 3, Springer, 3. Aufl., Heidelberg.

Margraf, Schneider (Hrsg.) (2009d): Lehrbuch der Verhaltenstherapie, Band 4, Springer, 3. Aufl., Heidelberg.

Maslach, Christina, Leiter, Michael (2001): Die Wahrheit über Burnout. Stress am Arbeitsplatz und dwas Sie dagegen tun können, Springer, Wien.

Meichenbaum, D. (1996): Posttraumatisches Stresssyndrom und narrativ-konstruktive Therapie. Ein Gespräch mit Donald Meichenbaum. Systhema, 10, 2: 6–19. In: Zarbock, Gerhard, Das Konzept Identität in der Verhaltenstherapie – Theorie und Praxis, In: Petzold, Hilarion (Hrsg.) (2012a): Idenität. Ein Kernthema moderner Psychotherapie – interdisziplinäre Perspektiven, VS Verlag, Wiesbaden.

Meyer-Abich (2012): Gesundheit und Krankheit als Charaktere des Mitseins – eine holistische Erweiterung der Psychosomatik, http://www.bkf-petoe.de/pdf/ Vortrag_8_Prof._Meyer-Abich_Gesundheit_und_Krankheit-pdf 3. Nov. 2012, aufgerufen am 14.4.2014

Miller, James William (2005): Wellness: The History and Development of a Concept, Spektrum Freizeit, 1, S. 84-102.

Nahrstedt, Wolfgang (2008): Wellnessbildung. Gesundheitssteigerung in der Wohlfühlgesellschaft, Erich Schmidt Verlag, Berlin.

Niedermair, Klaus (2010): Eine kleine Einführung in Wissenschaftstheorie und Methodologie für Sozial- und ErziehungswissenschaftlerInnen, Universitätsverlag Studia Innsbruck.

Parfy, E.; Schuch, B.; Lenz, G. (2003): Verhaltenstherapie. Moderne Ansätze für Theorie und Praxis, Facultas, Wien.

Payne, M. (2006): Narrative Therapy. Sage, 2. Aufl., Los Angeles. In: Zarbock, Gerhard, Das Konzept Identität in der Verhaltenstherapie – Theorie und Praxis, In: Petzold, Hilarion (Hrsg.) (2012a): Idenität. Ein Kernthema moderner Psychotherapie – interdisziplinäre Perspektiven, VS Verlag, Wiesbaden.

Penner, Zarmina (2013): http:///www.wellness-agenda.org/blog/ aufgerufen am 24.10. 2013, 15:05, S. 7f.

Pervin, Cervone John (2005): Persönlichkeitstheorien, Reinhardt, München, 5. Aufl.

Peseschkian, Hamid (2006): Salutogenetische Psychotherapie: Ressourcenorientiertes Vorgehen aus der Sicht der Positiven Psychotherapie, Psychotherapie Forum, 12: 16-25.

Petzold, H. (1997): Das Ressourcenkonzept in der sozialinterventiven Praxeologie und Systemberatung. Integrative Therapie 4, S. 435-471. In: Lorenz, Rüdiger (2005): Salutogenese. Grundwissen für Psychologen, Mediziner, Gesundheits- und Pflegewissenschaftler, Reinhardt Verlag, München, 2. Aufl.

Petzold, Hilarion (Hrsg.) (2012a): Idenität. Ein Kernthema moderner Psychotherapie – interdisziplinäre Perspektiven, VS Verlag, Wiesbaden.

Petzold, Hilarion (Hrsg.) (2012b): Die Menschenbilder in der Psychotherapie. Interdisziplinäre Perspektiven und die Modelle der Therapieschulen, Krammer, Wien.

Petzold, Hilarion (2012c): Das Ressourcenkonzept in der sozialinterventiven Praxeologie und Systemberatung; In: Polyloge. Materialien aus der Europäischen Akademie für biopsychosoziale Gesundheit. Ausgabe 12.

Petzold, Theodor Dierk (2010): Praxisbuch Salutogenese. Warum Gesundheit ansteckend ist. Südwest Verlag, München.

Poletti, R.; Dobbs, B. (2013): Das kleine Übungsheft, Wieder Begeisterung empfinden, Trinity, München.

Potreck-Rose, Frederike (2010): Selbstzuwendung, Selbstakzeptanz, Selbstvertrauen. Psychotherapeutische Interventionen zum Aufbau von Selbstwertgefühl, Klett-Cotta, Stuttgart.

Pritz, Alfred (Hrsg.) (1996): Psychotherapie – eine neue Wissenschaft vom Menschen. Springer, Wien.

Randow-Tesch, M.; Cattani F. (2010): Ein Kurs in Wundern, Greuthof, Zürich.

Reimann, Swantje; Hammelstein, Philipp (2006): Ressourcenorientierte Ansätze. In: Gesundheitspsychologie (Hrsg.), Springer, Heidelberg.

Reinecker, H. (1987): Grundlagen der Verhaltenstherapie. PVU, München. In: Zarbock, Gerhard, Das Konzept Identität in der Verhaltenstherapie – Theorie und Praxis, In: Petzold, Hilarion (Hrsg.) (2012a): Idenität. Ein Kernthema moderner Psychotherapie – interdisziplinäre Perspektiven, VS Verlag, Wiesbaden.

Reiner, Johannes (2012): Arbeitseinblicke in die anthroposophische Psychotherapie, Freies Geistesleben, Stuttgart.

Reuter, E. (2010): Leben trotz Krebs – eine Farbe mer. Schattauer, Stuttgart. In: Frank, Renate (2011): Wohlbefinden fördern. Positive Therapie in der Praxis, Klett-Cotta, Heidelberg, 2. Aufl.

Rödiger, Eckhard (2006): Anthroposophische Aspekte zur Psychotherapie der Depression, Originalia, Der Merkurstab, Heft 5, S. 395-402.

Rogers, Carl (2012): Der neue Mensch, Konzepte der Humanwissenschaft, Stuttgart, 9. Aufl.

Rogers, Carl (2013): Therapeut und Klient. Grundlagen der Gesprächspsychotherapie, Fischer, Köln, 22. Aufl.

Rogers, Carl (2014): Entwicklung der Persönlichkeit. Psychotherapie aus der Sicht eines Therapeuten, Konzepte der Humanwissenschaft, Stuttgart, 19. Aufl.

Rousseau, J.J. (2009): Beiträge zur Psychologie J.J. Rousseaus´s. Mit besonderer Berücksichtigung des Gefühllebens. BiblioBazaar, Charleston.

Ryan, R.M., Deci, E.L. (2001): On happiness and human potentials: A review of research on hedonic and eudaimonic well-being. Annual Review of Psychology, 52, 141 – 166. In: Huppert, F., So, T. (2011): Flourishing Across Europe: Application of a New Conceptual Framework for Defining Well-Being, Springerlink.com (open access), Soc Indic Res, DOI 10.1007/s11205-011-9966-7.

Ryff, C.D. (1989). Beyond Ponce de Leon and life satisfaction: New directions in quest of successful aging. International Journal of Behavioral Development, 12, 35 – 55. In: Huppert, F.; So, T. (2011): Flourishing Across Europe: Application of a New Conceptual Framework for Defining Well-Being, Springerlink.com (open access), Soc Indic Res, DOI 10.1007/s11205-011-9966-7.

Ryff, C.D.; Singer, B. (2003): Flourishing under fire: Resilience as a prototype of challenged thriving. In Keyes, Haidt (Eds.) Flourishing. Positive psychology and the life well-lived, pp.15-36, 2. Aufl., APA, Washington. In: Frank, Renate (2011): Wohlbefinden fördern. Positive Therapie in der Praxis, Klett-Cotta, Heidelberg, 2. Aufl.

Salomé, Jacques (2014): Das kleine Übungsheft, Sich selbst und andere lieben, Trinity, München.

Salomé, Jaques (2006): Einfühlsame Kommunikation, Auf dem Weg zu einer innigen Verbindung mit sich selbst – die Methode ESPERE, Junfermann, Paderborn.

Saß. Wittchen, Zaudig, Houben (2003): Diagnostische Kriterien DSM-IV-TR. Hogrefe, Göttingen.

Scholz, Wolf-Ulrich (2002): Neuere Strömungen und Ansätze in der Kognitiven Verhaltenstherapie, Klett-Cotta, Stuttgart.

Schüffel; Brucks; Johnen; Köllner; Lamprecht; Schnyder (Hrsg.) (1998): Handbuch der Salutogenese. Konzept und Praxis. Ullstein Medical, Wiesbaden.

Schuhmacher, Jörg; Klaiberg, Antje; Brähler, Elmar (2003): Diagnostische Verfahren zu Lebensqualität und Wohlbefinden, Band 2, Hogrefe, Göttingen.

Schwarzer, R. (Hrsg.) 1997: Gesundheitspsychologie. Ein Lehrbuch. 2. Aufl., Hogrefe, Göttingen. In: Lorenz, Rüdiger (2005): Salutogenese. Grundwissen für Psychologen, Mediziner, Gesundheits- und Pflegewissenschaftler, Reinhardt Verlag, München, 2. Aufl.

Schwarzer, R. (2000): Stress, Angst und Handlungsregulation. Kohlhammer, 4. Aufl. Stuttgart. In: Engelmann, Bea (2014): Therapie-Tools. Resilienz, Beltz, Basel.

Segal, Z., Williams, J. Teasdale, J. (2008): Die Achtsamkeitsbasierte Kognitive Therapie der Depression. Dgvt-Verlag, Tübingen. In: Zarbock, Gerhard, Das Konzept Identität in der Verhaltenstherapie – Theorie und Praxis, In: Petzold, Hilarion (Hrsg.) (2012a): Idenität. Ein Kernthema moderner Psychotherapie – interdisziplinäre Perspektiven, VS Verlag, Wiesbaden.

Seligman, Martin (2014): Der Glücks-Faktor. Warum Optimisten länger leben, Bastei Lübbe, Köln, 10. Aufl.

Seligmann, Martin (2011): Flourish. Wie Menschen aufblühen. Die Positive Psychologie des gelingenden Lebens. Kösel, München.

Shlien, J. (1991): Macht klientenzentrierte Therapie glücklich? In Behr, U.; Esser, U. (Hrsg.), Macht Therapie glücklich? Neue Wege des Erlebens in klientenentrierter Psychotherapie (S. 25–43), GwG Verlag, Köln.

Skora, Anna-Maria (2006): Das Humanistische Menschenbild am Beispiel Carl Rogers, Diplomarbeit, Diplom Pädagogik, Grin, München.

Staveman, Harlich (2013): http://www.psychotherapie-wissenschaft.info/index.php/psy-wis/article/view/1021/1034.

Steinebach; Jungo; Zihlmann (Hrsg.) (2012): Positive Psychologie in der Praxis. Anwendung in Psychotherapie, Beratung und Coaching, Beltz, Weinheim.

Steiner, Rudolf (1983): Von Seelenrätseln, Rudolf Steiner Verlag, Dornach, 5. Aufl.

Steiner, Rudolf (1998): Anthroposophische Leitsätze, Rudolf Steiner Verlag, Dornach.

Steiner, Rudolf (2010): Wie erlangt man Erkenntnisse der höheren Welten?, Rudolf Steiner Verlag, Dornach, 12. Aufl.

Steiner, Rudolf (2011): Die Philosophie der Freiheit. Grundzüge einer modernen Weltanschauung, Rudolf Steiner Verlag, Dornach, 10. Aufl.

Steiner, Rudolf (2012a): Die Geheimwissenschaft im Umriß, Rudolf Steiner Verlag, Basel, 10. Aufl.

Steiner, Rudolf (2012b): Sich selbst erziehen. Das Geheimsni der Gesundheit, Futurum Verlag, Basel.

Steiner, Rudolf (2012c): Theosophie, Rudolf Steiner Verlag, Basel.

Steiner, Rudolf (2014): Rudolf Steiner. Seine Bedeutung für Wissenschaft und Leben heute, Schattauer, Stuttgart.

Storch, Maja: Das Züricher Ressourcen Model ZRM, Universität Zürich, Pädagogisches Institut, www.majastorch.de/download/zrm.pdf.

Strosahl, K.; Robinson, P. (2009): Durch Achtsamkeit und Akzeptieren Ihre Depression überwinden. Ein Handbuch zur Acceptance & Commitment Therapie (ACT), Junfermann, Paderborn.

Thalmann, Yves-Alexandre (2013a): Das kleine Übungsheft, Dankbarkeit, Trinity, München.

Thalmann, Yves-Alexandre (2013b): Das kleine Übungsheft, Glückstraining, Trinity, München.

Thalmann, Yves-Alexandre (2013c): Das kleine Übungsheft, Optimismus, Trinity, München.

Thalmann, Yves-Alexandre (2014): Das kleine Übungsheft, Positive Psychologie, Trinity, München.

Titze, Michael; Eschenröder, Christof (2011): Therapeutischer Humor. Grundlagen und Anwendungen, Fischer, Frankfurt am Main.

Travis, Ryan (2004):Wellness Workbook. How to Achieve Enduring Health and Vitality. Random House Inc., New York, 3. Aufl.

Trösken, Anne Kathrin (2002): Das Berner Ressourceninventar. Ressourcenpotentiale und Ressourcenrealisierung aus konsistenztheoretischer Sicht, Dissertation, Institut für Psychologie, Universität Bern.

Van Stappen, Anne (2014a): Das kleine Übungsheft, Lebensfreude im Alltag, Trinity, München.

Van Stappen, Anne (2014b): Das kleine Übungsheft, Selbstliebe, Trinity, München.

Vandercruysse, Rudy (1999): Die therapeutische Dimension des Denkens. Anthroposophische Aspekte zur Psychoanalyse, Freies Geistesleben, Stuttgart.

Vopel, Klaus (2013): Praxis der positiven Psychologie, Iskopress, Salzhausen, 3. Aufl.

Waibel, Martin (2004): Ressourcen. Konzeptionelle Ansätze und Theorien, DGIK-Heft, Deutsche Gesellschaft für Integrative Therapie, Gestalttherapie und Kreativitätsförderung e.V.

Walter, E.; Abel, T.; Niemann, S. (2010): Gesundheitheit als Kontinuum: Eine explorative Analyse zu den Determinanten von Minder-, Normal- und Hochgesundheit, In: Wydler, Hans; Kolip, Thomas; Abel (Hrsg.) (2010): Salutogenese und Kohärenzgefühl. Grundlagen, Empirie und Praxis eines gesundheitswissenschaftlichen Konzepts. Juventa, München, 4. Aufl., S. 99pp.

WHO-Regionalbüro für Europa (2006): Psychische Gesundheit: Herausforderungen annehmen, Lösungen schaffen: Bericht über die Ministerkonferenz der Europäischen Region der WHO. Kopenhagen.

WHO (1946): http://www.who.int/trade/glossary/story046/en/.

WHO (1986): http://www.euro.who.int/de/publications/policy-documents/ottawa-charter-for-health-promotion,-1986.

Wells, A. (2009): Metacognitive Therapy for Anxiety and Depression, Guilford, New York.

Wells, A.(2011): Metakognitive Therapie bei Angststörungen und Depression, Beltz, Weinheim, Basel.

Wiegel, Suzan H. (2013): Ho'oponopono. Fließen kannst Du nur gegen den Wind, Schirner, Darmstadt.

Wild, Barbara (2012): Humor in Psychiatrie und Psychotherapie, Schattauer, Stuttgart.

Wilke, Monika (2008): Übungsbuch Einfühlsame Kommunikation. Mit sich selbst ins Reine kommen, Junfermann, Paderborn.

Willutzki, Ulrike; Teismann, Tobias (2013): Ressourcenaktivierung in der Psychotherapie, Hogrefe, Göttingen.

Worthington, Everett (2008): Steps to REACH Forgiveness and to Reconcile, Pearson Custom Publishing, Boston.

Worthington, Everett (2001): Forgiving and Reconciling, Inter Varsity Press (IVP), Boston.

Wydler, Hans; Kolip, Thomas; Abel (Hrsg.) (2010): Salutogenese und Kohärenzgefühl. Grundlagen, Empirie und Praxis eines gesundheitswissenschaftlichen Konzepts. Juventa, München, 4. Aufl.

Young, Jeffrey; Klosko, Janet (2008a): Sein Leben neu erfinden. Wie Sie Lebensfallen meistern, Junfermann, Paderborn.

Young, Jeffrey; Klosko, Janet; Weishaar, Marjorie (2008b): Schematherapie. Ein praxisorientiertes Handbuch, Junfermann, Paderborn.

Zeyer, Albert; Odermatt, Freia (2009): Gesundheitskompetenz (Health Literacy) – Bindeglied zwischen Gesundheitsbildung und naturwissenschaftlichem Unterricht, Zeitschrift für Didaktik der Naturwissenschaften, Jg. 15.

Zarbock, G. (1994): Emotional-imaginative Umstrukturierung traumatischer Episoden. Verhaltenstherapie, 4, 22 – 129. In: Zarbock, Gerhard, Das Konzept Identität in der Verhaltenstherapie – Theorie und Praxis, In: Petzold, Hilarion (Hrsg.) (2012a): Idenität. Ein Kernthema moderner Psychotherapie – interdisziplinäre Perspektiven, VS Verlag, Wiesbaden.

Zarbock, G. (2012): Das Konzept Identität in der Verhaltenstherapie – Theorie und Praxis, In: Petzold, Hilarion (Hrsg.) (2012a): Idenität. Ein Kernthema moderner Psychotherapie – interdisziplinäre Perspektiven, VS Verlag, Wiesbaden.

http://www.nationalwellness.org, aufgerufen am 14.01. 2014

http://www.seekwellness.com, aufgerufen am 16.01. 2014

http://www.wellnessverband.de, aufgerufen am 16.01. 2014

The manufacturer's authorised representative in the EU is Springer Nature Customer Service Centre GmbH, Europaplatz 3, 69115 Heidelberg, Germany. If you have any concerns regarding our products, please contact ProductSafety@springernature.com

Printed and bound by CPI Group (UK) Ltd, Croydon, CR0 4YY
23/03/2026
02076679-0009